ABADIE (Ch.), ancien interne des hôpitaux, professeur libre d'ophthalmoscopie. — **Traité des maladies des yeux.** — 2 vol. in-8° de 500 pages, avec 134 figures intercalées dans le texte. 1877 . . . . **20 fr**

BALBIANI, professeur au Collège de France (semestre d'hiver 1877-1878). — **Cours d'embryogénie comparée du Collège de France.** *De la génération des vertébrés.* Recueilli et publié par M. F. **Henneguy**, préparateur du cours. Revu par le professeur. — 1 beau vol. gr. in-8°, avec 150 figures dans le texte et 6 planches en chromolithographie hors texte. **15 fr.**

BUDIN (P.), chef de clinique d'accouchements de la Faculté de médecine. — **Des lésions traumatiques** chez la femme dans les accouchements artificiels, thèse présentée au concours d'agrégation. — In-8° de 170 pages et tableaux. 1878. **5 fr.**

BUDIN (P.), — **De la tête du fœtus** au point de vue de l'obstétrique. Recherches cliniques et expérimentales. — Grand in-8° de 110 pages, avec figures intercalées dans le texte et 57 planches hors texte. . . . . **10 fr.**

CADET DE GASSICOURT, médecin de l'hôpital Sainte-Eugénie. — **Traité clinique des maladies de l'enfance.** T. I, *Affections du poumon et de la plèvre.* — 1 vol. gr. in-8° de 500 pages, avec 76 figures dans le texte. 1880. . . . . . **12 fr.** L'ouvrage sera complet en 2 vol.

CANDELLÉ (Dr Henri), ancien interne des hôpitaux de Paris, membre de la Société d'hydrologie médicale. — **Manuel pratique de médecine thermale.** — 1 vol. in-18 jésus de 450 pages, cartonné Diamant. . . . . **6 fr.**

DELFAU (Dr Gérard), ancien interne des hôpitaux de Paris. — **Manuel complet des maladies des voies urinaires et des organes génitaux.** — 1 fort vol. in-18 de 900 pages, avec 150 fig. dans le texte. — Cet ouvrage est divisé en 6 parties, consacrées, la 1re au *Pénis*, la 2e à l'*Urèthre*, la 3e à la *Vessie*, la 4e à la *Prostate*, la 5e à l'*Appareil séminal*. et la 6e aux *Reins*. . . . . **10 fr.**

DUJARDIN-BEAUMETZ (Dr), médecin à l'hôpital Saint-Antoine — **Leçons de clinique thérapeutique**, professées à l'hôpital Saint-Antoine. Recueillies par le Dr **Carpentier**, **Méricourt**. Revues par l'auteur.
1er fascicule : *Traitement des maladies du cœur et de l'aorte.* 1 vol. gr. in-8° de 250 pages . . . . **5 fr.**
2e fascicule : *Traitement des maladies de l'estomac.* 1 vol. gr. in-8° de 340 pages avec une planche en chromolithographie. . . . . **7 fr.**
3e fascicule : *Traitement des maladies de l'intestin et du foie.* 1 vol. gr. in-8° de 250 pages . . . . **4 fr.**
Prix du volume complet. . . . . **16 fr.**

DUJARDIN-BEAUMETZ et AUBIGÉ. — **Recherches expérimentales sur la puissance toxique des alcools.** Ouvrage couronné par l'Académie de médecine. — 1 vol. in-8° de 400 pages. 1879 . . . . **10 fr.**

DU CASTEL. — **Physiologie pathologique de la fièvre.** — Thèse présentée au concours pour l'agrégation. — In-8° de 155 pages, avec figures. 1878 . . . . **4 fr.**

DUNCAN (J.-Matthews), président de la Société obstétricale d'Édimbourg. — **Mécanisme de l'accouchement** normal et pathologique, et recherches sur l'insertion vicieuse du placenta, les déchirures du périnée, etc., traduit par le Dr P. **Budin,** chef de clinique d'accouchement de la Faculté de Paris, ancien interne des hôpitaux, avec une préface de M. S. TARNIER, chirurgien en chef de la Maternité. Traduction revue par l'auteur. — 1 vol. in-8° de 520 pages, avec figures intercalées dans le texte. 1877. Broché. **12 fr.** — Cartonné. **13 fr.**

GODLESKI (A.). — **La santé de l'enfant,** guide pratique de la mère de famille. — Un joli vol. in-12 de 210 pages. 1877 . . . . **2 fr. 50**

GOUBERT (Elie). — **Des vers chez les enfants et des maladies vermineuses.** Ouvrage couronné (médaille d'or) par la Société protectrice de l'enfance. — 1 joli vol. in-18 cartonné Diamant, de 180 pages, avec 60 figures dans le texte. 1878. . . . . **4 fr.**

HÉTET, pharmacien en chef de la Marine, professeur de chimie à l'École de médecine navale de Brest. — **Manuel de chimie organique,** avec ses applications à la médecine, à l'hygiène et à la toxicologie. 1 vol. in-8° de 800 pages, avec 50 figures. 1879. Broché. **8 fr.** — Cartonné. **9 fr.**

HERGOTT (Alphonse). — **Des maladies fœtales** qui peuvent faire obstacle à l'accouchement. Thèse présentée au concours pour l'agrégation. — In-8° de 280 pages, avec figures dans le texte. 1878 . . . . **6 fr.**

HIPPOLYTE. — **De l'éclampsie puerpérale,** spécialement étudiée au point de vue de sa pathogénie et des modifications de température qui l'accompagnent. — 1 vol in-8° de 380 pages, avec 11 planches thermométriques hors texte. **8 fr.**

LANDOLT, directeur adjoint au laboratoire d'ophthalmologie à la Sorbonne. — **Manuel d'ophthalmoscopie.** — Un vol. in-18, cartonné Diamant, avec figures dans le texte. 1878. . . . . **3 fr. 50**

LANESSAN (J.-L. de), professeur agrégé d'histoire naturelle à la Faculté de médecine de Paris. — **Manuel d'histoire naturelle médicale (botanique et zoologique).** — 2 vol. in-18 jésus, formant 2,000 pages et contenant 1,600 figures dans le texte. 1879-1880. . . . . **20 fr.**

3ᵉ année

REVUE INTERNATIONALE

DES SCIENCES BIOLOGIQUES

Paraissant le 15 de chaque mois, depuis le 1ᵉʳ janvier 1878

Par cahiers de 100 pages in-8 raisin, avec figures

DIRIGÉE PAR J.-L. DE LANESSAN

Professeur agrégé d'histoire naturelle à la Faculté de Paris.

Collaborateurs : MM. P. ASCHERSON, C. BERGERON, A. BERGNAC, R. BLANCHARD, BOCHEFONTAINE, A. BORDIER, P. BUDIN, CADIAT, CARLET, FERDINAND COHN, M. CORNU, ANNA DAHMS, FRANCIS DASWIN, DASTRE, DONDERS, G. DUTAILY, MATHIAS DUVAL, EGASSE, ENGEL, F.-A. FUCKIGER, GARIEL, A. GAUTIER, GAY, U. GAYON, GIARD, GUILAUD, ERNEST HAECKEL, HENNEGUY, P.-P.-C. HOECK, A. HOVELACQUE, JOLYET, JOURDAIN, KUHFF, KURTZ, KUNCKEL, D'HERCULAI-. LAFFO T, LANDOLI, F. LATASTE, ANDRÉ LEFÈVRE, CH. LETORT, LUYS, MAGNUS, MALASSEZ, CH. MARTINS, MASSON, STANISLAS MEUNER, MOITESSIER, MUQUIN-TANDON; ED. MOR-REN, DE MORTILLET, NYLANDIER, ONIMUS, E. PERRET, RANVIER, REGNARD, CH. ROUGET, SABATIER, SCHNEIDER, SCHUTZENBERGER, DE SINÉTY, STRASBURGER, SCWENDENER, TERRIER, TOPINARD, TREUB, A. VULPIAN, CARL VOGT, WEBER, F. WURTZ.

UN AN

Paris..	20ᶠ »
Départements et Alsace-Lorraine	22 »
Étranger.......................................	25 »
Pays d'outre-mer	30 »

Prix du numéro : 2 francs.

SIX MOIS

Paris...........................	11ᶠ »
Départements et Alsace-Lorraine.........	12 »
Étranger.........................	13 »
Pays d'outre-mer...............	17 »

Les années 1878 et 1879, formant 4 forts volumes gr. in-8°, sont en vente.

Prix de chaque année : **20 francs**

Prix de chaque volume séparément : **10 francs**

Tb 25
23

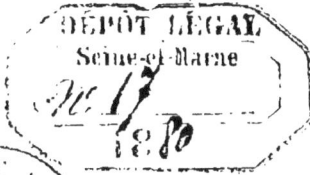

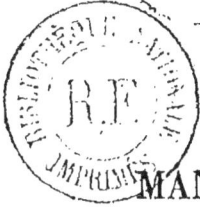

MANUEL CLINIQUE

DE

L'ANALYSE DES URINES

OUVRAGES DU MÊME AUTEUR

Traité de l'art de formuler, comprenant un abrégé de pharmacie chimique, de matière médicale et de pharmacie galénique. 1 vol. in-18 de 600 pages.

De l'administration des médicaments (t. III du *Manuel des infirmières*).

Contribution à l'étude des nitrates de bismuth.

Dosage de la morphine dans l'opium. Nouveau procédé d'évaluation.

COULOMMIERS. — Typ. PAUL BRODARD.

MANUEL CLINIQUE

DE

L'ANALYSE DES URINES

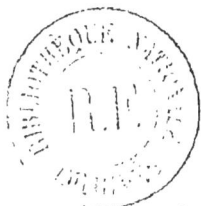

PAR

P. YVON

Pharmacien de 1re classe, ex-interne des hôpitaux
Ex-préparateur de l'École de pharmacie
Ancien chef du service de chimie et de pharmacie à l'École d'Alfort
Membre des Sociétés de pharmacie et de thérapeutique

AVEC 37 FIGURES DANS LE TEXTE

PARIS

OCTAVE DOIN, ÉDITEUR

8, PLACE DE L'ODÉON, 8

——

1880

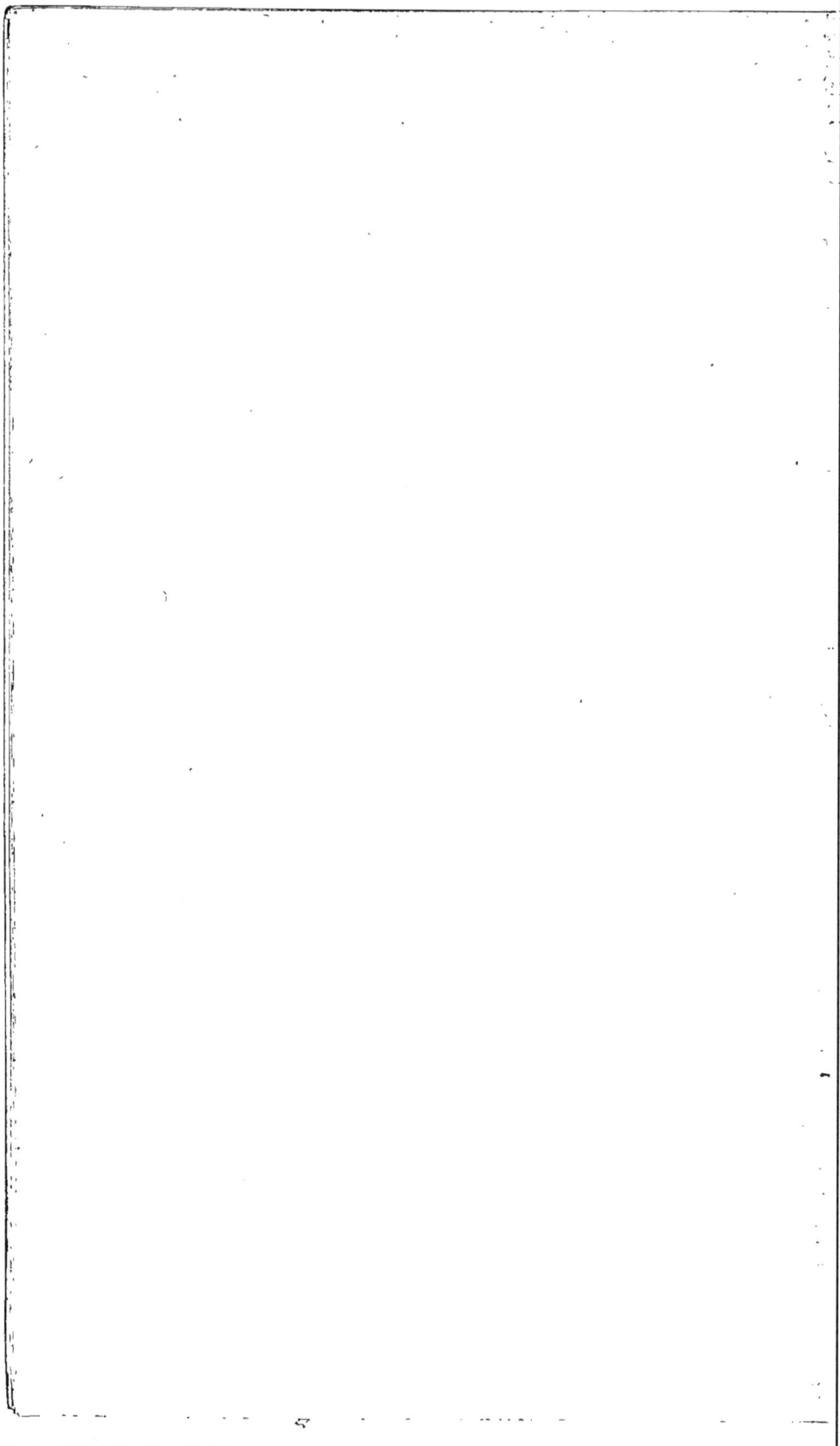

PRÉFACE

De tout temps, l'analyse de l'urine a été regardée comme l'un des éléments les plus importants du diagnostic. Bien avant même que la médecine se fût élevée à la hauteur d'une science spéciale, l'*uroscopie* et l'*urologie* étaient en grande vogue ; mais alors cet examen, abandonné aux mains des charlatans et des empiriques, n'offrait aucune rigueur scientifique. Le plus souvent, on abusait de la crédulité du public pour le tromper, et cela explique suffisamment le discrédit dans lequel était tombé l'examen de l'urine.

Peu à peu cependant, l'uroscopie reprit son véritable rang et revint aux mains des médecins. Le point de départ sérieux de cette science date véritablement de la découverte de l'*urée* par *Rouelle* et des travaux publiés sur cette substance par *Fourcroy* et *Vauquelin*. Sans la suivre dans sa marche, nous nous bornerons à dire que dans la dernière moitié de ce siècle la chimie biologique a fait des progrès immenses. On a appris à connaître dans leur constitution intime et dans leurs rapports les divers éléments qui composent l'urine normale. L'étude de leurs propriétés, des réactions qui permettent de les déceler, de les doser, a été faite d'une manière aussi exacte que possible. En même temps que l'analyse chimique, un nouveau et puissant moyen d'investigation, le microscope, a été offert aux travailleurs. Aujourd'hui, le médecin véritablement épris de sa profession doit être tout à la fois chimiste et micrographe. Les sciences exactes sont liées d'une manière indissoluble aux sciences médicales, et, dans la trousse du médecin, le thermomètre a pris place à côté de ses instruments, comme aussi dans son cabinet la balance et le microscope se trouvent à côté du sphygmographe.

Cette transformation, nous la voyons s'opérer tous les jours. L'étudiant d'aujourd'hui ne doit plus ignorer ce que le maître seul savait autrefois.

Dans les hôpitaux, au lit du malade, tour à tour le *thermomètre*, le *sphygmographe* et l'*examen de l'urine* viennent faciliter le diagnostic. Quelle est donc la composition de cette urine, si importante à connaître?

Les éléments qui la composent sont de deux sortes :

1° Les *éléments normaux*, que l'on rencontre toujours et dont la proportion peut varier; ils sont de nature organique (*urée, acide urique*) ou minérale (*chlorures, phosphates, sulfates*); leur dosage fournit de précieux renseignements sur l'état des diverses fonctions, *nutrition, digestion, assimilation*;

2° Les *éléments anormaux, albumine, sucre, pigments*

biliaires, pus, etc., dont la présence révèle ou une maladie locale d'un organe appartenant au système génito-urinaire, ou une maladie généralisée.

Non seulement l'analyse de l'urine fera connaître au médecin l'existence d'une maladie qui existe au moment même de l'examen, mais encore elle lui permettra de se renseigner sur un phénomène morbide accompli quelque temps auparavant. La simple inspection d'une urine montre qu'un malade a eu ou n'a pas eu la fièvre. C'est qu'en effet, nous disait souvent un maître regretté[1], l'urine est le résidu de la combustion organique qui s'est effectuée dans les vingt-quatre heures, et de même que par l'inspection des cendres on peut juger de l'activité d'une combustion, de même par l'examen d'une urine on connaît quelle a été l'activité vitale.

Si nous passons en revue quelques-uns des caractères de l'urine, nous verrons que leurs variations dépendent de certains phénomènes physiologiques ou pathologiques dont elles sont en même temps l'indice. Par exemple, l'augmentation ou la diminution de la densité de l'urine, ou, ce qui est absolument la même chose, celle des matériaux solides, indiquera ou une alimentation trop abondante, ou au contraire une dénutrition trop rapide. Dans quelques cas, elle fera reconnaître l'existence d'un principe anormal, le *sucre*.

Une modification dans la *couleur* ou l'*odeur* de l'urine indiquera l'absorption de certains médicaments ou ali-

1. M. le professeur Lorain, enlevé si cruellement à la science et à ses amis par une mort prématurée.

ments, ou bien la présence de principes anormaux (matières colorantes de la bile, du sang).

Parlerons-nous de l'importance de l'analyse de l'urine en thérapeutique ?

Elle permettra au médecin de suivre l'absorption du médicament qu'il administre ; d'autres fois, elle lui fera suivre d'une façon précise la marche du mal qu'il combat.

Ces quelques données suffisent pour montrer de quelle importance est l'analyse de l'urine et combien il est utile pour le médecin de savoir l'examiner. L'*uroscopie* sérieuse et surtout pratique est encore une science en voie de formation. Nous avons de très bons ouvrages sur ce sujet ; mais ils s'adressent plutôt au chimiste qu'au médecin.

J'ai tenté de combler cette lacune, et la faveur avec laquelle le public médical a bien voulu accueillir la première édition de cet ouvrage m'engage aujourd'hui à le faire sur un plan beaucoup plus vaste. Je m'attacherai surtout à décrire les procédés les plus pratiques et à les présenter sous une forme telle que le médecin puisse, même en ne possédant pas une grande habitude des manipulations chimiques, examiner lui-même l'urine dont il lui importe de connaître la composition. Cette tâche est aujourd'hui plus facile qu'elle ne l'eût été autrefois, car nous possédons un assez grand nombre de procédés de dosage d'une exécution facile et d'une exactitude suffisante.

Après quelques généralités, nous étudierons les caractères physiques et chimiques de l'urine normale. Nous passerons successivement en revue les divers éléments qui la composent, organiques et inorganiques, au point de vue de leurs propriétés, leur recherche et leur dosage, leurs variations à l'état physiologique et pathologique.

Dans le troisième livre, nous parlerons des éléments anormaux, *sucre*, *albumine*, *pigments biliaires*, etc.

Le livre quatrième sera consacré à l'étude des sédiments urinaires et des calculs.

Nous terminerons par l'élimination des médicaments, en indiquant les moyens cliniques les plus simples pour constater leur présence dans l'urine.

Nous avons écarté avec intention tous les procédés approximatifs qu'on a préconisés dans ces derniers temps pour le dosage des éléments normaux et anormaux. La facile exécution d'un procédé ne doit point être acquise aux dépens de son exactitude.

Puisse ce modeste travail être accueilli des lecteurs avec bienveillance! Et, s'il leur est de quelque utilité, j'aurai largement atteint le but que je me propose.

P. YVON.

Paris, le 25 août 1879.

RENSEIGNEMENTS DIVERS

MATÉRIEL NÉCESSAIRE POUR L'ANALYSE DES URINES

Instruments.

Trébuchet sensible au milligramme.
Étuve à eau bouillante ou à air chaud.
Capsules de platine à fond plat.
Chloche à dessiccation.
Flacons à densité.
Densimètres.
Uréomètre.
Burettes graduées en dixièmes de centimètres cube.
Pipettes graduées de 5, 10, 25, 50 centimètres cubes.
Tubes gradués de 1 à 5 centimètre cubes.
Saccharimètre ou diabétomètre à pénombre.
Verrerie et porcelaine.
Lampes et fourneaux.

Réactifs.

Tournesol : liquide et papier.
Acide azotique quadrihydraté.
   — azotique fumant ou nitreux.
   — chlorhydrique.
   — phosphorique normal.
   — sulfurique.
   — acétique.
   — benzoïque.
   — citrique.
   — oxalique.
   — phénique.
   — tannique ou tannin.
   — tartrique.

Bases.

Ammoniaque caustique.
Baryte caustique.

Eau de baryte.
Chaux caustique.
Chaux sodée.
Eau de chaux.
Potasse caustique en pastilles.
Soude caustique.
Lessive de soude.

Corps simples.

Brome.
Iode.
Mercure.
Lames d'étain.
—   de cuivre.
—   de fer.
—   d'or.
—   de platine.
—   de zinc.
Grenaille de zinc.

Corps neutres.

Eau distillée.
Alcool.
Benzoline ou éther de pétrole.
Chloroforme.
Éther.
Sulfure de carbone.

Sels.

Acétate de chaux.
—   de plomb (neutre).
—   de plomb (basique, extrait de Saturne).
—   de soude.
Azotate d'ammoniaque.
—   d'argent.
—   de baryte.
—   de bismuth (sous-).
—   d'urane.
Borate de soude.
Carbonate d'ammoniaque.
—   de chaux.
—   de soude.
Chromate de potasse jaune.
—   de potasse rouge.

Chlorure d'ammonium.
— de baryum.
— de calcium fondu.
— ferrique (per).
— mercureux (calomel).
— mercurique (sublimé).
— de platine.
— de sodium cristallisé.
— de sodium fondu.
— de zinc.
Cyanure jaune de potassium.
— rouge de potassium.
Hypochlorite de soude.
— de chaux.
Iodure de potassium.
Molybdate d'ammoniaque.
Oxalate d'ammoniaque.
Oxyde de plomb.
Phosphate d'ammoniaque (acide).
— de soude.
Sulfate d'ammoniaque.
— de fer (proto-).
— de magnésie.
— de soude.
Sulfite de soude.
Sulfure d'ammonium.
— de fer.
Urée.

Liqueurs diverses.

Réactif de Millon.
Liqueur de Valser.
— de molybdate d'ammoniaque.
— de carmin d'indigo.
— acéto-alcoolique d'acide phénique.
— de sulfate de magnésie ammoniacale.
— d'hypobromite de soude.
Solution titrée d'acide azotique.
— d'acétate de soude.
— d'azotate d'urane.
— de chlorure de baryum.
— de Fehling.
— de ferrocyanure de potassium.
— de glucose.

Solution titrée de nitrate d'argent.
  —   de phosphate acide d'ammoniaque.
  —   de soude.
  —   de sulfate de soude.
  —   d'urée.

COEFFICIENTS ANALYTIQUES

Le poids du précipité de :	Multiplié par :	Donne celui de :
Chlorure double de zinc et de créatinine.........	0,6244	La *créatinine.*
Sulfate de baryte.....	0,34335	L'*acide sulfurique anhydre.*
	0,7476	*Sulfate de potasse.*
	0,6085	*Sulfate de soude sec.*
	0,5829	*Sulfate de chaux sec.*
Chlorure d'argent.....	0,2472	*Chlore.*
	0,4074	*Chlorure de sodium.*
Pyrophosphate de magnésie...............	0,6396	L'*acide phosphorique.*
	0,3604	La *magnésie.*
Carbonate de baryte....	0,22325	L'*acide carbonique.*
Carbonate de chaux....	0,56 ·	La *chaux caustique.*
Chlorure double de platine et potassium........	0,3051	*Chlorure de potassium.*
Chlorure de potassium.	0,6317	La *potasse.*
Chlorure de sodium...	0,5302	La *soude.*

MANUEL CLINIQUE

DE

L'ANALYSE DES URINES

LIVRE PREMIER

ANALYSE DE L'URINE NORMALE

CARACTÈRES PHYSIQUES ET CHIMIQUES DE L'URINE
NORMALE

Plus une fonction est constante dans le règne animal,
plus son importance est grande; partant de cette idée, il
nous est permis d'affirmer que l'excrétion urinaire est une
des plus importantes. Nous retrouvons en effet l'urine fort
loin dans la série; d'une composition plus ou moins complexe, il est vrai, et parfois réduite à ses éléments principaux, quand par exemple elle affecte la forme solide. Chez
les mammifères, l'urine est toujours liquide; elle peut présenter trois types bien distincts par les caractères physiques et chimiques, mais tous trois dépendant du mode de
nutrition.

1° Le premier type est représenté par l'urine des *carnivores* (chat, lion, tigre). Elle est *limpide, transparente, peu
colorée*, offre une réaction *très franchement acide* et renferme une *assez forte* proportion d'*acide urique*.

2° Le deuxième type est constitué par l'urine des *herbivores* (cheval, bœuf). On la désigne sous le nom de *jumenteuse* : elle est *trouble*, de *couleur foncée*, forme d'abondants sédiments par le repos ; sa réaction est *alcaline*; elle renferme une forte proportion d'*acide hippurique*, peu ou pas d'*acide urique*.

3° Enfin l'urine du troisième type tient le milieu entre les deux précédents. Elle est *limpide, légèrement acide*; sa coloration, intermédiaire ; elle renferme de l'*acide urique* et peu d'*acide hippurique*. Ces trois groupes sont tout à fait naturels ; et il suffit d'un examen superficiel pour rattacher une urine à l'un des trois types que nous venons de signaler. Ces différences dans la composition de l'urine ne proviennent point d'un mode spécial d'excrétion, mais tout simplement de l'alimentation. On peut à volonté rendre l'urine d'un carnassier semblable à celle d'un herbivore : il suffit de le soumettre à une alimentation exclusivement végétale, et au bout de quelques jours son urine deviendra semblable à celle du cheval. L'expérience inverse est encore plus facile à réaliser. Privons un herbivore de toute nourriture : il jeûne, il fait de l'autophagie, devient par conséquent *carnivore*, et bientôt son urine sera *claire* et *acide*. Cette expérience n'est-elle pas réalisée tous les jours par l'homme que la fièvre consume? L'urine *fébrile* n'est-elle pas une urine sortie du type *omnivore* pour passer au *type carnivore*. Pendant l'accès, le malade s'est mangé lui-même ; la grande quantité de matériaux azotés que renferme son urine n'est-elle pas là pour le témoigner?

L'urine de l'homme bien portant appartient au dernier type, celui des *omnivores*. Au moment de l'émission, c'est un liquide *limpide*, d'une couleur *jaune citrin* ou *ambré*, *rougissant* franchement le papier de tournesol, d'une odeur spéciale et d'une saveur tout à la fois *salée* et *amère*. Ces caractères sont, avons-nous dit, ceux de l'urine *normale* car, suivant les cas pathologiques, elle peut être *trouble, alcaline,* présenter une *couleur* et une *odeur* spéciales.

La composition chimique de l'urine normale ou anormale est extrêmement complexe.

On y rencontre des corps *minéraux* ou *organiques*.

Voici les plus importants :

Minéraux.

NEUTRES. — Eau.

ACIDES. — Acides sulfurique, chlorhydrique, phosphorique, carbonique, azotique.

BASES. — Potasse, soude, chaux, magnésie, fer.

Organiques.

NON AZOTÉS. — *Acides* lactique, benzoïque, taurilique, damalurique, phénique. *Matières grasses.*

AZOTÉS. — *Acides* urique, hippurique. *Basiques :* créatine, créatinine. *Fonctions spéciales :* urée, allantoïne, xanthine, leucine, tyrosine, cystine. Matières colorantes diverses : urochrome, indican.

Cette énumération montre combien est complexe la composition de l'urine normale. Nous n'aborderons point l'étude de tous ces corps ; nous nous bornerons à celle des plus importants. Tout d'abord, nous allons nous occuper des caractères généraux de l'urine ; mais auparavant nous signalerons un point très important, presque toujours, pour ne pas dire toujours négligé par le praticien. Aucune observation ne doit être faite que sur l'urine des vingt-quatre heures. Tous les caractères que nous indiquerons doivent être rapportés à cette urine. Que de résultats demeurent incomparables entre eux, faute aux auteurs d'avoir négligé cette précaution. Ce qui la rend si importante, c'est la variation *pour ainsi dire continuelle* de la composition de l'urine suivant les moments de la journée.

Nous reviendrons du reste sur ce point en parlant de la *densité*.

Ainsi, pour retirer des renseignements sérieux d'une analyse, le médecin doit faire conserver l'urine de vingt-quatre heures consécutives. Le malade la reçoit dans un vase en verre gradué autant que possible, de façon à pouvoir en indiquer exactement le volume. On la mélange par agitation, et l'on en conserve une quantité variant de 500 à 1000 centimètres cubes, suivant le nombre d'éléments qu'on veut y déterminer. Si l'on n'a pas de vase gradué, on peut recevoir l'urine dans un bocal quelconque dont on connaît la tare et peser. La connaissance du poids de l'urine, qu'on obtient par différence, et celle de la densité, permettent facilement d'en calculer le volume :

$$P = V \times D,$$

P représentant le poids, V le volume, D la densité,

d'où
$$V = \frac{P}{D}.$$

Il suffit de diviser le poids de l'urine par sa densité.

Le calcul d'une analyse donne toujours la composition du *litre*; en multipliant les résultats par le volume d'urine émis dans les vingt-quatre heures, on obtiendra la composition de ce liquide pendant ce laps de temps.

CARACTÈRES GÉNÉRAUX

Couleur. — La couleur de l'urine est très variable, surtout dans les cas pathologiques. Elle peut en effet être *incolore* ou assez colorée pour paraître *noire*, en passant par toutes les nuances intermédiaires du *jaune, brun, rouge*. A l'état normal, elle offre une teinte ambrée plus ou moins foncée. Cette coloration est due à plusieurs matières dont l'histoire est à peine connue, malgré les nombreux travaux faits sur ce sujet.

Tudichum prétend avoir isolé la matière colorante de l'urine et la désigne sous le nom d'*urochrome*. L'extraction de la substance qu'il désigne ainsi est très longue et très délicate ; elle n'offre aucun intérêt au point de vue clinique ; aussi parlerons-nous seulement de ses propriétés. L'*urochrome* se dissout facilement dans l'eau et la colore en *jaune* ; elle se dissout assez difficilement dans l'*alcool*, mais est plus soluble dans l'*éther*, les acides *minéraux* et les *alcalis*. A l'air, elle s'oxyde en devenant *rouge*, et est en tout semblable à la matière colorante qui se dépose avec les *urates* et les colore. Ainsi transformée, elle a reçu le nom d'*uroérythrine*. On obtient facilement cette dernière substance en traitant par l'alcool bouillant le dépôt rouge des urines.

[Plus récemment, le Dr G. Harley dit avoir extrait la véritable matière colorante de l'urine et la désigne sous le nom d'*urohématine*, pour rappeler sa ressemblance avec la matière colorante du sang. Il attribue à cette substance un rôle considérable dans l'urine et la place au-dessus de l'*urée* pour renseigner sur l'activité de la vie organique. Pour l'extraire, il évapore l'urine en consistance très sirupeuse et enlève les sels au fur et à mesure qu'ils cristallisent. L'extrait ainsi obtenu est alors traité par l'alcool, auquel il cède sa matière colorante. On fait bouillir cette dissolution alcoolique avec de la *chaux éteinte*, laquelle fixe la matière colorante. On lave cette chaux d'abord à l'eau, puis à l'éther pour enlever la matière grasse, et finalement on traite par l'acide chlorhydrique, qui s'empare de la chaux. La matière colorante mise en liberté est dissoute par l'alcool. On le purifie au moyen de traitements successifs par l'*éther* et le *chloroforme*.

L'*urohématine* se présente sous forme d'une poudre rouge vif, incristallisable, très soluble dans l'alcool, l'éther, le chloroforme, soluble dans l'*urine fraîche*, mais insoluble dans l'eau. Dans l'urine, elle n'existe donc pas à l'état de liberté, mais engagée dans une combinaison qui la rend soluble. La composition centésimale de l'*urohématine* se rapprocherait beaucoup de celle de l'*hématine*. Toutes deux contiennent du *fer*.

Toujours d'après Harley, la coloration jaune de l'urine n'est point en rapport avec la quantité d'*urohématine* qu'elle contient : pour en juger, il faut mettre cette dernière en liberté. C'est ce que l'on fait en ajoutant à l'urine de l'acide azotique ; il se développe alors une coloration *jaune rouge* ou *cramoisie*, suivant la proportion de matière colorante. L'urohématine ainsi mise en liberté peut être enlevée par agitation avec l'éther.

Pour ma part, je n'accepte point ces résultats de Harley : en faisant agir les alcalis caustiques et les acides sur l'urine, il altère certainement la matière colorante, quelle qu'elle soit.

M. Méhu ne croit pas à l'existence d'une matière colorante unique, dont les variations seraient impuissantes à rendre compte de toutes les teintes de l'urine normale. Les matières colorantes de l'urine ne sont point précipitées par le sulfate d'ammoniaque en solution acide ; elles diffèrent donc à ce point de vue des pigments biliaires.

En résumé, il n'y a encore aucune donnée certaine sur la nature et le nombre des matières colorantes de l'urine normale.

Dans les cas pathologiques, la couleur de l'urine est très variable et fournit de précieuses indications au point de vue du diagnostic. Une urine *incolore* ou *à peine colorée* se rencontre dans les cas de *polyurie* insipide ou non.

On observe très souvent l'émission d'urines incolores à la suite de certaines influences nerveuses, l'appréhension, l'attente d'un fait qui va s'accomplir, ou bien encore après l'ingestion de certaines boissons alcooliques plus ou moins diurétiques.

Une exagération de la couleur normale indique en général une urine riche en éléments solides ; aussi le poids spécifique est-il élevé.

On rencontre ces urines dans les cas où l'élimination de l'eau par les reins est diminuée, et dans ceux de dénutrition rapide, c'est-à-dire à la suite d'un repas copieux, d'un exercice musculaire exagéré et provoquant la sueur, et dans les cas de maladies fébriles.

La coloration de l'urine augmente encore lorsqu'elle séjourne longtemps dans la vessie et qu'elle s'y concentre.

Une couleur foncée indique souvent la présence d'un pigment anormal. Par exemple, une coloration *jaune orangé, jaune rouge, jaune vert, brun verdâtre* révèle le passage des matières colorantes de la bile. Une telle urine, dite *ictérique*, tache fortement le linge.

L'urine peut être *brune, rouge* lorsqu'elle renferme du *sang*, et même presque *noire* lorsqu'il s'est manifesté un commencement de décomposition.

L'urine présente une couleur *blanchâtre* rappelant celle du lait plus ou moins étendu d'eau, lorsqu'elle renferme des matières grasses. Elle peut enfin, au moment de son émission, renfermer une matière de couleur violacée qui se rassemble à la surface, où elle forme une pellicule irisée, ou bien tombe au fond du vase. La coloration souvent très faible s'accentue au contact de l'air. Comme on rencontre surtout ces urines dans les cas pathologiques, leur étude sera faite en même temps que celle des éléments anormaux. Signalons pour terminer la coloration anormale, mais purement artificielle, produite par l'élimination de certains médicaments, *rhubarbe, séné, safran*. Dans ce cas, l'urine est colorée en jaune et peut à première vue être prise pour une urine ictérique; nous apprendrons plus tard à les distinguer facilement.

Odeur. — Les renseignements que l'on peut tirer de l'odeur de l'urine sont peu nombreux et peu importants.

A l'état normal, elle offre une odeur fade, *sui generis*. Chez les animaux, cette odeur est bien plus pénétrante, et souvent elle est caractéristique pour chaque espèce. L'urine du chat est très odorante, surtout celle du mâle.

L'odeur que présente l'urine au moment de l'émission s'atténue peu à peu à mesure que ce liquide se refroidit, et est remplacée par une autre plus fade et désagréable qui persiste autant que l'urine offre une réaction acide. D'après les expériences de *Stædeler*, cette odeur est due à différents acides volatils qu'il a pu retirer par distillation, les *acides phénique*, *taurilique*, *damalurique*, *damolique*. La prédominance de l'un ou l'autre de ces acides doit causer les modifications observées dans l'odeur. Ces acides n'existent qu'en très faible quantité dans l'urine; le mieux connu est l'*acide phénique* : ce n'est qu'en opérant sur un volume considérable d'urine qu'on peut en constater la présence.

Si l'on conserve l'urine pendant un temps plus ou moins considérable, elle finit par acquérir une odeur fétide, ammoniacale; mais c'est là un produit d'altération profonde, conséquence de phénomènes chimiques sur lesquels nous reviendrons plus tard.

L'odeur de l'urine peut être modifiée par l'ingestion de certains médicaments ou aliments. Tout le monde sait que l'absorption de l'essence de térébenthine communique à l'urine une odeur très prononcée de violettes; il suffit même de respirer quelque temps cette essence pour observer le même fait.

Les *asperges* donnent au contraire une odeur fétide. Le *baume de copahu*, le *safran* communiquent des odeurs spéciales et caractéristiques.

Nous n'avons aucune donnée sur la nature des transformations grâce auxquelles ces substances modifient l'odeur de l'urine. Dans ces derniers temps, M. de Beauvais a dit que dans certaines maladies des reins cette transformation et ce passage dans l'urine des substances odorantes n'avaient plus lieu. Si ce fait est vrai, ce serait un moyen précieux de diagnostic pour ces affections. Malheureusement, les observations recueillies jusqu'ici ne sont pas toutes concordantes, et ce fait aurait besoin de nouvelles expériences pour être confirmé.

Dans certains cas pathologiques, l'odeur de l'urine est profondément modifiée : elle rappelle celle de la souris dans certaines fièvres graves, présente une odeur fétide dans les affections cancéreuses de la vessie et des reins.

Les urines albumineuses acquièrent, lorsqu'elles sont un peu anciennes, une odeur fade ou aigre extrêmement désagréable.

Consistance. — Au moment de l'émission, l'urine constitue un liquide assez fluide ; mais elle mousse toujours plus ou moins lorsqu'on l'agite dans un vase. Ce caractère, auquel on attribuait autrefois une grande importance, n'a pas de valeur. La mousse est bien plus persistante lorsque l'urine est chargée d'*albumine* ou de *mucus* ; dans ces conditions, la filtration s'opère toujours très lentement.

Les urines qui renferment du pus sont visqueuses lorsque la quantité en est assez considérable, et elles le deviennent beaucoup lorsqu'étant anciennes elles renferment de l'ammoniaque provenant de la décomposition de l'urée par suite de l'action qu'exerce cet alcali sur le *pus*.

En général, une urine *alcaline* mousse bien plus qu'une urine *acide*. Lorsque l'urine mousse facilement, on éprouve parfois assez de difficulté à en mesurer exactement un volume déterminé, car il faut attendre parfois assez longtemps pour que la mousse soit tombée et permette de déterminer le niveau exact. On la fait disparaître instantanément en versant à la surface quelques gouttes d'alcool à 90° ou d'éther.

Transparence. — Au moment de l'émission, l'urine normale est transparente : très souvent, elle reste telle,

1.

ou bien il se forme peu à peu par refroidissement et par suite d'un repos prolongé un léger nuage qui se rassemble en flocons plus ou moins volumineux, suivant la densité de l'urine; ces flocons restent en suspension vers la partie inférieure ou bien s'étalent au fond du vase et forment une couche spongieuse. Ils renferment de l'épithélium provenant des voies urinaires et de la vessie.

Très souvent aussi, et cela sans que l'urine renferme aucun élément anormal, il se forme des dépôts dont la nature peut varier, mais dus à la diminution de solubilité par suite de l'abaissement de température. Il suffit en effet de chauffer l'urine pour la rendre de nouveau limpide. Normalement, l'urine des herbivores est trouble, et il ne peut en être autrement, puisque, étant alcaline, elle ne peut retenir en solution les phosphates et carbonates terreux.

Assez souvent, dans les cas pathologiques, l'urine de l'homme est trouble au moment de l'émission, mais alors elle renferme ou du *pus* ou des *matières grasses* ; ou bien encore c'est une urine devenue alcaline dans la vessie et dont les phosphates terreux ont été précipités; elle s'éclaircit alors par l'addition d'un acide. Dans ce cas, elle devient rarement très limpide, car une urine ammoniacale, en séjournant dans la vessie, irrite toujours ce réservoir et amène la production de pus; dès lors, l'urine reste louche.

Température. — La température de l'urine est la même que celle du corps. Pour la déterminer, on reçoit directement l'urine dans un vase où se trouve un thermomètre et qui est placé lui-même dans un autre vase plein d'eau à 35° environ. On évite ainsi toute perte ou tout gain de chaleur, et la détermination se fait d'une façon aussi exacte que possible.

Souvent un malade se plaint de ce que son urine le brûle; au premier abord, on pourrait croire à une élévation de température; mais il n'en est rien : l'urine, empruntant sa chaleur au corps, ne peut, en aucune circonstance, dépasser la température de ce dernier. La sensation de brûlure causée par le passage de l'urine provient toujours d'une sensibilité exagérée du canal ; de son côté, l'urine peut être plus irritante qu'à l'ordinaire.

La température de l'urine est d'environ 37°. Dans certaines maladies (rhumatisme aigu, pneumonie), elle s'élève ; elle peut atteindre 42° dans le coma de l'insolation et même 44°,7 dans le tétanos idiopathique. Par contre, elle peut descendre à 26° dans la méningite tuberculeuse, et même à 25° dans la folie, immédiatement avant la mort. (Harley.)

Volume. — Ainsi que nous l'avons déjà dit, on entend par volume de l'urine la quantité de ce liquide émis pendant vingt-quatre heures consécutives. Cette détermination est la base de toutes les autres recherches ; aussi doit-on la faire avec soin. Si l'on reçoit l'urine dans un verre gradué, on connaît son volume en centimètres cubes.

Quelquefois on pèse l'urine (voir page 4). Dans ce cas, la connaissance de la densité permet de passer facilement au volume, et *vice versa*.

Ainsi, supposons qu'on ait recueilli 1,400 centimètres cubes d'urine dont la densité est de 1,028 : le poids de cette urine est égal à 1,400 × 1,028 = 1,439 grammes.

Le volume sera obtenu en divisant le poids par la densité.

Ainsi, 1,600 grammes d'urine d'une densité de 1,022 occuperont un volume de 1,565 centimètres cubes.

C'est une application de la formule des densités :

$$P = V \times D,$$

d'où l'on tire
$$V = \frac{P}{D}.$$

La quantité d'urine émise en vingt-quatre heures par un individu en bonne santé est assez variable.

Voici quelques chiffres, d'après Vogel :

Adulte se nourrissant bien et buvant beaucoup.	1,400 à 1,600 c. c.
Adulte se nourrissant bien et buvant moins...	1,200 à 1,400 c. c.

Il résulte de mes déterminations qu'en France la moyenne de l'adulte *homme* est de 1,400 à 1,500 centimètres cubes ; celle de la femme est de 1,100 à 1,200 centimètres cubes. On peut aussi exprimer d'une autre manière la quantité d'urine éliminée. En effet, en comparant cette quantité avec le poids du corps, on trouve que, pour 1 kilogramme de ce poids, 1 centimètre cube d'urine est éliminé en une heure ; on est donc autorisé à dire que 1 kilogramme d'une personne adulte excrète en moyenne 1 centimètre cube d'urine par heure.

Les chiffres que nous venons d'indiquer sont très variables ; la quantité d'urine excrétée varie suivant le plus ou moins d'activité de l'individu, suivant l'augmentation ou la diminution de la *transpiration*, de la *nourriture* et surtout des *boissons*. Les limites entre lesquelles varie la quantité d'urine sont beaucoup plus étroites chez les personnes dont la vie est bien réglée que chez celles qui vivent irrégulièrement.

On observe des variations assez régulières dans la quantité d'urine émise aux différents moments de la journée. En général, c'est pendant le jour, à la suite du principal repas, que l'on observe la quantité maxima, tandis que le minimum se rencontre pendant la nuit.

Il est très difficile de préciser toutes les causes qui augmentent ou diminuent l'excrétion urinaire ; elle est soumise à la fois à un grand nombre d'influences que nous allons étudier séparément.

Influence de la boisson. — En général, l'urine émise en vingt-quatre heures est toujours en excès sur la quantité de liquide ingérée pendant le même temps. Vogel dit que les reins excrètent 1/10 à 1/20 de liquide en plus qu'il n'en a été absorbé. Il faut, bien entendu, tenir compte de la transpiration, car chez un sujet qui, par une forte chaleur, se livre à un violent exercice et boit beaucoup, la majeure partie du liquide se trouve éliminée par la peau et non par les reins. L'élimination peut également se faire par une autre voie ; dans le cas de selles aqueuses et fréquemment répétées, de vomissements fréquents, le malade urine peu.

Influence du système nerveux. — L'influence du système sur la quantité de liquide excrétée est très grande. Cette quantité augmente lorsque l'activité du corps ou de l'esprit devient plus grande. Certaines émotions, l'attente d'un événement qui va s'accomplir augmentent beaucoup chez certains sujets l'activité de la sécrétion urinaire ; au contraire, le repos et le sommeil la diminuent.

Influence de la nourriture. — Cette influence est loin d'être aussi facile à déterminer que celle de la boisson ; elle est cependant très réelle. Il résulterait des expériences de Lehmann que l'excrétion urinaire est plus abondante avec une nourriture animale qu'avec une nourriture végétale, et qu'une alimentation mixte donne des résultats intermédiaires. D'un autre côté, la *quantité* d'aliments ingérés influe aussi. Les expériences de Bidder et Schmidt ont montré qu'un chat exclusivement nourri de viande rendait une quantité d'urine d'autant plus considérable que la proportion de viande qu'il lui donnait à manger était elle-même plus forte.

J'ai dit précédemment que les reins pouvaient éliminer plus de liquide qu'il n'en a été introduit dans l'estomac. Harley l'a démontré en soumettant pendant trois mois six chiens à une alimentation exclusivement animale, avec privation absolue de liquide : pendant tout ce temps, ils rendirent en moyenne 186 centimètres cubes d'urine. D'où provenait cette eau ? De l'humidité atmosphérique qu'ils absorbaient par les poumons, dit Harley. Je veux bien le croire ; mais ne faut-il compter pour rien l'eau provenant de la décomposition des aliments et de leur assimilation ?

Influence de l'exhalation pulmonaire et cutanée. — L'eau qui n'est point éliminée par les reins peut l'être par la *peau* ou les *poumons*. On sait en effet qu'à la suite d'un exercice violent, qui occasionne une sueur abondante, l'urine est très rare, et par conséquent d'une couleur exagérée et très chargée en matériaux solides ; c'est qu'en effet l'eau s'est éliminée sous forme de sueur, et les produits solides sont restés.

Il est tout aussi facile de constater l'influence de l'exhalation pulmonaire, si l'on veut bien se souvenir qu'en hiver on urine davantage qu'en été, et même, si l'on compare deux périodes de moins longue durée, l'urine rendue pendant un jour *froid* et *humide* est plus abondante que par un jour *sec* et *chaud*.

En résumé, toutes les circonstances qui sont favorables à l'exhalation pulmonaire diminuent la quantité d'urine, et *vice versa*.

Citons enfin une dernière influence moins importante que les autres dans l'état de santé, mais dont on doit tenir compte chez le malade. Je veux parler du séjour prolongé de l'urine dans la vessie. En vertu de l'endosmose, la partie liquide de l'urine est peu à peu résorbée et rentre dans la circulation. D'après Kaupp, les éléments solides peuvent même être aussi résorbés ; l'*eau* disparaît en premier lieu, puis les *phosphates*, les *chlorures*, les *sulfates* et enfin l'*urée* (Harley).

On sait en effet que, si pour une cause quelconque on ne satisfait pas un besoin d'uriner, il devient peu à peu moins pressant, et plus tard, lorsque la mixtion s'opère, l'urine est bien plus chargée de matériaux solides et d'une coloration plus foncée.

Influence de l'âge et du sexe. — En général, les hommes

rendent plus d'urine que les femmes, 1,400 à 1,500 centimètres cubes par vingt-quatre heures, au lieu de 1,100 à 1,200 centimètres cubes ; et les enfants plus que les adultes.

En résumé, et comme conséquence de tout ce qui précède, nous pouvons dire que plus il est éliminé de liquide par une voie quelconque, moins il en est rendu par l'urine.

Influence des maladies et des médicaments. — En réfléchissant à toutes les influences que nous venons d'énumérer, il est facile de prévoir que la quantité d'urine subira de nombreuses variations pendant les maladies, ne serait-ce que par suite de la diminution, parfois même de la suppression de tout exercice musculaire, et du changement de nourriture. Les variations de ce genre ne sont soumises à aucune règle et n'offrent aucun intérêt. Mais à côté il y en a d'autres qui sont constantes, essentielles, qui se produisent toujours de la même manière et dans les mêmes affections. Celles-là ont une grande importance. Nous en dirons quelques mots en résumant l'opinion de Vogel sur ce sujet.

1° *Dans la période aiguë de toutes les maladies fébriles, la quantité d'urine est diminuée, et pendant la convalescence elle revient à la normale et souvent même la dépasse.*

Dans ces maladies, la connaissance du volume de l'urine fournit donc une indication importante : une diminution continue indique une aggravation de la maladie ; l'émission d'une quantité d'urine à peu près constante indique que l'affection est stationnaire ; enfin une augmentation graduelle indique une amélioration. La diminution de l'urine dans ces maladies parait due à ce que les reins séparent une proportion d'eau moins considérable.

2° Vers la fin des maladies mortelles aiguës ou chroniques, la quantité d'urine tombe souvent au-dessous de la normale ; mais ce fait n'est pas constant. En effet, dans le cas où la mort est la suite de l'affaiblissement graduel de toutes les fonctions, celle de l'excrétion urinaire va en s'affaiblissant comme les autres; d'autres fois, la mort survient brusquement, et alors on n'observe pas la diminution de l'urine.

Dans les maladies chroniques, il peut y avoir augmentation considérable ou diminution de l'urine; cette variation est importante à suivre.

Dans l'*hydropisie*, la quantité d'urine et surtout la séparation de l'eau par les reins éprouvent une diminution considérable; il en résulte que quelques éléments de l'urine (urée et surtout eau) sont retenus dans le sang et favorisent ainsi l'exsudation de la sérosité dans le tissu cellulaire, ou bien rendent plus difficile la résorption du liquide épanché. Une augmentation de l'excrétion urinaire est toujours favorable dans l'hydropisie : c'est pour cette raison que les diurétiques sont indiqués.

Dans la *polyurie insipide* ou *non*, mais surtout dans cette dernière, la quantité d'urine excrétée se maintient longtemps beaucoup au-dessus de la moyenne. Dans ce cas, pour avoir une idée exacte de la marche que suit la maladie, il est indispensable de se rendre compte de la quantité de matériaux solides renfermés dans l'urine. Chez un malade, on doit tenir compte de toutes les causes accidentelles qui peuvent influer sur le volume de l'urine, par exemple des selles fréquentes, de l'ingestion d'une quantité souvent considérable de tisanes.

Action des médicaments. — Un certain nombre de médicaments exercent une action toute-puissante sur l'excrétion urinaire : on désigne sous le nom de *diurétiques* ceux qui l'augmentent.

Parmi les diurétiques les plus puissants, citons l'*alcool*, l'*éther nitreux alcoolisé*, puis la *digitale* à faibles doses, la *scille*, le *nitrate de potasse*, l'*acétate de potasse*. La *caféine* serait un bon diurétique, d'après les dernières expériences du professeur Gubler. Ces médicaments agissent par eux-mêmes, mais souvent aussi par le véhicule qui sert à les administrer. Tel est le cas du nitrate de potasse donné en solution dans un litre de tisane de chiendent. Ce diurétique agit évidemment et par le sel et par l'eau.

Dans l'ordre inverse, les sels de *fer* et de *cuivre* diminuent l'excrétion urinaire; les préparations de *cantharides*, d'*arsenic* peuvent la supprimer complètement. Harley indique le *citrate de fer et de quinine*, ainsi que le *citrate de fer ammoniacal*, comme médicaments excellents pour diminuer la quantité d'urine.

Poids spécifique et densité. — Nous avons vu combien était variable le volume de l'urine éliminé pendant vingt-quatre heures; la densité n'est pas plus constante, et cela tient à ce que le poids des matériaux solides varie très peu; dès lors, plus il y a d'eau, moins la densité est grande, et inversement. Aussi, toutes les fois qu'une urine ne renfermera pas de principe anormal (sucre), la densité variera en sens inverse du volume.

Le poids spécifique moyen de l'urine normale ne peut être donné que dans des limites assez larges. Avec une alimentation mixte, il varie de 1018 à 1022; il diminue après l'ingestion de grandes quantités de liquide et augmente après celle des matériaux solides.

Ainsi, à la suite de l'ingestion d'une grande quantité de boisson, la densité peut descendre à 1006 et 1004; mais une diminution semblable et persistante ne se rencontre que dans un état morbide, la *polyurie*. Inversement, une augmentation passagère de la densité se rencontre fréquemment; mais elle n'est persistante que dans les cas de diabète sucré et peut alors s'élever jusqu'à 1060 et même 1080.

La densité de l'urine éprouve des variations assez régulières aux différentes heures de la journée, au moment des repas, suivant la nature des aliments et suivant le plus ou moins d'exercice musculaire. Ces variations ont donné lieu aux distinctions suivantes, un peu tombées dans l'oubli, mais importantes à connaître cependant.

Urina potus. — C'est l'urine dont l'émission suit l'ingestion d'une grande quantité de boisson. Cette urine est peu
colorée, peu riche en matériaux solides et par conséquent
d'une faible densité.

Urina sanguinis. — L'urine du matin émise au moment
du réveil et qui a par conséquent séjourné toute la nuit
dans la vessie. D'après ce que nous savons déjà, il est facile
de prévoir que cette urine sera plus colorée que la précédente et d'un poids spécifique plus élevé.

Urina cibi. — L'urine qui est évacuée dans le courant de
la journée quelque temps après le repas : cette urine n'est
jamais aussi colorée que celle du matin ; elle présente cependant une densité plus considérable.

L'existence de ces trois divisions montre combien il est
important pour le praticien de connaître la provenance de
l'urine qu'il examine, et l'on voit en même temps qu'un
résultat sérieux ne pourra être observé qu'en examinant
l'urine des vingt-quatre heures qui résulte du mélange de
ces diverses sortes d'urine. Les densités moyennes indiquées plus haut se rapportent à l'urine des vingt-quatre
heures.

En général, dans une maladie, une diminution dans la
densité de l'urine est un signe fâcheux au point de vue
du pronostic.

**Détermination de l'eau et des substances fixes dis-
soutes.** — La détermination de la densité de l'urine nous
conduit forcément à l'évaluation de la quantité de matériaux fixes dissous dans cette urine. Au premier abord,
cette détermination parait toute simple ; il n'en est rien,
car elle est assez longue et assez délicate.

On peut, en connaissant la densité d'une urine et le volume des vingt-quatre heures, déterminer approximativement la quantité de matériaux solides qu'elle contient :
cette méthode, bien qu'empirique, n'en est pas moins très

utile à connaitre, et rend souvent service au praticien. Voici en quoi elle consiste.

On multiplie les derniers chiffres du poids spécifique par le coefficient constant 2,33, et le produit représente d'une façon approximative le poids des matériaux solides.

Ainsi la densité d'une urine étant de 1018, le poids des matériaux solides serait de $18 \times 2,33 = 41$ gr. 94, si le volume est d'un litre. Si au contraire le volume de l'urine des vingt-quatre heures est supérieur ou inférieur au litre, il suffit de multiplier le résultat par ce volume.

En effet, dans l'exemple précité, le poids des matériaux solides étant de 41 gr. 94 lorsque le volume est de 1000 centimètres cubes, il suffit d'établir une proportion pour connaitre ce qu'il devient dans le cas où le volume croit et devient égal à 1,500 centimètres cubes.

Pour 1,000 c. c., on a........... 41 gr. 94
Pour 1,500, on aura............. x

d'où
$$x = \frac{41,94 \times 1,500}{1,000} = 62 \text{ gr. } 91.$$

La formule générale est donc

$$P = \frac{D \times a \times V}{1,000}.$$

en appelant D les deux derniers chiffres de la densité, a le coefficient constant 2,33, V le volume de l'urine des vingt-quatre heures, P le poids des matériaux solides pendant ce temps.

L'exactitude de cette méthode est tout à fait insuffisante pour une recherche scientifique; il faut avoir recours à la balance et déterminer le poids du résidu solide abandonné par l'évaporation d'un poids ou d'un volume connu d'urine.

On prend une capsule de platine mince, large et à fond plat, pouvant être couverte avec une feuille du même métal. Après avoir déterminé le poids exact de la capsule et de son couvercle, on y verse 8 à 10 grammes d'urine, et on prend le nouveau poids. On place alors la capsule découverte dans une étuve à eau bouillante ou à air chaud, chauffée à 100°. Lorsque l'évaporation est terminée, on couvre la capsule avec son couvercle et on la laisse refroidir

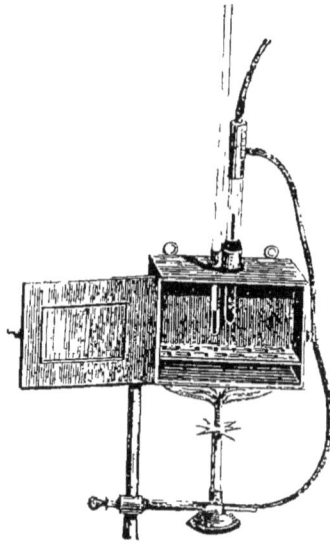

Fig. 1. — Etuve à air chaud.

sous une cloche contenant de la *chaux vive* ou de l'*acide sulfurique* (fig. 2), afin d'éviter que le résidu, qui est très hygroscopique, n'absorbe de l'humidité. On note alors le poids de la capsule et du résidu, puis on la replace à l'étuve; on prend de nouveau le poids, et l'on recommence plusieurs fois, jusqu'à ce que ce poids ne varie plus. On connaît ainsi la quantité de matériaux solides contenus dans la prise d'essai.

Voici du reste un exemple :

Soit P' le poids du couvercle et de la capsule pleine d'urine. 18 gr. 253
Soit P" le poids de la capsule et du couvercle........ 11   345
Le poids P de l'urine est égal à la différence P' — P"
  ou 18,253 — 11,345 = 6 gr. 908............... $\overline{6\ gr.\ 908}$

Après l'évaporation, le poids *constant* de la capsule du couvercle et du résidu est P''' = 11 gr. 582.

Le poids du résidu seul est égal à P''' — P" = 11,582 — 11,345 = 0 gr. 237.

Soit p ce nouveau poids.

La perte de poids représente évidemment la proportion

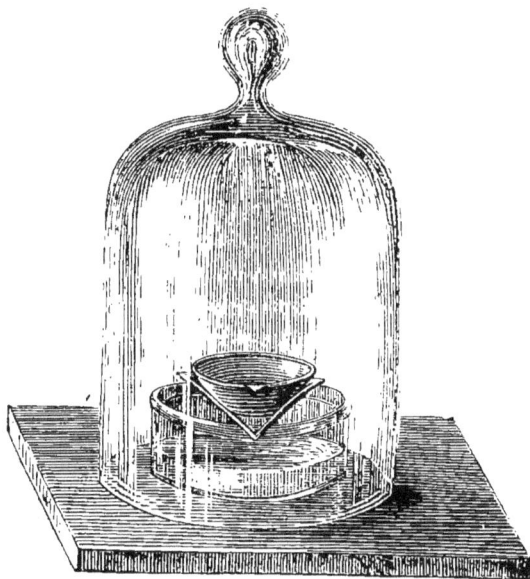

Fig. 2. — Cloche à dessiccation par l'acide sulfurique.

d'eau contenue dans la prise d'essai ; cette perte est égale à P' — P''' ou 18 gr. 253 — 11 gr. 582 = 6 gr. 671.

Nous avons tous les éléments nécessaires pour calculer la proportion des éléments solides contenus dans l'urine.

Posons :

un poids d'urine (P' — P'') ou P donne un résidu (P''' — P'') ou p, 1,000 grammes donneront un résidu x,

d'où $x = \dfrac{p \times 1,000}{P} = \dfrac{0,237 \times 1.000}{6,908} = \dfrac{237}{6,908} = 34$ gr. 31.

Si maintenant nous voulons connaître la proportion d'éléments solides pour vingt-quatre heures, il ne reste plus qu'à faire intervenir le volume V de l'urine émise pendant ce temps.

Il est bien entendu que ce volume sera exprimé en *poids*, c'est-à-dire sera le produit du volume mesuré, multiplié par la densité de l'urine; en effet, on ne peut comparer que des unités de même espèce, et, comme la prise d'essai a été exprimée en poids, il faut que la totalité de l'urine des ving-quatre heures le soit également.

Soit donc V le volume exprimé en poids ou le poids de l'urine des vingt-quatre heures. Posons la proportion :

1,000 grammes donnent un résidu de a; l'urine des vingt-quatre heures V, donnera X,

d'où $$X = \frac{a \times V}{1,000}.$$

Si, dans l'exemple que nous avons pris, le volume converti en poids est de 1,250 grammes, on aura :

$$X = \frac{34,31 \times 1,250}{1,000} = 42 \text{ gr. } 88.$$

Si l'on veut obtenir de suite la quantité de matériaux solides contenus dans l'urine des vingt-quatre heures sans passer par la composition du litre, voici comment on peut modifier la formule.

$$X = \frac{aV}{1,000}.$$

Remplaçons-y a par les valeurs qui ont servi à le calculer, nous aurons après réduction :

$$X = \frac{V(P''' - P'')}{P' - P''},$$

et en effectuant les différences :

$$X = V \frac{p}{P}.$$

C'est-à-dire que le poids du résidu solide de l'urine des vingt-quatre heures est égal au produit du poids V de cette urine multiplié par le quotient du résidu p de la prise d'essai divisé par le poids P de cette même prise.

Remarquons que le quotient $\frac{p}{P}$ n'est autre chose que la proportion de matériaux solides pour 1000.

En appliquant la dernière formule :

$$X = V \frac{p}{P},$$

à l'exemple précité, nous aurons :

$$X = 1{,}250 \times \frac{0{,}237}{6{,}908} = 42{,}88.$$

La proportion d'eau sera obtenue par différence; sur 1250 grammes, il y a 42 gr. 48 de matériaux solides; la différence 1207 gr. 12 représente l'eau.

Eau	1,207 gr. 12
Matériaux solides........	42 88
Total...........	1,250 gr.

Pour les essais cliniques, j'ai recours à la méthode suivante, qui est plus simple, dans ce sens qu'elle n'exige aucun calcul, et tout aussi exacte. Elle présente en outre l'avantage de faire connaître la densité de l'urine. Elle nécessite seulement une pipette de 10 centimètres cubes *très exactement* graduée. On prend la tare de la capsule de platine et de son couvercle, et on y mesure 10 centimètres d'urine ; le nouveau poids indique la densité (voir à *Densité*) ; puis on procède à l'évaporation, et le poids du résidu multiplié par 100 fait connaître celui du litre.

La détermination du résidu solide, telle que nous venons de la décrire, paraît très simple ; malheureusement elle comporte plusieurs causes d'erreur et de minutieuses précautions à prendre.

La dessiccation du résidu solide doit être achevée à une température bien déterminée, 103° environ, et à l'abri des poussières de l'atmosphère. D'un autre côté, ce résidu étant très hygroscopique, on doit toujours craindre qu'il n'absorbe l'humidité pendant les pesées. C'est pour cela qu'on le laisse refroidir dans le vase à acide sulfurique dont nous avons parlé et qu'on recouvre la capsule avec la feuille de platine.

Malgré les précautions qu'on peut prendre, le résulat est toujours entaché d'erreur ; cela tient à ce que pendant l'évaporation une certaine quantité d'*urée* se décompose en donnant des produits volatils qui disparaissent. Cette décomposition provient de l'action que le *phosphate acide de soude* exerce sur l'*urée* lorsque l'urine a atteint un certain degré de concentration. L'*urée* est alors décomposée en *acide carbonique* et *ammoniaque*. Le premier de ces deux gaz se dégage, et le second est fixé par le *phosphate acide de soude* et forme avec lui un *phosphate double de soude et d'ammoniaque*. Ce dernier sel est lui-même décomposé lorsque la température arrive à 100° ; il reste donc un résidu *acide* et non alcalin, comme il pouvait l'être avant cette décomposition. J'insiste sur ce point : c'est que le résidu de l'évaporation d'une urine est toujours acide, quelle qu'ait été d'ailleurs la réaction première de cette urine.

Enfin, pendant l'évaporation, il se produit encore une perte due au dégagement de l'*acide carbonique* libre et de celui des *bicarbonates* renfermés dans l'urine. La première cause d'erreur est sans contredit la plus importante. Pour une recherche exacte, on peut en tenir compte en recueillant et en dosant l'*ammoniaque* produite ; mais une pareille précision est rarement nécessaire. Voici alors comment on opère. On se sert pour évaporer l'urine d'une petite nacelle allongée placée dans un tube qui traverse une étuve à eau bouillante. Dans ce tube on fait passer un courant d'air desséché par son passage sur de la *ponce sulfurique* ou du *chlorure de calcium fondu*. De l'autre côté, ce tube se relie avec un flacon tubulé ou un matras renfermant de l'*acide sulfurique titré* et qui est lui-même en communication avec un aspirateur. L'appareil étant ainsi disposé, on chauffe d'abord l'étuve, puis, au moyen de l'aspirateur, on fait passer lentement le courant d'air sec. L'urine se vaporise promptement, et l'ammoniaque est retenue par l'acide sulfurique. L'expérience terminée, un titrage alcalimétrique indique la quantité d'ammoniaque fixée et permet de calculer la quantité correspondante d'urée qui a été décomposée.

On doit se servir d'acide sulfurique à un titre très faible ; les quantités les plus convenables sont les suivantes :

Acide sulfurique monohydraté......... 2 gr. 667
Eau distillée...................Q. S. pour faire *un* litre.

Dans ces conditions, *un centimètre cube* de cet acide est saturé par 0 gr. 0011 d'ammoniaque et correspond à 0 *gr.* 002 *d'urée*.

En suivant cette marche, on ne remédie pas à la cause d'erreur provenant de la décomposition des *bicarbonates* ; mais elle est parfaitement négligeable.

YVON. 2

Le mode opératoire que je viens d'indiquer est classique ; mais il est très long, d'une exécution très délicate, et n'est pas employé. Pour ma part, je me suis arrêté au procédé suivant.

On commence par déterminer exactement la porportion d'urée contenue dans l'urine (voir *Dosage de l'urée*), puis on évapore 10 centimètres cubes de cette urine, et on détermine le poids du résidu sec.

Ce résidu est ensuite dissous dans assez d'eau pour refaire 10 centimètres cubes, et on y dose l'urée. Le chiffre trouvé est inférieur à celui de la première détermination ; la différence indique évidemment le poids qui a été décomposé pendant l'évaporation. On ajoute ce poids d'urée à celui du résidu donné par la pesée, et l'on obtient ainsi la quantité de matériaux fixes avec une approximation très suffisante.

M. Magnier de La Source a déterminé la limite des erreurs commises dans l'évaluation du résidu sec des divers liquides de l'organisme et en particulier de l'urine. Il s'est assuré que la meilleure méthode consiste à évaporer l'urine dans le vide, sur une large surface et en présence de l'acide sulfurique. Mais vingt-quatre heures sont nécessaires pour cette opération, en employant 1 à 2 grammes de liquide. Même dans ces conditions, l'erreur est encore de 1 à 2 gr. par litre.

M. Rabuteau conseille l'emploi du vide et d'une chaleur modérée. L'urine est évaporée au bain-marie dans un petit ballon dont on connait exactement le poids, et le vide est fait au moyen d'une trompe à eau sur le trajet de laquelle on interpose un vase renfermant de l'acide sulfurique titré, de telle sorte qu'on peut encore tenir compte de la perte provenant de la décomposition de l'urée.

Détermination des sels fixes. — De même que la précédente, cette opération demande beaucoup de précautions. Il suffit en principe d'évaporer au bain-marie un poids connu d'urine, puis de chauffer le résidu au rouge jusqu'à combustion du charbon obtenu. Le résidu de l'opération précédente (détermination des substances fixes) peut parfaitement servir lorsqu'on ne l'emploie pas pour y doser l'urée.

Le point délicat de la détermination réside dans la manière de faire l'incinération. Si l'on chauffe à une température trop élevée, une certaine quantité de chlorures est volatilisée ; en même temps, le charbon formé exerce une action réductrice sur les *sulfates* et *phosphates* et finalement transforme ceux-ci en *phosphore* qui se volatilise et ceux-là en *sulfures*. Pour cette incinération, il est préférable de se servir d'une lampe à alcool plutôt que d'un bec de gaz, ce dernier donnant une température trop élevée. D'un autre côté, si l'on ne chauffe pas suffisamment, la combustion du charbon, enveloppé par les sels minéraux fusibles, devient pour ainsi dire impossible. On tourne cette difficulté en ajoutant vers la fin de l'opération un peu d'*azotate d'ammoniaque*. Ce sel, entièrement décomposable par la chaleur, fournit du *protoxyde d'azote*, qui détermine rapidement la combustion du charbon.

M. Méhu remplace l'*azotate d'ammoniaque* par l'*azotate d'urée*.

Quantité moyenne de matériaux solides organiques et minéraux. — A l'état normal, les quantités moyennes éliminées par un adulte en bonne santé sont les suivantes :

Matériaux organiques..........	36 à 38 gr.
Sels minéraux................	12 à 14
Total des substances fixes.	48 à 52 gr.

Si l'on prend comme moyenne 1,400 centimètres cubes donnés pour le volume, cela fait environ 1 pour 100 de sels minéraux.

En s'appuyant sur ce rapport, M. Méhu a indiqué une

méthode empirique qui permet de connaître le volume de l'urine.

Une urine dont le volume est normal (environ 1400 centimètres cubes) contient par litre 10 gr. de sels minéraux ; si donc, en déterminant la proportion de ces sels dans une urine dont le volume est inconnu, on trouve 10 gr. pour 1000, on en conclut que le volume de cette urine est normal ou de 1400 gr. Si l'on ne trouve que 5 gr. de sels pour 1000, le volume de l'urine doit être double, puisque par vingt-quatre heures la moyenne éliminée est de 10 gr. Ce volume sera donc de 1400 × 2 = 2800 centimètres cubes. Si l'on ne trouve que 2 gr. par litre, le volume doit être égal au volume normal multiplié par $\frac{10}{2}$, et en général il suffit de multiplier le volume normal par 10, de le diviser par la proportion de sels minéraux contenus dans un litre. Le volume normal étant de 1 litre 4, on a donc 14 litres, qu'on divise par le chiffre obtenu. Ce mode d'évaluation s'applique encore lorsque le volume est inférieur au litre ; seulement le rapport est renversé.

Détermination de la densité d'une urine. — Deux procédés : au moyen de la balance, et au moyen du densimètre.

1° *Balance.* — Ce procédé exige l'emploi d'une bonne balance, pesant au centigramme ; celui d'un flacon spécial n'est point indispensable.

Voici en quelques mots la marche à suivre pour cette détermination. On sait que le *poids* d'un corps est égal au produit de son *volume* multiplié par sa *densité*, ce que l'on traduit par l'expression :

$$P = V \times D,$$

d'où l'on tire
$$D = \frac{P}{V}.$$

Il suffit donc de connaître le poids d'un corps et son volume pour calculer sa densité. Mais en France, grâce au système décimal, il y a correspondance entre l'unité de *poids* et l'unité de *volume*; le *poids* d'une certaine quantité d'eau indique en même temps le *volume* de cette eau. Aussi, dans la formule que nous venons d'indiquer,

$$D = \frac{P}{V},$$

au lieu du volume V, nous pouvons mettre le poids P' d'une quantité d'eau équivalente, ces deux valeurs étant exprimées par le même nombre; et dès lors un seul instrument, la balance, sera nécessaire pour déterminer une densité.

D'après la formule, il est facile de voir que le volume peut être quelconque; il suffit donc à la rigueur de prendre un flacon bouché à l'émeri, portant un trait à la naissance du goulot; ce trait sert à régler l'affleurement du liquide et à déterminer ainsi un volume constant. Il est cependant plus rigoureux de se servir d'un flacon spécial, dit flacon à densité, qui est très léger. Ce flacon est allongé et présente en son milieu une partie très rétrécie sur laquelle se trouve marqué un trait. Il bouche à l'émeri. On verse du liquide de façon que le niveau dépasse ce trait, qui sert de point de repère; puis on enlève l'excès au moyen d'un peu de papier buvard qu'on a roulé entre les doigts, et on détermine ainsi l'affleurement d'une façon très exacte.

Mode opératoire. — Dans un des plateaux de la balance, on place le flacon à densité vide et bien sec; dans l'autre plateau, on lui fait équilibre avec de la grenaille de plomb. Cela fait, on enlève le flacon et on le remplace par des poids marqués. On obtient ainsi le poids du flacon par une méthode très exacte, celle de la double pesée : soit π ce poids.

On remplit ensuite le flacon d'eau distillée jusqu'au point de repère, et l'on détermine le nouveau poids P en suivant la même marche. Il est évident que P — π représente le poids du volume contenu dans le flacon jusqu'au

2.

point de repère, ou, en d'autres termes, le volume du flacon.

Enfin on remplit le flacon d'urine et on fait une troisième pesée. Ce nouveau poids P' représente le poids du flacon, plus celui de l'urine. Donc P' — π est le poids de l'urine.

Dans la formule $D = \dfrac{P}{V}$, remplaçons les lettres par les valeurs que nous venons de déterminer ; on aura :

$$D = \frac{P' - \pi}{P - \pi}.$$

Il suffit d'effectuer la division.

Dans la pratique, on ne fait pas trois pesées consécutives, comme je viens de l'indiquer : on détermine une fois pour toutes les quantités P et π, c'est-à-dire le poids du flacon et sa capacité. Il suffit alors, pour connaître la densité d'une urine, d'en remplir le flacon jusqu'au trait marqué et d'en prendre le poids. On détermine ainsi P', qui est la seule quantité variable de la formule, pourvu qu'on se serve toujours du même flacon.

Si l'on n'a pas de flacon à densité, on peut simplifier la méthode de la manière suivante. Dans la formule, le volume peut être quelconque ; prenons-le donc égal à l'unité ; dans ce cas, le poids indiquera la densité. En effet, puisqu'il faut diviser le poids par le volume, si ce volume est égal à l'unité, le diviseur est 1 et le quotient reste le même que le dividende. On place une petite capsule sur le plateau de la balance, on en fait la tare ; puis, au moyen d'une pipette *très exactement* graduée, on y verse 10 centimètres cubes d'urine ; les poids qu'il faut mettre pour rétablir l'équilibre représentent la densité. C'est, comme on le voit, une application directe de la définition : *La densité, c'est le poids de l'unité de volume.*

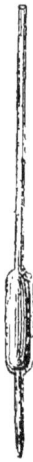

Fig. 3. Pipette graduée.

2º *Aréomètres.* — Sous ce nom, on désigne de petits flot-
teurs en verre destinés à indiquer, sans aucun calcul, la
densité des liquides dans lesquels on les plonge, et cela
par la quantité plus ou moins considérable dont ils s'enfoncent. La partie centrale de cet instrument est renflée,
cylindrique ou ovoïde et terminée par une petite ampoule
renfermant du mercure ou de la grenaille de
plomb, destinés à servir de lest, c'est-à-dire à
maintenir l'instrument vertical. La partie opposée est constituée par une tige cylindrique
ou aplatie, bien calibrée et contenant dans son
intérieur une échelle divisée. Cet instrument
porte différents noms, suivant l'usage auquel
on le destine. Celui qui sert pour l'urine est
désigné sous le nom d'*uromètre*. Le zéro, c'est-
à-dire le point d'affleurement dans l'eau distillée, est situé au haut de la tige. En effet, la
densité d'une urine est toujours supérieure à
celle de l'eau, et le flotteur s'enfoncera d'autant moins que cette densité sera plus considérable. Nous n'avons point à entrer ici dans le
détail de graduation de l'instrument; il nous
suffira de dire qu'il n'est exact que si l'on opère
à la température pour laquelle il a été gradué,
c'est-à-dire à 15º. Pour chaque 3 degrés en plus
ou en moins, il faudra augmenter ou diminuer
de 1 millième la densité.

Il est indispensable de vérifier le zéro de
l'instrument. Pour faciliter les déterminations,
les Allemands construisent des instruments dont

Fig. 4.
Uromètre.

le lest est formé par la boule d'un thermomètre à mercure; la tige monte dans le renflement médian.

Les meilleurs densimètres sont à tige plate, offrent des
divisions espacées. Ils présentent une exactitude suffisante
pour les essais cliniques, d'autant plus qu'on cherche alors

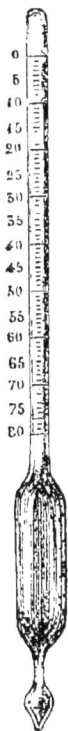

des rapports de densités et non des densités absolues.

Influence des diverses conditions physiologiques et pathologiques sur l'excrétion des matériaux solides de l'urine. — Nous avons vu combien était variable le volume de l'urine émis pendant vingt-quatre heures ; la quantité de matériaux solides émis dans le même temps est beaucoup plus régulière pour le même individu. La moyenne varie suivant le sujet, suivant son genre de vie ; voici quelques chiffres donnés par les auteurs :

> Français (Becquerel)........... 39 à 52 gr.
> Anglais (Harley).............. 53
> Allemand (Lehmann).......... 67 à 82

Ces différences s'expliquent par le mode d'alimentation : le Français suit un régime plutôt végétal qu'animal, l'Anglais un régime mixte ; en Allemagne, la nourriture est presque exclusivement animale, partant très azotée.

Cette influence de l'alimentation est du reste facile à mettre en évidence, en soumettant successivement un même sujet à tous les régimes ; la proportion des éléments solides qu'il élimine peut varier de 30 à 80 grammes.

L'influence qu'exerce la nature des aliments solides est donc parfaitement prouvée ; il n'en est pas de même pour celle des boissons. Longtemps on a nié qu'un excès de boisson produisit une augmentation dans la quantité des matériaux solides de l'urine. Depuis les expériences de *Winter* et de *Vogel*, le doute n'est plus possible. Il faut admettre que, grâce à cette quantité de liquide, une plus grande proportion d'éléments nutritifs est assimilée et par suite éliminée par les urines.

La quantité de matériaux solides éliminés dans les vingt-quatre heures ne se répartit pas uniformément entre toutes les heures de la journée. Voici quelques chiffres cités par Harley et qui montrent cette variation :

Volume.	Nature de l'urine.	Densité.	Quantité de résidu solide.
1,000 c. c.	Urina cibi......	1,025	58,35
—	— sanguinis.	1,012	32,61
—	— potus....	1,009	20,97

Si, comme pour la quantité d'urine, on veut donner une moyenne par heure et par poids, on peut fixer à 4 grammes par heure et pour 100 kilogrammes la proportion de matériaux solides éliminés par un individu en bonne santé.

Influence de l'âge et du sexe. — Il y a peu d'observations sur ce point. On peut dire cependant que les enfants rendent proportionnellement plus de matériaux solides que les adultes. Les femmes excrètent, en quantité absolue et en quantité relative à leur poids, moins de matériaux solides que les hommes.

Influence de la grossesse. — Peu de causes ont autant d'influence que la grossesse sur l'élimination des matériaux solides, d'après Harley : leur quantité va en diminuant à mesure que la délivrance approche. Nous possédons peu d'observations sur ce sujet ; j'en ai une très détaillée qui fera l'objet d'une publication ultérieure.

Influence des maladies et des médicaments. — L'influence des diverses maladies est assez considérable ; les variations qu'on observe se trouvent un peu liées à celle de la quantité d'eau.

Dans un grand nombre d'affections, le poids des éléments solides éliminés pendant vingt-quatre heures diminue et tombe au-dessous de la moyenne normale. Mais, pour avoir une idée bien exacte de cette diminution, il faut tenir compte des observations que nous avons déjà faites au sujet du régime. Les malades atteints d'une affection aiguë mangent à peine ; le plus souvent, ils sont à la diète ; ils n'absorbent que des liquides peu riches en éléments solides et font de l'autophagie.

La quantité des matériaux solides est tout à fait indépendante du volume de l'urine, qui, lui, varie suivant les causes que nous avons indiquées page 12. Mais cette détermination des matériaux solides offre une très grande importance lorsque le volume de l'urine augmente. Deux cas peuvent se présenter :

1° L'augmentation du volume de l'urine s'accompagne d'une augmentation des matériaux solides. — Cette dernière peut porter sur les éléments normaux ou les éléments anormaux.

a. Augmentation des éléments normaux. — Dans ce cas, il y a *polyurie* avec *azoturie*, c'est-à-dire augmentation des matériaux azotés, principalement de l'*urée*. On désigne encore cette affection sous le nom de *diabète insipide*.

Cet état est toujours grave, car l'organisme ne peut résister longtemps à une diminution qui dans certains cas devient considérable; on peut voir en effet la quantité des matériaux solides éliminés dans les vingt-quatre heures aller jusqu'à 90, 100 grammes et même au delà. M. Bouchardat cite un cas dans lequel cette quantité aurait atteint jusqu'à 225 grammes, dont 130 grammes d'urée. Dans ces cas, il y a avantage à employer les médicaments qui diminuent la quantité d'*urée* et que nous indiquerons plus tard. La polyurie avec azoturie succède souvent à une autre variété dont nous allons dire quelques mots, la *polyurie simple* ou *hydrurie*.

b. Augmentation par la présence des éléments anormaux. — Ce cas est très fréquent, et l'élément anormal est le *sucre*; on le désigne sous le nom de *diabète sucré*. Le poids du résidu solide par litre d'urine est très variable; il dépend et du volume de l'urine et de la quantité de sucre éliminés dans les vingt-quatre heures. Nous étudierons plus tard ce cas avec détail (voir *Urines sucrées*).

2° L'augmentation du volume de l'urine ne s'accompagne pas de celle des matériaux solides.

Dans cette affection (si toutefois on peut lui donner ce nom), qui est loin d'avoir la gravité des précédentes et que l'on désigne sous le nom de *polyurie simple* ou *hydrurie*, l'eau est le principal élément qui est séparé de l'organisme par les reins, et l'on ne remarque ni amaigrissement ni état hectique. L'hydrurie est souvent favorable, par exemple dans les cas d'*hydropisie* ; on peut l'entretenir ou la produire artificiellement au moyen des diurétiques.

Influence des médicaments. — Certaines substances diminuent la proportion des éléments solides de l'urine, d'autres l'augmentent. Parmi les premiers, nous citerons l'*opium*, la *morphine*, la *ciguë*. Harley préconise le *citrate de fer et de quinine*, ou le *citrate de fer ammoniacal*. Nous avons déjà parlé de ces médicaments, qui ont également la propriété de diminuer la quantité de liquide séparée par les reins.

Parmi les médicaments qui augmentent la proportion des éléments solides, nous citerons les diurétiques, qui favorisent en même temps l'élimination de l'eau; la *digitale*, le *colchique*, etc. L'exercice musculaire favorise également l'élimination des éléments solides ; il en est de même de tous les stimulants, qui augmentent l'activité de l'excrétion urinaire.

Réflexions. — La connaissance du *volume* de l'urine, de sa *densité*, du poids des *matériaux solides* fournit des données de la plus haute importance pour le médecin et lui facilite le *diagnostic*, le *pronostic* et le *traitement*.

La connaissance du *volume* de l'urine et de sa *densité* permettra au médecin de calculer approximativement le poids du résidu solide au moyen de la formule empirique que nous avons indiquée page 19, et par suite d'être renseigné sur le poids de l'urée qui forme environ les 3/5 du résidu.

Une urine dont le volume est supérieur au volume normal et dont la densité est *faible* indiquera chez un sujet en bonne santé l'ingestion d'une grande quantité de boisson ; si la densité est *forte*, on doit soupçonner un cas d'*azoturie* ou de *diabète sucré*. — Si au contraire le volume de l'urine est très peu considérable et que la densité soit forte, il y aura eu ou perte d'eau par transpiration si le sujet est en bonne santé, ou bien l'individu est malade et en proie à une affection aiguë.

Dans le cas où, le volume de l'urine restant normal, son poids spécifique est diminué, on peut craindre que l'*urée* ne soit pas éliminée par cette voie et reste dans le sang, ou bien encore il y a production moindre de cette substance, par suite de l'insuffisance de nutrition.

La connaissance du poids du résidu solide fournit aussi quelques indications précieuses. Nous avons vu que dans les maladies chroniques le poids était en général diminué ; une augmentation indiquera donc une amélioration probable, tandis que dans une affection aiguë c'est un signe défavorable.

En parlant du résidu solide de l'urine, nous n'avons point fait la distinction des substances *organiques* et *minérales*. On les dose en bloc, et très rarement on a besoin de faire une séparation. Le poids des substances organiques l'emporte de beaucoup sur celui des sels : il est en moyenne deux fois et demi plus considérable.

Réaction de l'urine. — L'urine normale de l'homme, comme celle de tous les carnivores, est *acide* ; elle rougit franchement le papier bleu de tournesol. Il suffit pour le constater de plonger ce papier dans l'urine. Si l'on répète cet essai sur plusieurs urines, on voit que toutes ne le rougissent pas d'une façon aussi intense. L'essai au tournesol suffit la plupart du temps ; cependant il est parfois nécessaire de se rendre compte du degré d'acidité de l'urine ; il n'y a pour cela qu'un seul procédé à suivre : faire un titrage acidimétrique.

On rapporte ordinairement l'acidité de l'urine à l'*acide*

oxalique sec; ainsi, en disant que l'acidité de l'urine des vingt-quatre heures correspond à 1 gr. 45 d'acide oxalique, cela veut dire que l'urine possède une acidité égale à celle d'une solution obtenue en dissolvant 1 gr. 45 d'acide oxalique sec dans un litre d'eau. Pour faire cette détermination, on se sert d'une solution étendue de soude caustique faite dans une proportion telle que *un centimètre cube* neutralise *un centigramme* d'acide *oxalique desséché*.

Pour cela, on prend 10 grammes d'acide oxalique bien desséché par un séjour prolongé à l'étuve chauffée à 100 degrés et on le dissout dans assez d'eau pour obtenir un litre ; cette solution contient alors 1 centigramme par *centimètre cube*. On prépare ensuite une solution étendue de soude caustique (quelques auteurs indiquent la potasse), telle qu'à volume égal elle neutralise la solution d'acide oxalique; on procède par tâtonnements. Du reste, il n'est point nécessaire que la neutralisation ait lieu exactement à volume égal; il suffit de noter quelle quantité de cette solution sature 1 centigramme d'acide oxalique.

Sauf dans des cas très rares où l'urine est presque incolore, il est impossible de la colorer avec de la teinture de tournesol et d'y verser ensuite la liqueur alcaline, jusqu'à ce que la teinte soit ramenée au bleu.

Voici comment on opère habituellement. Dans un vase à précipiter, on place un volume connu d'urine, par exemple 100 centimètres cubes, puis on y verse goutte à goutte la solution alcaline au moyen d'une burette graduée. On peut aller sans grande précaution jusqu'au moment où l'urine commence à se troubler par suite de la précipitation des *phosphates terreux*, qui ne peuvent rester en dissolution que dans un milieu acide; cette précipitation est donc l'indice qu'on approche de la neutralité. On continue à verser goutte à goutte la solution alcaline, en agitant bien et portant de temps à autre une goutte du mélange sur une bande de tournesol rouge très sensible;

YVON.   3

on arrive ainsi à un moment où il est ramené au bleu.
On lit alors la quantité de solution alcaline employée,
et on en conclut à quel poids d'acide oxalique elle correspond ; ce poids est ensuite multiplié par le rapport
de la prise d'essai au volume de l'urine des vingt-quatre
heures. La réaction *acide* est la réaction normale de l'urine ;
mais elle est parfois nulle et assez souvent *alcaline* dans
les cas pathologiques. Il n'est point toujours facile de
déterminer d'une façon exacte la réaction d'une urine. On
en rencontre qui paraissent tout à la fois *acides* et *alcalines* ;
nous aurons plus tard l'explication de cette anomalie.

Au lieu de faire usage de deux papiers de tournesol,
l'un *bleu* et l'autre *rouge*, Vogel conseille l'emploi d'un
papier à peine bleu, ayant même une légère teinte rouge.
Ce papier devient tout à fait rouge en présence d'un acide
et bleuit fortement lorsqu'il se trouve en contact avec un
alcali. Pour préparer ce papier, on commence par aban-
donner à l'air de la teinture de tournesol ; sous l'influence
de l'oxygène et de l'acide carbonique, elle prend peu à peu
une teinte violacée ; on s'en sert alors pour imbiber le papier. Il faut examiner la réaction d'une urine au moment
de l'émission ou peu de temps après, car elle change peu à
peu et au bout d'un certain temps devient *neutre*, puis *alcaline*. D'autres fois, au contraire, on constate la réaction
alcaline au sortir même de la vessie. Dans ces deux cas, la
réaction n'est point due à la même cause et présente une
valeur bien différente au point de vue du diagnostic.

Pour bien établir ces différents points, considérons ce
qui se passe lorsqu'on abandonne une urine à elle-même
dans un vase ouvert et au contact de l'air.

Au moment de l'émission, cette urine est claire, limpide
et offre une réaction acide bien prononcée. En se refroidissant, elle se trouble peu à peu et se remplit de légers flocons ; en même temps, il se forme au fond du vase un dépôt
rouge brique, constitué par des *urates* moins solubles à froid.

qu'à chaud et entraînant avec eux de la matière colorante. Pendant tout ce temps, la réaction de l'urine persiste, et même son acidité augmente. A ce moment, il se dépose non plus des *urates*, mais des cristaux d'*acide urique*. Puis tout d'un coup cette acidité diminue et même disparaît; en même temps, la couleur de l'urine s'affaiblit : elle devient plus pâle, et il se forme à la surface une pellicule blanchâtre ; la réaction est devenue *alcaline* et s'accentue de plus en plus; le dépôt d'acide urique précédemment formé disparaît et est remplacé par des cristaux plus *gros*, *prismatiques*, *blanchâtres*, constitués par du *phosphate ammoniaco-magnésien*; l'odeur de l'urine est alors devenue piquante et *ammoniacale*. L'ensemble de ces phénomènes a été étudié par Schœrer et désigné par lui sous le nom de *fermentation acide* et *fermentation alcaline* de l'urine. Avant de les étudier en détail, nous rechercherons d'abord quelle est la cause primitive de l'acidité de l'urine.

On a beaucoup discuté sur cette question, et elle est encore loin d'être résolue d'une façon complète. Liébig a émis le premier l'opinion qu'elle était due à la présence de *phosphates acides*; mais, dans un grand nombre de cas, ainsi que l'a démontré *Lehmann*, il n'est pas douteux que les acides *lactique* et *hippurique* ne contribuent à l'augmenter.

Au premier abord, on serait porté à attribuer à l'acide urique la réaction de l'urine; mais il n'en est rien : une solution saturée à chaud d'acide urique rougit à peine le papier de tournesol; cependant ce corps est la cause indirecte de l'acidité, et voici une expérience qui nous montrera de quelle manière. Portons à l'ébullition une solution de *phosphate neutre de soude* dans laquelle on aura ajouté un peu d'*acide urique;* cet acide se dissout facilement; par refroidissement, il se dépose des cristaux d'*urate de soude*, et la liqueur est devenue *acide*. Ainsi l'*acide urique* enlève au *phosphate neutre de soude* une partie de sa base et se change en *urate de soude*, tandis que le phosphate est passé à l'état de *phosphate acide*. La même réaction s'accomplit dans l'urine, et l'acide urique n'est que la cause indirecte de l'acidité.

Revenons maintenant à notre point de départ, et considérons l'urine au moment de l'émission. Au fur et à mesure qu'elle se refroidit, il se dépose des *urates*, parce qu'ils sont moins solubles à froid qu'à chaud. Peu à peu, grâce à l'existence du *mucus vésical* qui se trouve toujours dans l'urine, il s'établit une sorte de fermentation. Sous cette influence (Schœrer), la matière colorante extractive de l'urine se dédouble, en produisant de l'acide lactique, ce qui permet d'expliquer l'augmentation d'acidité de l'urine et de plus le dépôt d'*acide urique* qui se fait à ce moment; l'acide lactique peut en effet décomposer les urates. Telle est la première phase, la fermentation acide.

L'urine reste telle un certain temps, puis sa couleur s'affaiblit; il se montre à la surface une pellicule blanchâtre, dans laquelle on peut constater la présence de champignons qui jouent le rôle de ferment; sous leur influence, l'*urée* est décomposée. Nous reviendrons plus tard sur ce point; pour le moment, il nous suffit de dire qu'un des produits de cette décomposition est du *carbonate d'ammoniaque*. Ce dernier sel commence par neutraliser la réaction acide, puis la rend alcaline, et cela d'autant plus que sa proportion est plus considérable. C'est là la seconde phase, la fermentation alcaline. Dans ce milieu alcalin, l'acide urique rentre en solution et est remplacé par un dépôt de *phosphate ammoniaco-magnésien;* l'ammoniaque est précisément fournie par le *carbonate d'ammoniaque*. Nous pouvons maintenant donner l'explication de ce fait, dont nous avons parlé page 38, qu'une urine peut paraître tout à la fois *acide* et *alcaline*.

Considérons une urine contenue dans un vase; la décomposition de l'urée en *carbonate d'ammoniaque* commence à la partie supérieure, dans la couche blanchâtre dont nous avons parlé. Cette décomposition s'effectue progressivement, et il arrive un moment où l'ammoniaque existe en quantité suffisante pour détruire la réaction acide des phosphates, mais pas encore assez considérable pour communiquer une réaction alcaline à l'urine. A ce moment, la partie supérieure peut donc être *alcaline*, et quelques centimètres plus bas encore un peu *acide* ; le papier de tournesol plongé un peu profondément rougira en cet endroit, tandis que le rouge deviendra bleu si l'on ne le mouille qu'à la surface de l'urine.

Ce que nous venons de dire nous explique aussi comment dans cette couche blanchâtre on trouve des cristaux de phosphate ammoniaco-magnésien, bien que ce sel ne puisse exister en solution acide.

Ainsi, pour nous résumer, l'urine normale est acide, et cette acidité est due à la présence des phosphates acides ; lorsqu'on la conserve un temps suffisant, elle s'altère : il se développe une fermentation qui transforme l'urée en carbonate d'ammoniaque, et dès lors la réaction devient *alcaline*. A part cela, il peut arriver que l'urine soit *alcaline* au moment même de l'émission ; une telle urine se rencontre dans des cas *physiologiques* et *pathologiques*.

L'usage habituel d'une eau alcaline, telle que l'eau de Vichy, de Vals, rend l'urine alcaline au bout de peu de temps ; une alimentation végétale ayant pour base des fruits renfermant des acides *citrique*, *tartrique*, dont l'élimination se fait à l'état de *bicarbonates alcalins*, produit le même résultat. Dans ces cas, l'alcalinité est due à des phosphates et carbonates alcalins.

Dans les cas pathologiques, l'émission d'une urine alcaline constitue toujours un fait fâcheux au point de vue du pronostic. Elle peut être alcaline au sortir même du rein, par suite d'une inflammation de cet organe, ou bien le devenir dans la vessie. Ce dernier cas se rencontre lorsque ce réservoir est paralysé ou fortement irrité par la présence d'un calcul. Une telle urine est toujours trouble et présente souvent une odeur infecte ; elle contient ordinairement du pus et est visqueuse et filante, par suite de l'action de l'ammoniaque sur ce pus (voir à *Pus*).

Comme on le voit, l'urine peut être alcaline de deux manières différentes, et il est très important au point de vue du diagnostic de faire la distinction. Si l'on examine l'urine au moment de l'émission ou un temps très court après, aucun doute n'est possible ; il n'en est plus de même si l'on fait cet examen quelques heures après. Souvent même, on ne sait depuis quand l'urine est émise. Heureusement, l'examen chimique peut tirer d'embarras.

Lorsqu'une urine est devenue alcaline *après l'émission*, elle doit toujours cette réaction aux produits de décomposition de l'*urée* et par conséquent contient du *carbonate d'ammoniaque*. Il suffit pour le constater de la chauffer dans un tube à essai et de présenter un papier de tournesol rouge. Il sera immédiatement ramené au bleu dans le cas où l'urine renferme du carbonate d'ammoniaque ; et une baguette trempée dans l'acide chlorhydrique s'entourera d'un nuage de fumées blanches ; de plus, cette urine renferme du *phosphate ammoniaco-magnésien* (voir à ce mot).

Mais cette décomposition de l'urée peut également avoir lieu dans la vessie ; on constate alors les caractères que nous venons d'indiquer.

L'urine alcaline *au sortir de la vessie* peut aussi devoir cette réaction à des *carbonates* et à des *phosphates alcalins* : alors elle ne donne pas lieu à un dégagement d'ammoniaque lorsqu'on la chauffe ; de plus, cette urine est très trouble, car les phosphates et carbonates terreux sont précipités, et enfin elle ne contient pas de *phosphate ammoniaco-magnésien* ; mais, pour constater ces caractères, il est indispensable de faire l'examen peu de temps après l'émission, car cette urine peut ensuite éprouver la décomposition ammoniacale et dès lors contenir du *carbonate d'ammoniaque* et du *phosphate ammoniaco-magnésien*.

En résumé, une urine est-elle alcaline : si elle dépose du

phosphate ammoniaco-magnésien, et qu'elle dégage de l'ammoniaque lorsqu'on la chauffe, l'alcalinité est due à la décomposition de l'urée ; mais il faut alors se renseigner si l'urine est *récente*, afin d'être fixé sur la signification de la réaction.

Si au contraire l'urine, tout en bleuissant le papier rouge, ne dégage pas d'ammoniaque lorsqu'on la chauffe et ne contient pas de *phosphate triple*, on peut être certain qu'elle était alcaline au sortir de la vessie ; cette alcalinité peut être due à des *phosphates* ou à des *carbonates alcalins*. Pour le savoir, il suffit de concentrer l'urine et d'y verser un acide. Dans le cas d'un carbonate alcalin, le dépôt se dissout avec effervescence, et il se dégage de l'acide carbonique, qu'on peut caractériser en le faisant barboter dans l'eau de chaux. Dans le cas d'un phosphate alcalin, le dépôt se dissout sans dégagement de gaz, et l'on caractérise l'*acide phosphorique* dans la liqueur (voir *Acide phosphorique*). Le plus souvent, il y a mélange de *phosphates* et de *carbonates*.

Voici un tableau qui résume ces différents cas :

On agite l'urine et on y plonge un papier réactif.

Il rougit........................ L'urine est acide.

Il bleuit. — L'urine est *alcaline*. On la chauffe dans un tube à essai.

Il se dégage un gaz qui bleuit le papier rouge de tournesol. Le dépôt contient du phosphate ammonio-magnésien. — Urine devenue ammoniacale par suite de la décomposition de l'urée, soit dans la vessie, soit après l'émission.

Il ne se dégage pas de gaz. Le dépôt ne contient pas de phosphate ammoniaco-magnésien. — L'urine est alcaline au sortir de la vessie.

Suffisamment concentrée, elle dégage par l'addition d'un acide un gaz qui trouble l'eau de chaux. — Alcalinité due à des *carbonates alcalins*.

Traitée pareillement, elle ne dégage pas de gaz. — Alcalinité due à des *phosphat. alcalins*.

La recherche de l'alcalinité et des causes qui l'ont produite est donc très importante au point de vue du diagnostic; une urine alcaline au sortir de la vessie a toujours une signification pathologique.

L'acidité de l'urine est loin d'avoir la même importance : elle n'a qu'une signification physiologique ; encore faut-il faire intervenir la notion du plus ou moins d'acidité.

Il résulte d'un travail important qui vient d'être publié sur ce sujet par le Dr A. Fustier que l'urine est plus acide après les repas ; le maximum d'acidité se rencontre quatre heures après.

Relativement au poids du corps, l'acidité de l'urine est plus élevée chez le nouveau-né que chez l'adulte ; elle paraît diminuer chez les vieillards.

L'acidité de l'urine s'élève sous l'influence du régime lacté et après l'ingestion de l'alcool ; elle s'abaisse avec un régime végétal et par l'abstinence. Le bain ne rend pas l'urine alcaline, et la sudation diminue l'acidité.

L'acidité de l'urine est très intense dans le rachitisme; chez les diabétiques, elle est trois ou quatre fois plus forte qu'à l'état normal.

LIVRE DEUXIÈME

DES ÉLÉMENTS NORMAUX DE L'URINE

CHAPITRE PREMIER

MATÉRIAUX AZOTÉS

De l'urée.

$$\text{Urée } C^2H^4Az^2O^2 = \begin{cases} \text{Carbone} \dots \dots & 12 \\ \text{Hydrogène} \dots \dots & 4 \\ \text{Azote} \dots \dots \dots & 28 \\ \text{Oxygène} \dots \dots & \underline{16} \\ & 60 \end{cases}$$

Synonymes. — Matière extractive savonneuse, néphrine, oxyde urémique ammoniacal. Cyanate anormal d'ammoniaque.

Cette substance, l'une des plus intéressantes de la chimie organique, après avoir été entrevue par Boerhave et Haller, a été découverte en 1771 par H. Rouelle le jeune. En 1798, Cruiskank l'obtint en cristaux; mais ce n'est qu'en 1799 que Fourcroy et Vauquelin l'obtinrent à l'état de pureté et constatèrent ses principales propriétés. Il existe peu de corps dont les chimistes se soient plus occupés; aussi son histoire serait-elle très longue et ne peut trouver grande place dans ce travail. Nous indiquerons seulement ses principales propriétés et métamorphoses.

3.

Etat naturel. — L'urée se rencontre dans l'urine des *mammifères, oiseaux* et *reptiles*. Mais c'est dans l'urine des *carnivores* qu'elle existe en plus grande quantité. Elle se forme dans le sang, d'où elle est éliminée par les reins, qui jouent à son égard le rôle d'un filtre : aussi lorsque, pour une cause quelconque, ces organes ne fonctionnent plus, la quantité d'urée s'accroît dans le sang, en même temps que d'autres produits excrémentitiels, et on voit survenir des accidents très graves, qu'on désigne sous le nom d'*urémiques*. L'urée provient de la transformation des éléments azotés qui arrivent dans le sang, où elle se forme directement. En effet, on n'en trouve pas dans le suc des muscles, mais bien d'autres substances azotées, telles que la *créatine*, la *xanthine*, au moyen desquelles on peut produire de l'*urée*. Cette transformation s'effectue dans l'organisme. Il est facile de s'en assurer en injectant dans le sang des substances telles que l'*acide urique*, l'*allantoïne*, la *créatine* : elles sont transformées en *urée*, car la proportion de cette substance augmente aussitôt dans l'urine ; cette métamorphose a lieu sous l'influence de l'oxygène et des alcalis du sang. L'urine n'est point le seul liquide de l'économie où l'on rencontre de l'*urée*; on en trouve normalement non seulement dans le sang, mais dans l'eau de l'amnios, l'*humeur aqueuse*, l'*humeur vitrée*, la *sueur*, la *salive*, etc. M. Wurtz l'a rencontrée dans le *chyle*, la *lymphe*; on en trouve aussi dans le liquide des vomissements, dans celui des épanchements pleurétiques, de l'*hydrocèle*, de l'*hydropisie*, etc.

Jusqu'ici, on n'a pas trouvé l'urée à l'état libre dans les muscles de l'homme et des animaux supérieurs; MM. Stædeler et Frenchs en ont trouvé dans la chair musculaire d'un grand nombre de poissons cartilagineux. Si l'on injecte de l'*urée* dans le sang, elle n'est point décomposée. comme l'était par exemple la *créatine*; mais elle est éliminée rapidement par les reins et se retrouve dans les urines. On doit en conclure que l'urée est le terme ultime de la combustion des matériaux azotés. Par la plus ou moins grande quantité de ce produit, on pourra donc juger de l'activité de la vie organique. Cette simple notion montre combien est grande l'importance de ce corps et utile l'étude de son dosage.

Chimie. — L'analyse élémentaire de l'urée, faite par un très grand nombre de chimistes, a permis de fixer sa formule de la façon suivante : $C^2H^4Az^2O^2$. L'urée cristallise facilement. Ces cristaux sont incolores, inodores, possèdent une saveur fraîche et piquante rappelant celle du salpêtre. Ils se présentent sous forme d'aiguilles soyeuses ou de longs prismes à quatre pans, aplatis, suivant le degré de concentration de la liqueur dans laquelle ils se sont formés. Ces cristaux sont anhydres et légèrement hygroscopiques; en effet, l'urée cristallisée perd toujours un peu de son poids par un séjour prolongé dans le vide et sur l'acide sulfurique. Elle est très soluble dans l'eau et dans l'alcool. Elle se dissout dans son poids d'eau à 15°, en produisant un très léger abaissement de température, et dans 5 parties d'alcool froid et une d'alcool bouillant. Elle est très peu soluble dans l'éther. Ses solutions sont sans action sur le papier de tournesol; sa densité est de 1,35.

Action de la chaleur. — Chauffée modérément, l'urée fond vers 120°, puis se décompose vers 150°, en dégageant de l'ammoniaque. Elle redevient ensuite solide, brunit, s'enflamme et brûle en laissant un résidu charbonneux.

Action de l'eau. — Si l'on examine la formule de l'urée $C^2H^4Az^2O^2$, il est facile de voir qu'en y ajoutant les éléments de l'eau H^2O^2 on reproduit un corps de la chimie minérale, le *carbonate d'ammoniaque* :

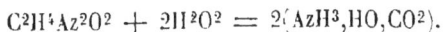

$$C^2H^4Az^2O^2 + 2H^2O^2 = 2(AzH^3,HO,CO^2).$$

Cette réaction s'effectue facilement : ainsi une dissolution aqueuse d'urée abandonnée au contact de l'air se transforme peu à peu et au bout d'un certain temps ne renferme plus que du carbonate d'ammoniaque.

Cette transformation a lieu dans l'urine sous l'influence d'un ferment spécial dont nous avons déjà parlé page 40 et dont nous dirons encore quelques mots plus loin.

Si l'on favorise la fixation de l'eau par la chaleur, la transformation est beaucoup plus rapide; il suffit, comme l'a indiqué Bunzen, de chauffer à 140°, dans un tube scellé, une dissolution aqueuse d'urée pour la transformer entièrement en carbonate d'ammoniaque. Cette action de l'eau est encore exaltée par les acides et les alcalis puissants; il se produit alors une réaction secondaire.

En présence des acides, le carbonate d'ammoniaque est décomposé; il se fait le sel ammoniacal correspondant, et l'acide carbonique est mis en liberté :

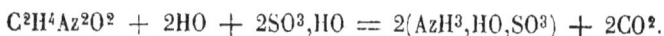

$$C^2H^4Az^2O^2 + 2HO + 2SO^3,HO = 2(AzH^3,HO,SO^3) + 2CO^2.$$

Avec les alcalis, c'est au contraire l'ammoniaque qui se dégage :

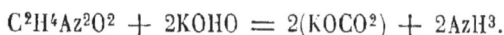

$$C^2H^4Az^2O^2 + 2KOHO = 2(KOCO^2) + 2AzH^3.$$

Action du chlore gazeux. — Si l'on dirige un courant de chlore sur de l'urée fondue, elle se transforme en *acide cyanique*; en même temps, il se forme de l'*acide chlorhydrique*, du *chlorhydrate d'ammoniaque* et de l'*azote* :

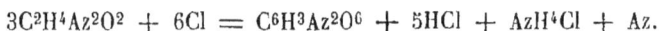

$$3C^2H^4Az^2O^2 + 6Cl = C^6H^3Az^2O^6 + 5HCl + AzH^4Cl + Az.$$

Mais si l'on fait agir sur une *solution* d'urée le chlore en *solution*, autrement dit si l'on opère en présence de l'eau, la décomposition est tout autre :

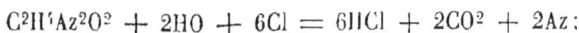

$$C^2H^4Az^2O^2 + 2HO + 6Cl = 6HCl + 2CO^2 + 2Az:$$

il se dégage volumes égaux d'acide carbonique et d'azote.

Si au lieu de chlore libre on emploie un hypochlorite alcalin, la réaction est la même; seulement l'*acide chlorhydrique* et l'*acide carbonique* sont saturés; il se forme un chlorure alcalin, et l'acide carbonique ne se dégage point. Il est retenu par l'excès d'alcali. La réaction s'accomplit d'autant mieux que le milieu est plus alcalin.

Le brome et les hypobromites alcalins agissent de la même manière, mais avec plus d'énergie. L'hypobromite de soude décompose l'urée pour ainsi dire instantanément et à froid. Cette réaction est la base du procédé de dosage que j'ai fait connaître.

Action de l'acide azoteux. — L'acide azoteux ou l'acide azotique chargé de vapeurs nitreuses décompose très rapidement l'urée (Millon).

La réaction a été interprétée de diverses manières; mais il résulte des excellentes recherches de M. Boymond que l'urée se décompose en donnant volumes égaux d'acide carbonique et d'azote.

Avec l'*acide azoteux*, on a :

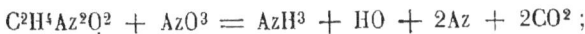

$$C^2H^4Az^2O^2 + AzO^3 = AzH^3 + HO + 2Az + 2CO^2 \, ;$$

avec l'acide azotique nitreux :

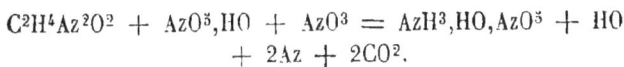

$$C^2H^4Az^2O^2 + AzO^5,HO + AzO^3 = AzH^3,HO,AzO^5 + HO$$
$$+ 2Az + 2CO^2.$$

Combinaison de l'urée avec les acides. — Les acides forts décomposent l'urée, ainsi que nous l'avons vu; mais il n'en est plus ainsi lorsqu'ils sont moins concentrés : il y a combinaison. On l'obtient très facilement avec l'*acide oxalique* et l'*acide azotique*.

Lorsqu'on verse de l'acide azotique dans une solution d'*urée* même assez étendue, il se forme un précipité cristallin d'*azotate d'urée* $C^2H^4Az^2O^2,AzO^5HO$. Si la solution d'urée est concentrée, elle se prend en masse. Ces cristaux présentent au microscope un aspect caractéristique. Ils apparaissent sous forme d'*écailles*, de *lames aplaties* et quelquefois de *prismes*. Si on les chauffe, ils se décomposent vers 140°, en dégageant de l'acide carbonique et du protoxyde d'azote. Ce sel est très peu soluble dans

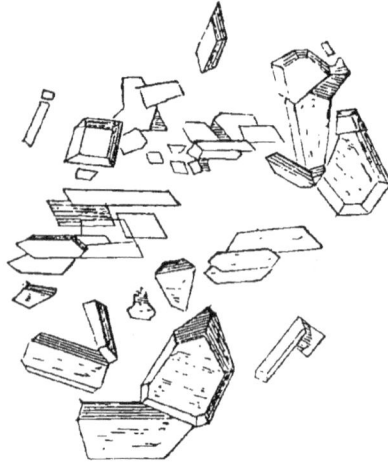

Fig. 5. — Cristaux d'azotate d'urée.

l'eau, surtout dans l'eau alcoolisée ou aiguisée d'acide azotique.

L'acide oxalique se comporte comme l'acide azotique et donne de l'*oxalate d'urée* $C^2H^4Az^2O^2,C^2O^3HO$. Ce sel est moins soluble dans l'eau que l'azotate, et encore moins dans l'eau chargée d'acide oxalique. On peut le dessécher à 100° sans qu'il subisse d'altération; mais, à partir de 150°, il se décompose.

L'acide *phosphorique* s'unit avec l'urée pour donner un phosphate soluble. Ce sel a été préparé et étudié par Lehmann, qui l'a trouvé dans l'urine de porc.

L'acide *sulfurique* ne se combine pas avec l'urée : MM. Cap et Henry avaient annoncé l'existence du sulfate d'urée, qu'ils préparaient par double décomposition au moyen de l'oxalate d'urée et du sulfate de chaux ; mais ces chimistes ne donnent point l'analyse du sel obtenu.

Nous avons vainement, M. le professeur Bourgoin et moi, cherché à préparer le sulfate d'urée par ce moyen et par d'autres. Toujours on obtient un mélange de *sulfate d'ammoniaque* et d'*urée*, ou tout simplement du *sulfate d'ammoniaque*.

On n'a pu jusqu'ici combiner l'urée avec les acides *urique*, *hippurique* et *lactique*. L'urée se combine avec les oxydes métalliques ; les mieux connues de ces combinaisons sont celles à base d'*argent* et de *mercure*. Ces dernières sont au nombre de trois et ont été étudiées par Liebig et Werther. Elles servent de base au procédé de dosage de l'urée que Liebig a fait connaître ; ce procédé étant aujourd'hui inusité, ces combinaisons n'offrent plus d'intérêt, et nous ne nous en occuperons pas.

L'urée peut encore former des combinaisons avec les *sels*. Nous citerons le *chlorhydrate d'ammoniaque et d'urée*, que Fourcroy et Vauquelin avaient obtenu en traitant l'extrait d'urine par l'alcool chaud. En évaporant de grandes quantités d'urine pour préparer de la *créatinine*, M. V. Dessaignes a pu obtenir ces cristaux et fixer leur composition. Depuis la découverte de Fourcroy et Vauquelin, plusieurs chimistes, Werther entre autres, n'avaient pu obtenir cette combinaison.

Lorsqu'on concentre à l'ébullition de grandes quantités d'urine, une partie de l'urée se décompose et fournit de l'ammoniaque. Par refroidissement, cette urine concentrée se remplit de lames cristallines, qu'on purifie en les abandonnant dans un entonnoir à l'air humide, car elles sont déliquescentes.

Caractères de l'urée. — On caractérise l'urée en constatant les propriétés et en faisant les réactions que nous venons d'indiquer.

On constate la forme cristalline de son azotate; on peut aussi précipiter la solution par l'*acide oxalique*, par l'*azotate de mercure*. Elle est enfin très nettement caractérisée par sa décomposition en acide carbonique et azote sous l'influence des hypochlorites et des hypobromites alcalins.

Il nous reste maintenant à dire quelques mots d'une question très intéressante : L'urée préexiste-t-elle dans l'urine? Persoz prétend que non, et il s'appuie sur ce fait que, en congelant de l'urine par l'action d'un mélange réfrigérant, il reste une partie liquide dans laquelle l'addition d'acide azotique ne produit aucun précipité cristallin, tandis qu'on obtient un précipité d'azotate d'urée si, avant d'ajouter l'acide azotique, on a chauffé cette liqueur pendant un certain temps. — Vers 1839, MM. Cap et Henry prétendirent que l'urée existait dans l'urine à l'état de *lactate*. Depuis, Liebig a démontré que l'acide lactique ne se combine pas à l'urée. Il est aujourd'hui bien démontré que l'urée existe en nature dans l'urine et qu'on l'en peut extraire directement soit par l'alcool, soit par évaporation dans le vide.

Extraction et préparation de l'urée. — Pour retirer l'urée de l'urine, on peut suivre un assez grand nombre de procédés; le plus simple est celui indiqué par *Fourcroy* et *Vauquelin*. Il consiste à évaporer l'urine en consistance sirupeuse et à traiter le résidu par l'alcool concentré. L'urée obtenue dans ces conditions n'est pas très pure et cristallise difficilement.

On peut modifier ce procédé d'une manière avantageuse en évaporant la dissolution alcoolique : on reprend par l'eau, on filtre et on précipite par l'acide azotique. L'azotate d'urée est recueilli, lavé à l'eau, puis décomposé par ébullition avec de l'eau contenant soit du *bicarbonate de potasse*, soit du *carbonate de baryte* ou *de plomb*. On évapore le mélange, on le dessèche et on le traite par l'alcool concentré, qui dissout seulement l'urée. Les reproches que l'on peut adresser à ce procédé sont les suivants. L'azotate d'urée n'est pas entièrement insoluble dans l'eau, et il y a toujours perte. En outre, l'acide azotique forme avec les chlorures de l'urine de l'eau régale, qui décompose une partie de l'urée. Cet inconvénient n'est pas entièrement évité, malgré la précaution prise d'opérer sur l'extrait d'urine repris par l'alcool. Le meilleur procédé est le suivant. On précipite les sulfates et phosphates en ajoutant à l'urine la moitié de son volume d'eau de baryte; on filtre et on évapore à siccité au bain-marie. Le résidu est repris par l'alcool absolu, qui abandonne l'urée par évaporation. On fait cristalliser deux fois si cela est nécessaire.

Production artificielle de l'urée. — C'est à Wœhler que revient l'honneur de cette synthèse. L'urée présente la même formule que le *cyanate d'ammoniaque*, et la transformation de ce sel en urée s'effectue par une simple élévation de température. On connaît aujourd'hui un très grand nombre de modes de production de l'urée. On suit habituellement le procédé suivant. On commence par préparer du *cyanate de potasse*, en chauffant jusqu'à *combustion lente* un mélange de 28 parties de *ferrocyanure de potassium* et 14 de *peroxyde de manganèse*, tous deux préalablement pulvérisés et desséchés avec soin. Après refroidissement, on lessive à l'eau froide, et l'on obtient ainsi une solution du *cyanate de potasse*, que l'on décompose en y ajoutant 20 parties et demie de *sulfate d'ammoniaque*. On évapore à siccité; pendant cette opération, la chaleur transforme en *urée* le cyanate d'ammoniaque produit par cette double décomposition. Puis on traite par l'alcool absolu au filtre et on évapore.

M. Bechampt a pu produire de l'urée en oxydant les substances azotées (gluten) par le permanganate de potasse. M. Ritter a confirmé ces expériences.

Recherche de l'urée. — Lorsqu'il s'agit de l'urine, il suffit d'appliquer un des procédés que nous avons indiqué en parlant de l'extraction de l'urée. Cette opération ne présente aucune difficulté lorsqu'on peut opérer sur une quantité d'urine assez considérable; mais, si pour cette recherche on a seulement quelques centimètres cubes de liquide, on les évapore au bain-marie ou mieux à froid en présence de l'acide sulfurique. Le résidu est traité par de l'alcool très concentré tant qu'il se dissout quelque chose. Cet alcool est ensuite évaporé et le résidu repris par un peu d'eau distillée. Si la quantité est assez considérable, on peut passer sur un petit filtre mouillé, de façon à séparer les matières grasses. On concentre au besoin, puis on ajoute quelques gouttes d'acide azotique ou d'une solution saturée d'acide oxalique. Il se forme des cristaux du sel correspondant, et on examine au microscope.

Si l'urine renferme de l'albumine, on y ajoute quelques gouttes d'acide acétique et on porte à l'ébullition pour coaguler cette albumine, ou séparer par le filtre avant de rechercher l'urée. Si l'urine est sucrée, on fait évaporer à siccité et on épuise le résidu par l'éther alcoolisé, qui dissout seulement l'urée et ne touche pas au sucre. On évapore l'éther, et le résidu est repris par l'eau, dans laquelle on ajoute l'acide azotique.

Lorsqu'il s'agit de rechercher l'urée dans divers liquides de l'organisme (sang, liquides d'épanchements) qui contiennent beaucoup de matières albuminoïdes, on coagule ces dernières en traitant par trois à quatre fois le volume d'alcool concentré; on filtre, on retire l'alcool par évaporation, puis le résidu est repris par l'eau; on filtre pour séparer les matières grasses, et l'on obtient ainsi une solution aqueuse d'urée.

Dosage de l'urée. — On peut diviser les procédés de dosage de l'urée en quatre groupes :

1° Dosage à l'état d'urée pure ou de sel;

2° Dosage par la formation d'un sel ammoniacal;

3° Dosage par précipitation au moyen de liqueurs titrées;

4° Dosage par décomposition de l'urée en ses éléments.

Il existe peu de substances pour lesquelles on ait proposé un plus grand nombre de procédés de dosage. Comme ils n'ont plus guère aujourd'hui qu'un intérêt historique, et que notre but n'est point de faire ici une monographie de l'urée, nous laisserons de côté tous ceux qui rentrent dans les trois premiers groupes. Nous avons vu page 49 qu'on pouvait décomposer l'urée en *acide carbonique* et *azote*, au moyen de l'acide *azotique nitreux*, des *hypochlorites* et des *hypobromites alcalins*. Tous les procédés de dosage volumétriques sont basés sur ces réactions. Millon a le premier appliqué la réaction de l'acide azoteux sur l'urée au dosage de cette substance. Il emploie l'acide azoteux à l'état d'azotate et d'azotite de mercure, mélangé avec un excès d'acide azotique. Ce liquide est désigné sous le nom de réactif de Millon. On le prépare en dissolvant 125 de mercure dans 168 grammes d'acide azotique d'une densité de 1,44, puis on étend la liqueur de deux fois son volume d'eau. Quand on traite l'urée par cette liqueur, il se dégage, avons-nous vu page 49, volumes égaux d'azote et d'acide carbonique. Millon ne s'occupe que de ce dernier gaz et le reçoit dans un tube à boules contenant une solution de potasse caustique. Ce tube est pesé d'avance sur une bonne balance à analyse ; on y fait passer le mélange des deux gaz ; l'acide carbonique seul est absorbé par la potasse, et son poids est donné par l'augmentation de poids du tube. Cette augmentation, multipliée par 1,3636, donne le poids de l'urée contenue dans la prise d'essai. Ce procédé est très exact ; mais il ne peut être d'aucune utilité en clinique, pas plus que ceux de MM. Hétet, Boymond et Gréhant, qui n'en sont que des variantes.

Lorsqu'on fait agir sur l'urée les hypochlorites alcalins, il y a décomposition en acide carbonique et azote : mais ce dernier gaz se dégage seul dans un milieu suffisamment alcalin ; Lecomte avait basé sur cette réaction un procédé de dosage de l'urée qui était certainement le plus pratique avant qu'on connût ceux dont nous parlerons plus bas. Ce procédé exigeait encore l'emploi de la chaleur et d'un appareil assez compliqué ; il fallait au moins deux heures pour faire un dosage d'urée et puis faire des corrections pour ramener à 0° et à 760° le volume d'azote dégagé.

En examinant la formule de l'urée, il est facile de voir que *un décigramme* de cette substance doit donner 37 centimètres cubes d'azote, mesurés à la température de 0° et à la pression normale de 760 millimètres ; mais, par l'action de l'hypochlorite de soude, Lecomte n'a jamais pu obtenir que 34 centimètres au lieu de 37. On adopte ce chiffre comme base de calcul, et on sait que par chaque 34 centimètres cubes d'azote mesuré à 0° et 760 correspond un décigramme d'urée.

Ce procédé est encore long, d'une exécution délicate et exige des calculs qui nécessitent l'emploi du thermomètre et du baromètre ; il n'est donc guère plus pratique que celui de Millon.

Frappé de ces inconvénients, je me suis attaché à trouver un procédé tout à la fois exact et pratique. J'ai voulu supprimer non seulement une manipulation chimique longue et délicate, exigeant l'emploi de la chaleur, mais aussi toutes corrections relatives à la température et à la pression.

J'ai d'abord remplacé l'hypochlorite de soude par l'hypobromite, dont la préparation est bien plus facile et l'action infiniment plus énergique et plus prompte. A la même époque, cette substitution a également été indiquée en Allemagne par Knopp et Huëfner ; mais mon vénéré maître, M. Bussy, m'avait fait l'honneur de présenter mon travail à l'Académie de médecine, avant que le procédé allemand fût connu en France. Du reste, les deux appareils n'ont rien de commun entre eux que l'emploi de l'hypochlorite. Le procédé allemand laisse subsister le point le plus long et le plus délicat : la mesure du gaz dans un appareil séparé et les corrections de température et de pression.

Voici du reste la description du procédé et de l'appareil de Huëfner, tel qu'il a été indiqué dans le *Journal allemand de chimie pratique*, et dont on trouvera la figure dans la dernière édition de Hoppe-Seyler traduit par Schlagdenhauffen. Un tube de verre d'une capacité de 100 centimètres cubes fermé par un bout est divisé en deux parties par un bon robinet à gaz. La partie inférieure est d'une capacité de 11 à 12 centimètres cubes. L'extrémité ouverte du tube passe au travers d'une soucoupe en verre dans laquelle il est mastiqué et fait une légère saillie en dedans. Cette soucoupe forme ainsi une petite cuve à eau dans laquelle on peut renverser une éprouvette graduée. Pour faire un dosage, on verse, au moyen d'un entonnoir à longue tige, le liquide qui contient l'urée jusque dans la partie inférieure du tube au travers du robinet. On retire l'entonnoir, on ferme ce robinet, et l'on remplit la partie supérieure du tube jusqu'à l'orifice avec la solution d'hypobromite, puis on verse dans la soucoupe une solution de sel marin. On remplit ensuite d'eau une éprouvette graduée et on la renverse dans la soucoupe au-dessus du tube. Si l'on ouvre alors le robinet, l'hypobromite se mélange à la solution d'urée, la réaction s'effectue, et l'azote dégagé monte et se rassemble dans l'éprouvette. On termine la réaction en chauffant légèrement le tube. Des expériences faites sur des solutions titrées d'urée ont donné 0,337 et 0,334 pour une quantité de 0 gr. 350. Pour appliquer cette méthode à l'urine, on étend ce liquide de 2 à 3 volumes d'eau.

Comme on le voit, cette méthode n'offrait sur celle de Leconte qu'un seul avantage, une rapidité plus grande par suite de la substitution de l'hypobromite à l'hypochlorite. Il fallait toujours faire les corrections de température et de pression.

Cet inconvénient était commun à tous les procédés volumétriques ; c'est lui que je me suis attaché à faire disparaître.

Voici la description de mon procédé.

Un tube de verre long de 40 centimètres porte vers son quart supérieur un robinet également en verre et est gradué de chaque côté à partir de ce robinet en centimètres cubes et dixièmes de centimètre cube. Cet instrument, pour lequel j'ai proposé le nom d'uréomètre, est plongé dans une longue éprouvette, évasée à sa partie supérieure et contenant du mercure. Le robinet ouvert, l'instrument se remplit; on ferme alors le robinet et on soulève le tube. On peut le laisser flotter sur le mercure ou le maintenir soulevé au moyen d'un support à collier fixé à l'éprouvette. On a ainsi une sorte de baromètre tronqué dans la chambre duquel on pourra introduire successivement divers liquides sans laisser rentrer d'air. Cette manœuvre est facilitée par l'immersion plus ou moins grande du tube dans le mercure [1].

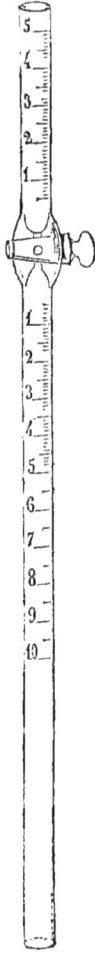

On commence par préparer une solution d'urée renfermant *un centigramme* de cette substance par 5 centimètres cubes, et on en mesure cette quantité dans la partie supérieure du tube graduée à cet effet. En ouvrant le robinet, on fait pénétrer peu à peu le liquide dans le tube, et le mercure s'abaisse d'autant; on lave ensuite le tube mesureur avec un peu de lessive de soude étendue d'eau, et par la manœuvre du robinet on réunit ce liquide au premier. Puis on fait arriver de la même manière 5 à 6 centimètres cubes d'hypobromite de soude. La réaction commence aussitôt; mais aucune bulle de gaz ne

Fig. 6.
Uréomètre
à mercure.

1. Cet instrument est construit par M. Alvergniat, 10, rue de la Sorbonne.

peut s'échapper, la pression étant plus faible à l'intérieur qu'à l'extérieur.

Pour faciliter le mélange des liquides, on retire l'instrument du mercure en bouchant l'extrémité avec le doigt, et l'on agite. Puis on le remet dans la cuvette jusqu'à ce que tout le gaz soit rassemblé dans la chambre, que le liquide se soit éclairci ; il doit y avoir un excès d'hypobromite, et le liquide est alors coloré en *jaune* : c'est à quoi on le reconnaît.

L'opération terminée, on porte l'instrument dans une éprouvette pleine d'eau ; l'hypobromite, plus dense, s'écoule. On égalise les niveaux, et on fait la lecture. On trouve alors un certain chiffre, par exemple 40 divisions ou 4 centimètres cubes.

Cette détermination, que l'on vient de faire avec une solution titrée, va nous dispenser des corrections de température et de pression pour les opérations suivantes. Elle nous apprend en effet que dans les conditions où l'on opère *un centigramme* d'urée donne par exemple 40 *divisions* d'azote. Si l'on décompose ensuite dans l'appareil *un centimètre cube* d'urine et qu'on obtienne 88 divisions d'azote, on posera la proportion suivante :

40 divisions représentent 1 centigr. d'urée,
88   » x,

d'où
$$x = \frac{88}{40} = 2 \text{ centigr. 2,}$$

et en passant au litre 22 grammes.

Non seulement cette manière d'opérer évite de faire les corrections de température et de pression, mais elle supprime la cause d'erreur provenant de ce que l'hypobromite de soude ne dégage, pas plus que l'hypochlorite, tout l'azote de l'urée (seulement les 92 centièmes).

Il est bon de ne pas opérer sur l'urine pure, vu sa richesse en urée. J'en prends ordinairement 10 centimètres cubes, que j'étends d'eau, de manière à obtenir en tout 50 centimètres cubes. On décompose alors dans l'appareil 2 à 5 centimètres cubes de ce mélange, suivant la richesse en urée. Comme vérification, on opère sur des quantités doubles ou triples, et l'on doit obtenir des quantités d'azote doubles ou triples de la première.

On prépare la solution d'hypobromite avec :

Brome.......................... 5 c. c.
Lessive des savonniers à densité 1,33. 50 gr.
Eau distillée.................... 100 gr.

On mélange l'eau et la solution de soude, puis on ajoute peu à peu le brome, et on agite bien. Cette solution ne dégage pas d'oxygène d'une façon appréciable. Pour préparer la solution titrée d'urée, on commence par bien dessécher de l'urée par un séjour prolongé sur l'acide sulfurique et dans le vide; puis on fait la dissolution au titre suivant :

Urée pure et desséchée.............. 1 gr.
Eau distillée................Q. S. pour 500 c. c.

Si l'on n'avait pas de solution titrée d'urée, on pourrait faire subir au volume gazeux les corrections de température et de pression, afin de calculer directement le poids de l'urée d'après les équivalents (3 c. c. 7 correspondent à 0 gr. 01 d'urée); mais alors il faudrait faire une seconde correction : l'hypobromite de soude, contrairement à ce que j'avais écrit dans ma première édition, ne dégage pas tout l'azote de l'urée, mais seulement les 92 centièmes. Il faudrait donc augmenter de 8 centièmes le volume d'azote dégagé avant de lui faire subir des corrections.

Dans l'exemple précité, nous avons trouvé 88 divisions; ajoutons-y 8/100, on aura 88 + 7,04 = 95,04.

C'est à ce dernier chiffre qu'on fera subir les corrections d'après la formule suivante :

$$V_o = V \frac{1}{1 + 0,003665 \times t} \times \frac{H - f}{760},$$

dans laquelle V_o représente le volume corrigé à 0 et 760, V le volume lu sur l'appareil, H la pression atmosphérique au moment de l'expérience, t la température, f la force élastique de la vapeur d'eau à cette température.

M. le Dr Méhu vient de découvrir un fait extrêmement intéressant : il a vu qu'en présence de la glucose, du sucre ordinaire, l'hypobromite de soude dégageait *tout l'azote* de l'urée. Si, après avoir introduit dans l'appareil 5 centimètres cubes ou 1 centigramme de la solution d'urée, on y fait parvenir une solution sucrée, puis l'hypobromite de soude, on obtient un dosage exact d'urée; il suffirait donc d'employer de l'eau sucrée au lieu d'eau distillée pour diluer l'urine.

Discussion du procédé. — Quelle que soit la marche suivie pour un dosage d'*urée dans l'urine*, on n'a pas encore le poids d'une façon exacte. C'est qu'en effet l'hypobromite de soude décompose également la *créatine*, la *créatinine*, l'*acide urique* et les *urates*. Le chiffre obtenu précédemment exprime donc en *urée* l'ensemble des matériaux azotés de l'urine.

On peut facilement éliminer les urates. Pour cela, on prend 10 centimètres cubes d'urine, on y ajoute 1 centimètre cube de *sous-acétate de plomb*, puis assez d'eau pour obtenir un volume de 50 centimètres cubes, et on filtre. Les urates sont séparés à l'état d'urate de plomb, et l'excès de sel de plomb n'entrave point la décomposition de l'urée par l'hypobromite. L'oxyde de plomb d'abord précipité se redissout dans la liqueur alcaline. On peut du reste éliminer l'excès de sous-acétate de plomb par le carbonate de soude. Pour cela, on verse 10 centimètres cubes d'urine dans une éprouvette graduée, on y ajoute 1 centi-mètre cube, on agite, puis on verse une solution étendue de carbonate de soude, de manière à compléter le volume de 50 centimètres cubes; on agite et l'on filtre; l'urine s'écoule débarrassée du sel de plomb.

On peut négliger l'azote provenant de la créatine.

Pour nous résumer, un dosage exact de l'urée se fait de la manière suivante, sans que l'on ait à tenir compte ni de l'action incomplète de l'hypobromite de soude sur l'urée, ni des corrections de température :

1° On détermine le volume d'azote fourni par un centi-gramme d'urée.

2° On détermine de même le volume d'azote provenant de la décomposition de 1 centimètre cube d'urine déféquée par le sous-acétate de plomb, et on compare les résultats.

En opérant sur l'urine brute, puis sur la même urine déféquée par le sel de plomb, et en multipliant ces essais avec des urines de toutes provenances, j'ai vu que les matériaux azotés autres que l'urée augmentaient l'azote dans la proportion de 4,5 0/0. Dans un essai clinique, on peut donc se contenter de ce rapport et diminuer de 4,5 0/0 le chiffre d'urée obtenu en opérant sur l'urine naturelle. Voici comment on opère :

1 centigr. d'urée donne..... 39 divisions d'azote.
1 cent. cube d'urine donne.. 68   »

On pose :

39 représente 0,01 d'urée.
68   » x,

d'où $x = \dfrac{68}{39} = 0$ gr. 01743 et par litre 17 gr. 43.

Il faut diminuer ce chiffre de 4,5 0/0; on fait la multipli-cation :

17 gr. 43 $\times$ 4,5 = 0,78.

On retranche :

$$17 \text{ gr. } 43 - 0,78 = 16 \text{ gr. } 65.$$

Ce dernier chiffre représente très approximativement la quantité d'urée contenue dans un litre.

Dans les essais cliniques et la pratique courante, non seulement on n'opère pas sur l'urine déféquée, mais on n'en détermine pas le volume d'azote fourni par 1 centigramme d'urée. A plus forte raison, on ne fait aucune correction de température. Le désir de tout simplifier et de supprimer le plus possible sous prétexte de rendre plus pratique a fait qu'on a perdu de vue le point de départ et enlevé au procédé l'exactitude qu'on est en droit d'en attendre.

En opérant ainsi, il y a trois causes d'erreur :

1° Deux qui augmentent le volume du gaz dégagé; ce sont : la présence des matériaux azotés autres que l'urée, l'élévation de température ;

2° Une qui diminue le volume du gaz ; c'est l'obtention incomplète de l'azote de l'urée par l'action de l'hypobromite.

Il est facile de voir quelle est la valeur approchée de ces causes d'erreur. Basons-nous sur ce fait que *un* centigramme d'urée doit donner théoriquement en azote 3 c. c. 7 ou 37 divisions de l'appareil. D'après mes déterminations, l'augmentation provenant des matériaux azotés autres que l'urée est en moyenne de 4,5 0/0, ici de 1 div. 66.

L'augmentation due à l'élévation de température et à la pression est en moyenne de 1/10, soit ici de 3 div. 7.

On aurait donc pour l'augmentation de volume :

Présence des matériaux azotés étrangers.....	1 div.	66
Élévation de température...................	3	70
Total de l'augmentation..........	5 div.	36

D'autre part, l'hypobromite ne dégage que 92 0/0 de l'azote contenu dans l'urée ; il y a donc ici une perte de 2 div. 96.

Soit en résumé :

Augmentation...........................	5 div. 36
Diminution	2 96
Différence en plus......................	2 div. 40
La théorie donne.......................	37
Total......................	39 div. 40

Ainsi, en opérant directement sur l'urine, *un centigramme* d'urée donne en moyenne 39 div. 40 (soit 40 en nombre rond) d'azote. Il en résulte que, si l'on opère *sur un centimètre cube* d'urine, 40 divisions ou 4 centimètres cubes d'azote représentent *un* centigramme d'urée par centimètre cube ou 10 grammes par litre : et par suite chaque centimètre cube d'azote correspond à 2 gr. 50 d'urée par litre et chaque division de l'appareil à 0 gr. 25.

Pour un essai clinique, il suffit donc de diviser par 4 le nombre de divisions d'azote obtenues dans la décomposition de *un centimètre cube* d'urine ; le quotient représente *en grammes* la quantité d'urée par litre.

Urines sucrées. — On opère comme pour l'urine ordinaire : non seulement la présence du sucre n'entrave point la décomposition de l'urée, mais nous avons vu que sous son influence elle dégage tout son azote. Avec ces urines, il faudra donc, si l'on suit la marche précédemment indiquée, diminuer le résultat de 8 0/0, ou bien se servir pour une solution titrée d'urée faite dans l'eau sucrée au lieu d'eau distillée simple. M. Méhu n'indique pas la proportion minimum de sucre. On peut en mettre 25 grammes par 500 grammes de solution.

Urine albumineuse. — La présence de l'albumine n'entrave aucunement le dosage de l'urée ; elle n'offre que l'inconvénient de faire mousser l'urine. Souvent, cette mousse épaisse et persistante rend impossible la lecture du gaz dégagé. On la fait tomber instantanément en introduisant dans l'appareil quelques gouttes d'alcool. On peut également séparer l'albumine par la chaleur, ou bien par l'emploi combiné de la chaleur et du sous-acétate de plomb, qui élimine en même temps les urates.

Si enfin l'urine est chargée de sang, de pus, en un mot ne peut être examinée directement, on la précipite par trois fois son volume d'alcool à 90°, on filtre, on évapore pour chasser l'alcool, et on reprend par l'eau, dans laquelle on dose alors l'*urée*.

Peu de temps après la publication du procédé que je viens de décrire, un très grand nombre de modifications y ont été apportées : elles ne changent en rien ni le principe ni souvent même le mode opératoire. Pour opérer sur un volume plus considérable d'urine, M. Magnier de La Source fait ajouter deux boules à mon tube, M. le Dʳ Méhu en double le diamètre. Ces modifications ne changent en rien l'exactitude du procédé et ne suppriment pas l'emploi du mercure. L'obligation de se servir de ce métal a effrayé les opérateurs, peu habitués aux manipulations chimiques, et a été le point de départ tant en France qu'à l'étranger d'un nombre vraiment considérable d'instruments disposés de manière à supprimer l'emploi du mercure, mais enlevant tous plus ou moins d'exactitude à la méthode que j'avais fait connaître.

Pour ceux qui ne veulent pas se servir du mercure, j'ai fait modifier mon appareil de façon à opérer sur l'eau.

Il se compose, comme le premier, d'un tube à robinet, mais muni de deux boules dont l'une B sert de chambre à réaction. Le tube C, destiné à mesurer l'azote dégagé, se renfle en B′ et se termine en une pointe effilée et qui pénètre dans la boule supérieure B. Cette dernière est séparée par un robinet R du tube mesureur A *gradué* et

4.

destiné à mesurer l'urine et à verser l'hypobromite. Ces deux liquides se mélangeront dans la boule B, et l'azote provenant de la réaction sera conduit par le tube A dans la boule B' et en refoulera l'eau.

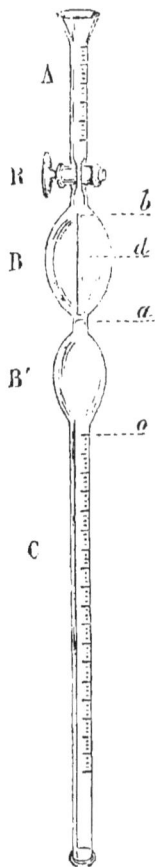

Graduation de l'instrument. — Sur l'étranglement qui sépare les deux boules est marqué un trait de repère *a*, et la graduation ne commence qu'en un point *o* placé sur la partie cylindrique, au-dessous de la seconde boule. Voici comment on détermine et par suite l'opérateur peut vérifier la place de ce point. Disons d'abord que la boule B' est destinée à recevoir l'air primitivement contenu dans la boule B.

Sa capacité depuis le commencement *o* de la graduation jusqu'au trait *a* doit être égale à celle de la boule B jusqu'au plan horizontal passant par la pointe du tube effilé. Pour vérifier l'instrument, on le plonge dans une éprouvette pleine d'eau, le robinet R étant ouvert; on l'enfonce jusqu'à ce que le niveau affleure en *a*; on ferme alors le robinet et on soulève l'instrument en le tenant bien vertical; on emplit alors d'eau le tube A et on ouvre lentement le robinet. Cette eau glisse le long des parois internes de la boule B, et, à mesure qu'elle la remplit, l'air chassé déprime l'eau de la boule B'. Lorsque dans la boule B l'eau a atteint l'extrémité du tube C, elle s'écoule par son orifice et descend dans la boule inférieure; dès lors, il ne passe plus d'air et le niveau reste constant en *o*. C'est en ce point qu'après avoir égalisé les niveaux on doit placer le zéro de la graduation.

Fig. 7. — Uréomètre à eau.

Mode opératoire. — Le robinet étant ouvert, on plonge

l'instrument dans une éprouvette pleine d'eau, jusqu'à ce que le niveau de cette eau affleure en *a*. On ferme le robinet et on soulève l'instrument. On mesure alors dans le tube A de 1 à 5 centimètres cubes d'urine, suivant la richesse présumée en urée, puis, en ouvrant lentement le robinet, on fait pénétrer cette urine dans la boule B. On lave ensuite le tube mesureur avec une solution étendue de soude, puis on fait arriver l'hypobromite. La réaction s'établit aussitôt, et l'eau est vivement refoulée. Le dégagement gazeux étant terminé, on verse de l'eau par le tube A et on la fait arriver dans la boule B jusqu'à ce qu'elle la remplisse et s'écoule par le petit tube *d* et pénètre dans la seconde boule. A ce moment, la graduation est devenue exacte, et tout le gaz accumulé au-dessous de zéro représente l'azote provenant de la réaction.

Avant de faire la lecture, il est indispensable de laisser refroidir l'appareil, car le mélange d'urine et d'hypobromite s'est échauffé pendant la réaction.

Lorsqu'on se sert de l'instrument, il faut bien veiller à ce que la boule supérieure ne renferme pas d'eau; autrement le volume d'air qu'elle contient serait diminué, et par suite le zéro de la graduation ne serait plus exact.

On applique à cet appareil tout ce que nous avons dit du précédent, et on fait une seconde opération avec une solution titrée d'urée. Pendant la réaction de l'hypobromite sur l'urine, il se produit souvent une mousse abondante; la capacité de la boule est assez grande pour qu'il ne passe rien dans le tube effilé, et, la réaction terminée, on fait tomber cette mousse par l'addition de quelques gouttes d'alcool.

Si l'urine renferme de l'albumine, il est préférable de la séparer par coagulation avant de doser l'urée.

Le procédé de dosage de l'urée par l'hypobromite de soude présente en clinique un grand avantage : c'est qu'il permet de doser l'urée dans une urine qui est en pleine

fermentation ammoniacale, et dont l'urée est en partie transformée en carbonate d'ammoniaque. Les sels ammoniacaux
sont aussi décomposés par l'hypobromite, et l'on retrouve
toujours *tout* l'azote, qu'il soit à l'état d'*urée* ou de *sel ammoniacal*. On peut le vérifier en conservant plusieurs semaines
de l'urine et en dosant l'urée tous les jours. La quantité
d'azote varie peu, même quand la décomposition est déjà
assez avancée. Il faut conserver l'urine dans un vase fermé,
pour éviter qu'elle ne se concentre par suite de l'évaporation.

Cette décomposition de l'urée en carbonate d'ammoniaque, dont nous avons déjà parlé plusieurs fois, a lieu sous
l'influence d'un ferment spécial dont l'action a été récemment étudiée par M. Musculus. Cette fermentation, une
fois commencée, continue jusqu'à transformation complète
de l'urée. M. Musculus a basé pour ce fait un procédé de
dosage assez original. Il commence par isoler le ferment de
la façon suivante. Il prend de l'urine en pleine fermentation ammoniacale et la filtre plusieurs fois sur du papier
blanc. Ce papier retient le ferment. On le dessèche à air
libre et on le découpe en bandes, comme un papier réactif.
Si l'on place ensuite dans une solution d'*urée pure* ou dans
l'*urine* une bande de ce papier, il détermine la fermentation ammoniacale de l'urée. On dose volumétriquement le
carbonate d'ammoniaque produit, et on en déduit la quantité d'urée.

Nous terminerons en indiquant le moyen de doser l'urée
dans tous les liquides de l'organisme (liquides d'épanche-
ment, séreux ou autres). Il suffit de les traiter par trois à
cinq fois leur volume d'alcool concentré pour en précipiter
toutes les matières albuminoïdes. On filtre ; on évapore
l'alcool, et on reprend par l'eau distillée, qui sépare les matières grasses. On filtre de nouveau et on obtient un liquide aqueux dont on connait le rapport avec celui de la
prise d'essai et dans lequel on dose l'urée.

Dosage de l'urée dans le sang. — Lorsqu'on peut avoir du

sang en grande quantité, on suit le procédé indiqué par Claude Bernard.

Pour les recherches cliniques, je l'ai modifié de la façon suivante, qui permet de n'opérer que sur 25 à 30 grammes de sang.

On commence par se procurer un flacon en verre, à large ouverture et fermant à l'émeri ; on en détermine la tare à un décigramme près. On se sert de ce flacon pour recevoir directement le sang provenant soit d'une saignée, soit de ventouses scarifiées. On ferme le flacon et on prend le nouveau poids. On opérant ainsi, on prévient la perte due à l'évaporation et qui serait très sensible, vu la faible prise d'essai. On délaye ensuite le sang dans quatre fois son poids d'alcool à 90°, et on jette sur un filtre ; le liquide ne doit s'écouler que très légèrement teinté en rose. On jette ensuite dans un mortier en porcelaine le caillot et le filtre qui le contient, et on le divise avec soin en le triturant avec du sable fin bien lavé. On introduit le mélange dans une petite allonge en verre, et on lessive avec de l'alcool, ou bien on enferme le tout dans un petit nouet de linge, et l'on exprime fortement après chaque addition d'alcool.

Dans les deux cas, les liquides alcooliques sont réunis, évaporés [1] et repris par l'eau. On jette sur un filtre mouillé pour séparer les matières grasses, et on dose l'urée dans l'appareil à mercure.

Variations de l'urée dans l'économie. — Physiologie. — Si l'on compare l'urine du même sujet à différentes époques de la journée, ou celle de divers individus, on trouve des quantités d'*urée* très variables. Ce n'est qu'en examinant l'urine des vingt-quatre heures et provenant d'un très grand nombre de sujets différents, qu'on arrive à donner une moyenne.

1. On fait avec grand avantage cette évaporation au bain-marie et dans le vide.

La quantité d'urée varie suivant le *régime*, le *plus ou moins d'exercice*, l'*âge*, le *sexe*. La première cause est de beaucoup la plus importante ; en effet, l'urée étant le produit ultime de la transformation des substances protéiques, on voit de suite que sa quantité variera suivant la *nature* et la *proportion* des aliments ingérés (alimentation), et aussi suivant les causes qui favoriseront son élimination (genre de vie). Nous pouvons dire de suite que toutes les circonstances qui augmentent l'activité des métamorphoses protéiques augmentent également la production d'urée. Il pourra donc arriver que chez un individu en bonne santé on observe des variations presque aussi considérables que dans les cas pathologiques. Comme indications générales, augmentent l'urée le *travail du jour*, l'*activité musculaire*, un *régime animal* ; la diminuent le *repos de la nuit*, l'*indolence*, un *régime végétal*. Mais, dès maintenant, nous pouvons faire une distinction qu'il sera possible de mieux accentuer plus tard : c'est que la *quantité d'urée éliminée* ne dépend pas toujours de la *quantité produite*, et par suite n'est pas forcément d'accord avec elle.

Moyennes normales. — Chez un homme adulte qui suit un régime mixte et prend un exercice modéré, la quantité d'urée éliminée dans les vingt-quatre heures varie de 25 à 35 grammes ; le volume de l'urine pendant le même temps étant de 1,400 grammes, cela fait de 18 à 23 grammes par litre. On donne parfois le poids d'urée éliminée par rapport à 1 kilogramme du poids du corps. Dans ce cas, la moyenne varie de 0 gr. 37 à 0 gr. 60.

Chez la femme, la quantité d'urée éliminée dans les vingt-quatre heures est plus petite : elle ne dépasse pas 20 à 32 grammes. La quantité moyenne d'urine éliminée étant de 1,200 grammes, cela fait par litre 16 à 25 grammes d'urée.

Chez les enfants, la quantité d'urée est plus grande que chez l'adulte, relativement au poids de leur corps. D'après

Uhle, un enfant élimine en vingt-quatre heures par chaque
kilogramme de son poids :

De 3 à 6 ans, environ....... 1 gr. d'urée.
De 8 à 11 ans, environ...... 0,80
De 13 à 16 ans............ 0,60 à 0,40.

L'urée apparaît dès les premiers jours de la naissance,
du premier au quinzième jour ; elle varie de 0,03 à 0,40
(Quinquaud). J'ai eu moi-même occasion d'examiner l'urine
contenue dans la vessie d'un enfant mort au passage ; il y
en avait 4 centimètres cubes, contenant 0 gr. 0065 d'urée
(service du Dr Lorain, 1871).

Étant donné qu'un sujet, dans les conditions normales
de vie et d'exercice, élimine tant d'urée par jour, comment
cette urée se répartit-elle dans les vingt-quatre heures ? Elle
varie non seulement du jour à la nuit, mais encore à chaque instant de la journée, surtout aux heures du repas. J'ai
vérifié ce fait sur moi-même en m'astreignant à uriner
toutes les heures pendant vingt-quatre heures. Le tableau
suivant résume cette observation :

	HEURE	VOLUME DE L'URINE	DIVISIONS D'AZOTE	QUANTITÉ PAR LITRE	QUANTITÉ RÉELLE
Déjeuner à 11 heures.	1^h,1/2	80 c. c.	48	20^{gr},53	1^{gr},64
	2 ,1/2	54	50,5	21 ,57	1 ,17
	3 ,1/2	72	42	17 ,94	1 ,29
	4 ,1/2	88	40	16 ,90	1 ,48
	5 ,1/2	85	41	17 ,28	1 ,62
Dîner à 6 heures.	6 ,1/2	40	48	20 ,53	0 ,82
	7 ,1/2	54	51	21 ,99	1 ,17
	8 ,1/2	80	45	19 ,24	1 ,53
	9 ,1/2	45	55	23 ,50	1 ,05
Dépôt d'urate.	10 ,1/2	52	75	32 ,05	1 ,65
Urine claire.	11 ,1/2	45	78	33 ,33	1 ,50
A reporter.....	»	695 c. c.	»	»	14^{gr},92

	HEURE	VOLUME DE L'URINE	DIVISIONS D'AZOTE	QUANTITÉ PAR LITRE	QUANTITÉ RÉELLE
Report........	»	695 cc.	»	»	14^{gr},92
Coucher.	12^h,1/2	36	78	33^{gr},33	1 ,20
	2	54	78	33 ,33	1 ,80
	4 ,1/2	75	79	33 ,75	2 ,53
	5 ,1/2	19	80	34 ,17	0 ,70
Lever.	6 ,1/2	35	77,5	33 ,11	1 ,16
	7 ,1/2	38	62	26 ,48	1 ,00
	8 ,1/2	35	54,5	23 ,28	0 ,81
Déjeuner.	9 ,1/2	70	45	19 ,24	1 ,34
	10 ,1/2	50	47	20 ,08	0 ,00
Déjeuner.	11 ,1/2	48	46	19 ,65	1 ,94
	12 ,1/2	34	47	20 ,08	1 ,08
		1189 cc.		Moyenne: 24^{gr},54	28^{gr},28

Pour arriver à une conclusion certaine, il faudrait répéter ce genre de déterminations un grand nombre de fois et sur des sujets différents; malheureusement ces observations sont fort pénibles.

Prenons maintenant le même individu, et voyons comment l'urée varie suivant les diverses influences.

Régime. — Ainsi que nous l'avons déjà dit, cette cause exerce l'influence la plus grande sur l'excrétion de l'urée. Ainsi, O. Franque, en expérimentant sur lui-même, éliminait en vingt-quatre heures :

Avec une nourriture animale, de.. 54 à 92 gr. d'urée
Avec une nourriture mixte, de .... 36 à 38 gr. d'urée
Avec une nourriture végétale, de .. 24 à 28 gr. d'urée
Avec une nourriture non azotée... 16 gr.

Cette observation, pour n'en pas citer d'autres, montre donc l'influence toute-puissante de l'alimentation. Nous voyons maintenant pourquoi l'urine d'un *herbivore* qu'on

fait jeuner passe au type *carnivore*. Il quitte une alimentation végétale et se trouve soumis à un régime exclusivement animal ; son urine devient claire et acide, et la proportion d'urée augmente considérablement.

Ici se pose une question très intéressante et qui, à mon
avis, n'est pas encore résolue d'une façon suffisamment
nette.

La production de l'urée reconnaît comme cause première
l'ingestion des matériaux azotés, qui, après leur absorption, subissent une série de transformations dont le dernier
terme est l'urée ; mais est-il nécessaire que les produits qui
en résultent aient d'abord été fixés par l'économie, assimi-
lés, avant d'être transformés en urée ? ou bien cette transformation a-t-elle lieu dans le torrent circulatoire avant
l'assimilation ? En d'autres termes, l'urée provient-elle de
la transformation des aliments avant leur absorption, ou
est-elle un produit de dénutrition, de combustion des tissus ? Dans le premier cas, les aliments, après avoir été
transformés, seraient épurés de l'urée et ne renfermeraient
plus que des éléments propres à la nutrition et pouvant
être fixés directement. En somme, la question est très complexe. D'après Rabuteau, l'excrétion de l'urée augmente
de 25 0/0 après les repas, et cette augmentation est tellement rapide qu'on ne peut admettre que les aliments aient
d'abord été fixés, puis ensuite désassimilés ; il suffit qu'ils
aient eu le temps d'être soumis aux influences combu-
rantes. Cette manière de voir me semble beaucoup trop
exclusive, car il est certain que l'urée se produit dans les
cas de dénutrition. Lorsqu'un sujet est soumis à une diète
même absolue, il continue à excréter de l'urée, et même
la proportion n'en diminue pas beaucoup dans les premiers
jours ; il faut bien que cette urée soit un produit de désassimilation. Du reste, l'exercice musculaire violent qui favorise la dénutrition augmente la production de l'urée. Pour
moi, l'urée est avant tout un produit de désassimilation, et,

YVON.

si cette substance s'élimine en bien plus forte proportion aussitôt après l'ingestion des aliments, c'est qu'il faut considérer l'arrivée dans le torrent circulatoire de tous les matériaux qui proviennent de la digestion comme une cause de dénutrition plus rapide, exactement comme l'exercice musculaire, l'ingestion de boissons en grande quantité.

Du reste, les matériaux azotés ne se transforment point si facilement en urée ; aujourd'hui, on est à peine arrivé à produire cette transformation, en faisant bien entendu la part des actions physiologiques qui n'ont point d'équivalents dans nos réactions de laboratoires. Je suis convaincu qu'on obtiendrait plus facilement de l'urée si cette transfusion s'effectuait si facilement et si promptement dans l'économie. J'ai répété les expériences de Bechampt et Ritter, mais en me servant de matières azotées qui avaient déjà subi une action physiologique. Au lieu de me servir de gluten, j'ai opéré sur de la fibrine et du tissu musculaire soumis à l'action de la pepsine, en d'autres termes sur un produit de digestion artificielle, et je n'ai pas obtenu davantage d'urée qu'en opérant sur le gluten pur ; c'est-à-dire des traces, en oxydant par la permanganate de potasse. Je n'ai rien obtenu en oxydant avec le peroxyde de fer.

Parmi les causes qui augmentent la production de l'urée, citons l'exercice musculaire ; il en serait de même du travail intellectuel, d'après M. Byasson.

Influence de la boisson. — L'ingestion d'une grande quantité de boisson, en augmentant le volume de l'urine, augmente aussi la proportion d'urée éliminée. Dans tous ces cas, il est bien évident que l'excès d'urée provient d'une désassimilation.

Action des médicaments. — Certains médicaments ont une influence très marquée sur l'élimination de l'urée.

Augmentent la proportion d'urée : les ferrugineux, les

chlorures alcalins, les préparations de colchique, de genièvre, de scille, etc.

Diminuent la proportion d'urée : le café, le thé, les alcooliques, les iodures et bromures alcalins, les carbonates alcalins et les sels à acide organique, qui se transforment en carbonates dans l'économie; les préparations de mercure, de valériane, de digitale. Toutes ces substances sont des médicaments d'épargne.

Pathologie. — Nous reproduirons ici deux observations que nous avons déjà faites : c'est que, en dehors de l'action que peut exercer la maladie sur l'élimination de l'urée, il y a forcément un changement produit par suite de la modification du régime, de la diminution ou même de la suppression de l'exercice musculaire. Ensuite, pour l'interprétation des résultats il ne faudra pas oublier que la quantité d'urée éliminée ne dépend pas uniquement de la quantité produite. Cette substance peut en effet être entièrement éliminée ou retenue en partie soit dans le sang, soit dans d'autres liquides.

Comme aperçu général, nous pouvons dire qu'une augmentation *persistante* dans la quantité d'urée éliminée indique un accroissement dans l'*absorption* ou l'*élimination* (dénutrition trop rapide), tandis qu'un accroissement *momentané* indique seulement une élimination plus prompte (qui succède parfois à une rétention dans l'économie).

La *diminution* de l'urée peut dépendre d'un ralentissement dans les phénomènes de transformation et d'assimilation des substances protéiques, ou bien de sa rétention dans l'économie au fur et à mesure de sa production.

Maladies dans lesquelles on observe une augmentation d'urée. — Dans toutes les maladies aiguës et fébriles (fièvres intermittentes, typhoïde, éruptives, pneumonie, rhumatismes, etc.), il y a d'abord une augmentation dans l'excrétion de l'urée, jusqu'à ce que la maladie soit arrivée à son maximum d'intensité; on l'a vue s'élever jus-

qu'à 80 grammes dans les vingt-quatre heures. Plus tard,
à mesure que la fièvre tombe, la quantité d'urée diminue
et descend même au-dessous de la normale; alors le
malade prend peu d'aliments. Pendant la convalescence,
elle revient peu à peu à la moyenne. Dans les fièvres intermittentes, l'urée augmente surtout pendant l'accès; l'augmentation apparaît un peu après le début de la période
algide. D'après Bouchardat, l'urée augmente considérablement dans certains cas d'ictère intense. Dans le diabète, on
observe une augmentation le plus souvent assez forte de
l'urée, mais qui provient en grande partie du régime presque exclusivement animal imposé au patient.

Maladies avec diminution d'urée. — On observe une
diminution de l'urée dans presque toutes les maladies
chroniques; elle tient surtout à la diminution d'activité des
métamorphoses organiques. Mais, si pendant le cours de
l'affection il survient des poussées aiguës, la quantité
d'*urée* augmente à ce moment, pour diminuer ensuite.
Cette diminution devient très grande lorsque le terme
fatal approche : citons par exemple la phthisie pulmonaire.
L'urée diminue encore dans les affections cardiaques,
l'emphysème pulmonaire, l'anémie, la cirrhose (Brouardel).

Dans l'*hydropisie*, la proportion d'*urée excrétée* éprouve
une diminution considérable ; c'est qu'alors elle est retenue
dans les liquides épanchés, n'est point expulsée au dehors,
et de là une diminution dans les urines; mais, au moment
où par l'action d'un diurétique on provoque une abondante excrétion d'urine, l'urée est rejetée en quantité souvent considérable. C'est pour cette raison qu'on a considéré à tort les diurétiques comme augmentant la
proportion d'urée ; il y a là une manière erronée d'interpréter un résultat.

J'ai assez souvent eu occasion d'examiner des liquides
épanchés; j'ai trouvé dans la sérosité des bourses 25 gr. 62
d'urée par litre ; le sang en contenait alors 0 gr. 365

par litre : à l'état normal, le sang artériel en renferme 0,18 à 0,20 par litre.

Lorsque l'urée, au lieu d'être éliminée par l'urine, est retenue dans le sang et s'y accumule, on voit survenir des accidents redoutables, dont l'ensemble est désigné sous le nom d'accidents urémiques. Il résulte des expériences des docteurs Rabuteau, Gallois, Hirtz que ce n'est pas à l'urée qu'il faut les attribuer. On peut en effet ingérer cette substance à des doses assez considérables et même l'injecter dans les veines sans produire aucun accident. L'état morbide en question qui, d'après Rabuteau [1], devrait être appelé *Urinémie* au lieu de *urémie*, résulterait de l'accumulation dans le sang de *déchets organiques nuisibles* qui accompagnent l'urée et sont retenus en même temps qu'elle. Dans ces cas, j'ai trouvé jusqu'à 0,49 et 0,60 d'urée par litre de sang, et même une fois 3 gr. 88.

L'urée diminue dans le scorbut et le choléra.

---

1. *Éléments d'urologie.*

CHAPITRE II

DE L'ACIDE URIQUE

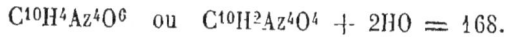

$$C^{10}H^4Az^4O^6 \quad \text{ou} \quad C^{10}H^2Az^4O^4 + 2HO = 168.$$

Carbone..........	35,714
Hydrogène.......	1,191
Azote	33,333
Oxygène.........	19,048
Eau.............	10,714
	100,000

État naturel. — Après l'urée, l'acide urique est l'élément normal le plus important de l'urine. On le rencontre dans l'urine de tous les animaux, même les plus inférieurs. L'urine des oiseaux en contient une grande quantité; celle des serpents est constituée par de l'acide urique presque pur. L'urine de l'homme en contient quelques décigrammes par jour; le sang en renferme également; et la proportion augmente dans la goutte. On le rencontre encore libre ou mélangé d'urate de soude dans les concrétions articulaires des goutteux, et dans les calculs.

Extraction et préparation. — L'acide urique existe surtout dans l'urine à l'état d'urate alcalin; il se dépose spontanément, mis en liberté par les réactions qui s'accomplissent dans l'urine après son refroidissement; il est alors plus ou moins coloré. Pour extraire l'acide urique de l'urine, on la filtre et on l'additionne d'environ 20 centimètres cubes d'acide chlorhydrique par litre. Après un repos de vingt-quatre heures, on trouve l'acide urique précipité au fond du vase et sur les parois. Il est moins coloré que celui qu s'est déposé spontanément dans l'urine, et en cristaux plus petits. Pour le préparer en grande quantité, on fait bouillir des excréments de serpent avec une solution de potasse à 1/20 jusqu'à dissolution. Après avoir décanté ou filtré sur de l'amiante, on précipite par un excès d'acide chlorhydrique. L'acide urique est redissous dans la potasse et précipité de nouveau.

On l'obtient pur en répétant plusieurs fois l'opération.

On peut également l'obtenir dans un très grand état de pureté en le dissolvant dans l'acide sulfurique concentré et en étendant peu à peu d'eau; l'acide urique se précipite alors en cristaux d'une grande blancheur.

Propriétés. — Préparé comme il vient d'être dit, l'acide urique est constitué par des écailles légères, douces au toucher, qui, examinées au microscope, se présentent sous forme de tables lisses rhomboïdales. On y rencontre aussi des lames hexagonales et des prismes à quatre pans. Il y a du reste peu de substances susceptibles de présenter des formes cristallines plus variées que l'acide urique. Cet acide n'a ni saveur ni odeur; il ne rougit pas le tournesol. Il est très peu soluble dans l'eau; car il exige, pour se dissoudre, 18 à 19,000 fois son poids d'eau froide et 14 à 15,000 d'eau bouillante. Il est insoluble dans l'alcool et dans l'éther. Il se dissout facilement dans une solution de phosphate de soude (pag. 39); mais alors il y a action chimique : il enlève au sel de soude une partie de sa base, le convertit en *phosphate acide* et se change lui-même en *urate de soude.*

Chauffé dans un tube, il se dédouble en *urée* et *acide cyanurique* qui se sublime; il se forme en même temps de l'*acide cyanhydrique* et du *carbonate d'ammoniaque.* Bouilli avec de l'*acide plombique*, il se décompose en *acide carbonique, allantoïne, urée* et *acide oxalique.*

Il est entièrement précipité de ses dissolutions par l'acétate de plomb. Dissous dans un alcali caustique, il agit comme réducteur sur la liqueur de Fehling.

Si l'on traite 1 partie d'acide urique par 4 parties d'acide azotique concentré, il y a dissolution avec effervescence et tout le liquide se prend en masse. L'acide urique s'est dédoublé en *alloxane* et *urée*. Cette dernière se trouve décomposée, au fur et à mesure de sa formation, par l'acide azoteux; de là l'effervescence due au dégagement de l'acide carbonique et de l'azote :

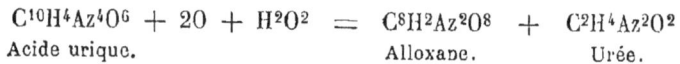

$$C^{10}H^4Az^4O^6 + 2O + H^2O^2 = C^8H^2Az^2O^8 + C^2H^4Az^2O^2$$
$$\text{Acide urique.} \qquad\qquad\qquad \text{Alloxane.} \qquad \text{Urée.}$$

L'alloxane qui prend naissance dans ces conditions est un corps tout à fait remarquable par les nombreuses transformations qu'il peut éprouver. Sous l'influence des vapeurs ammoniacales, elle donne lieu à une magnifique coloration rouge pourpre due à la formation de l'*isoalloxanate d'ammoniaque* et qui sert à caractériser l'acide urique. Par l'action de la potasse caustique, cette coloration vire au bleu pourpre. On est habitué à désigner cette réaction sous le nom de réaction de la *murexide*; cette dénomination est impropre; sous le bénéfice de cette observation, nous nous conformerons à l'usage.

L'acide urique est bibasique et forme avec les bases des sels neutres et des sels acides; les premiers sont généralement plus solubles. Ils peuvent être décomposés par l'acide carbonique; cette particularité rend compte de la présence des urates acides et de leur dépôt dans l'urine. Tous les urates donnent la réaction de la *murexide*. De même que l'acide urique les urates acides sont sans action sur le tournesol; les plus connus sont les suivants :

Urate acide de soude : $C^{10}H^3Az^4NaO^6$. — C'est lui qu'on rencontre le plus fréquemment et qui constitue le dépôt rougeâtre ou rosé qui se forme par refroidissement dans la plupart des urines et qui se redissout par une légère élévation de température. L'urate acide de soude est en effet soluble dans environ 1200 parties d'eau froide et seulement dans 125 parties d'eau bouillante.

L'urate acide de soude se présente sous forme de dépôts granuleux qui apparaissent parfaitement sphériques à un

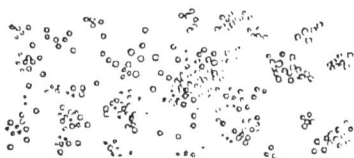

Fig. 8. — Urate acide de soude.

fort grossissement et réunis le plus souvent en agglomérations plus ou moins volumineuses.

Ce sel donne avec l'acide azotique et l'ammoniaque la réaction de la *murexide* et à la calcination laisse un résidu alcalin de carbonate de soude.

Urate acide de potasse $C^{10}H^3Az^4KO^6$. — Cet urate est presque toujours mélangé à celui de soude ; il est plus soluble dans l'eau. En effet, 1 gramme exige pour se dissoudre environ 800 parties d'eau à 15 et 75 bouillante. A la calcination, il laisse un résidu de carbonate de potasse.

Urate acide d'ammoniaque $C^{10}H^3Az^4AzH^4O^6$. — On le rencontre habituellement dans les sédiments de l'urine devenue ammoniacale. Cet urate est très peu soluble, 1/1600 seulement. Il ne laisse pas de résidu à l'incinération, et, pour le distinguer de l'acide urique, il est nécessaire de dégager l'ammoniaque, ce que l'on fait en le chauffant avec un peu de lessive de soude. Il se présente sous forme de sphères plus ou moins volumineuses et hérissées

5.

de pointes parfois assez longues. Ces boules sont souvent réunies deux ensemble par une sorte de pédoncule, ce qui leur donne la forme d'haltères.

Les *urates de chaux* et de *magnésie* se rencontrent beaucoup plus rarement dans l'urine; on les trouve surtout dans les calculs. A la calcination, ils laissent un résidu de carbonate de chaux ou de magnésie qui n'est pas alcalin [1], mais fait effervescence avec les acides et donne en

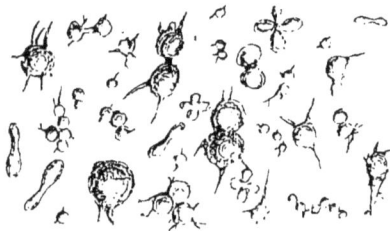

Fig. 9. — Urate d'ammoniaque.

solution les réactions des sels de *chaux* ou de *magnésie* (voir à ces mots).

Citons enfin l'*urate acide de lithine*. — C'est le plus soluble de tous les urates : il se dissout dans 116 fois son poids d'eau à 39° et dans 367 fois d'eau à 20°. C'est pour cette raison qu'on prescrit les sels de lithine toutes les fois qu'il est nécessaire de favoriser l'élimination d'acide urique.

Recherche de l'acide urique. — Bien que l'acide urique n'existe qu'en petite quantité dans l'urine, sa recherche est très facile. Le plus souvent, le simple examen à l'œil nu suffit pour reconnaître l'acide urique, et l'examen microscopique est toujours caractéristique. De tous les sédiments, il n'en est aucun qui possède comme l'acide urique la propriété de fixer la matière colorante de l'urine, surtout

1. A moins qu'on ait très fortement calciné.

lorsqu'il s'est déposé spontanément. Il est alors en cristaux assez volumineux pour qu'on en distingue la forme
à l'œil nu ; ces cristaux sont teintés de jaune, jaune rouge,

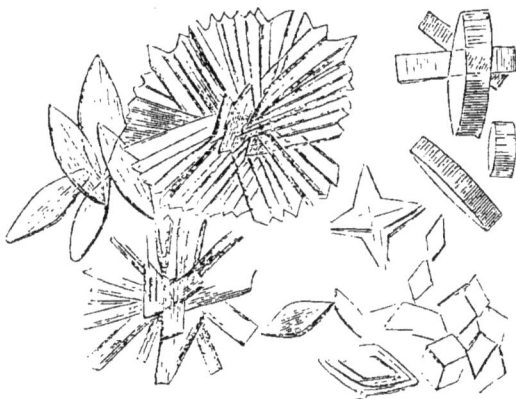

Fig. 10. — Acide urique.

jaune orangé, rouge vif, dont la couleur tranche sur les
autres sédiments auxquels ils sont mélangés.

Bien qu'extrêmement nombreuses, les formes cristallines
de l'acide urique sont très nettes.

Dans les urines normales et lorsque l'acide urique s'est
déposé spontanément, les formes les plus fréquentes sont
le prisme rectangulaire et le losange avec modification et
arêtes arrondies. La forme de losange à bords curvilignes
est la plus fréquente ; c'est celle qu'affecte l'acide urique
précipité par un acide.

On rencontre souvent la forme fer de lance ou en ogive :
les cristaux se réunissent souvent par leur base, de façon
à former une étoile ou une rosace à branches irrégulières.
Tous ces cristaux sont transparents et se colorent des plus
vives couleurs si on les examine à la lumière polarisée.

Dans les urines très chargées de pigments biliaires, l'acide
urique est fortement coloré et affecte les formes les plus
bizarres, *poignard*, *baïonnette*, *dent canine*.

M. Mehu signale la forme de *clou* ou d'*épine* que l'on rencontre dans les urines légèrement sanguinolentes et purulentes, comme symptomatiques de la présence d'un calcul ou de gravier urique dans les reins.

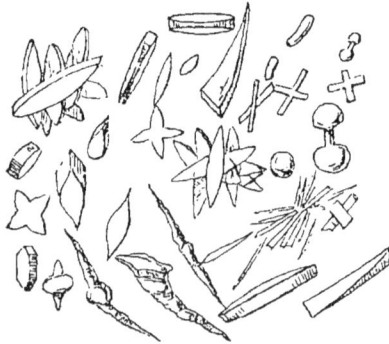

Fig. 11. — Acide urique.

L'examen microscopique doit toujours être contrôlé par l'examen chimique ; ce dernier est toujours très simple et très concluant. Si l'on n'opère pas sur du sédiment, on évapore à siccité une certaine quantité d'urine, après en avoir séparé l'albumine s'il y en a. Le résidu est alors traité par l'alcool pour enlever l'urée et les autres substances solubles dans ce véhicule. Puis on traite par l'acide chlorhydrique étendu pour enlever les sels, et l'acide urique reste seul.

Dans une petite capsule de porcelaine, on place soit un peu de sédiment, soit un peu de résidu obtenu comme il vient d'être dit, puis on l'humecte avec une goutte d'acide azotique, on chauffe modérément pour volatiliser l'excès d'acide. Le résidu doit être rougeâtre. Si alors on l'humecte avec une ou deux gouttes d'ammoniaque étendue (1 gramme d'ammoniaque pour 9 grammes d'eau), ou même si on l'expose aux vapeurs ammoniacales, on obtient immédiatement la belle *coloration pourpre* de la *murexide*, qui passe au *bleu pourpre* par l'addition de potasse caustique.

M. Magnier de La Source a indiqué un autre moyen de produire cette réaction. La transformation par l'acide azotique n'a lieu que si on élève la température vers 240°; mais si l'on a trop chauffé, la coloration par l'ammoniaque ne se produit plus; d'un autre côté, si l'on n'a pas assez chauffé, la coloration ne se produit pas davantage. En présence de ces inconvénients, M. Magnier préfère oxyder l'acide urique par l'eau bromée, qui effectue la transformation sans le concours d'une température élevée.

Le résidu dans lequel on recherche l'acide urique est arrosé avec quelques gouttes d'eau bromée; on évapore au bain-marie, et il reste sur les parois de la capsule un enduit rouge brique qui, traité par l'ammoniaque, donne la coloration *pourpre*, et par la potasse la coloration *bleue* caractéristique. Il ne faut pas employer le brome en excès: l'auteur indique 5 à 6 gouttes de brôme pour 100 centimètres cubes d'eau.

Recherche d'une petite quantité d'acide urique. — Parfois, on ne dispose que d'une très petite quantité du liquide dans lequel on doit rechercher l'acide urique. Voici comment Garrod conseille d'opérer.

On place dans un verre de montre 2 à 3 grammes du liquide avec 2 à 3 gouttes d'acide acétique cristallisable, puis on y baigne un fil de lin de 3 à 4 centimètres de long, et on laisse reposer 24 heures en lieu frais. L'acide urique, pour peu qu'il y en ait, se dépose sur le fil, et l'examen microspique devient possible.

Dosage de l'acide urique. — Nous ne possédons encore qu'un seul procédé de dosage de l'acide urique suffisamment exact.

On commence par ajouter à l'urine quelques gouttes d'acide acétique, puis on la filtre avec soin pour séparer tous les corps en suspension dont le poids viendrait s'ajouter à celui de l'acide urique. On en mesure ensuite

200 à 300 centimètres cubes, et on la place dans un verre à précipiter à fond rond, puis on y ajoute 3 centimètres cubes d'acide chlorhydrique pour 100, on mélange bien, et on laisse reposer pendant 24 heures dans un endroit frais et tranquille. Au bout de ce temps, tout l'acide urique est précipité en cristaux plus ou moins volumineux rassemblés au fond du vase ou adhérents aux parois. Il ne reste plus qu'à le peser.

Pour cela, on commence par préparer avec du papier Berzelius un petit filtre sans plis, qu'on dessèche à l'étuve à 100°. On le place alors entre deux verres de montre maintenus par une pince, et on en prend la tare ; cela fait, on le place sur un petit entonnoir à *très longue tige*, et on y verse successivement toute l'urine et le dépôt d'acide urique; on lave ensuite le vase avec un peu d'eau distillée, et, au moyen d'une tige de verre garnie d'une bague de caoutchouc, on détache avec soin tous les cristaux adhérents; on jette cette eau sur le filtre, et on commence ainsi le lavage du précipité d'acide urique; on continue jusqu'à ce que l'eau de lavage ne soit plus acide. On le lave ensuite avec de l'alcool pour le débarrasser des matières colorantes qu'il a entraînées avec lui et de l'acide hippurique qui aurait pu se précipiter en même temps. Il ne reste plus qu'à dessécher à l'étuve et à peser ensuite entre les deux verres de montre.

L'acide urique n'est pas rigoureusement insoluble, ni dans l'eau pure, ni dans l'urine chargée d'acide chlorhydrique. Cette dernière cause d'erreur est en partie compensée, parce que l'acide urique en se précipitant entraîne toujours de la matière colorante, qu'on ne peut enlever entièrement; cependant on tient compte du tout en ajoutant au poids trouvé 0 gr. 0045 d'acide urique par chaque 100 centimètres cubes d'eau de lavage et d'urine.

Précautions diverses. — Si l'urine était très pauvre en acide urique, il faut la concentrer et la réduire par exemple au cinquième de son volume, avant d'y ajouter l'acide chlorhydrique.

Si l'urine est *albumineuse*, on ne peut employer l'acide chlorhydrique, qui précipiterait l'albumine en même temps que l'acide urique. On se sert alors d'acide *phosphorique trihydraté* ou d'*acide acétique* cristalisable : on les emploie en proportion plus considérable, 5 à 6 pour 100. On peut aussi coaguler l'albumine par la chaleur : il faut faire cette opération sur la prise d'essai, afin d'avoir des rapports exacts. On mesure 250 à 300 centimètres cubes d'urine filtrée, on porte à l'ébullition, et on jette sur un tout petit filtre le liquide bouillant, pour en séparer l'albumine, puis on ajoute l'acide chlorhydrique, et l'on termine comme il a été dit.

La plupart du temps, l'urine renferme de l'acide urique qui s'est précipité et qui serait perdu pour le dosage si l'on filtrait l'urine comme nous avons indiqué.

Deux cas peuvent se présenter :

1° Si l'on veut doser tout l'acide urique en bloc, il faut faire chauffer la *totalité* de l'urine, de manière à redissoudre tout le dépôt (souvent même, il est nécessaire d'y ajouter quelques gouttes de lessive de soude, ou de dissoudre à part le sédiment d'acide urique et de mélanger le tout). Quand l'urine est devenue limpide, on la filtre, et on prélève la prise d'essai. Si l'urine est albumineuse, l'albumine se coagule, mais l'acide urique reste en solution.

Si l'on ne peut employer toute l'urine pour cette recherche, on la place dans un grand vase, et on agite vivement, de façon à mettre le dépôt d'acide urique en suspension et à le répartir également dans toute la masse, puis on prélève 3 à 400 grammes de liquide en versant rapidement dans un autre vase.

2° On peut doser séparément l'acide urique déposé, et celui qui est en solution dans l'urine à l'état d'urate alcalin.

Pour cela, après avoir mesuré la totalité de l'urine, on la filtre sur un petit filtre sans plis, à filtration rapide. On sépare ainsi tout l'acide urique déposé, mais il est mélangé sur le filtre avec toutes les matières étrangères qui étaient en suspension dans l'urine; on ne peut donc le peser. On le lave à l'eau froide, puis on le détache du filtre et on le dissout avec quantité suffisante de potasse caustique; on filtre et on précipite par l'acide chlorhydrique, on termine le dosage comme plus haut. On obtient ainsi le poids d'acide urique libre contenu dans l'urine.

On prend ensuite une quantité suffisante de l'urine filtrée et on y dose l'acide urique comme nous avons indiqué.

Extraction de l'acide urique des calculs et des sédiments. — On suit la marche que nous avons indiquée au commencement de ce chapitre (page 79). On dissout dans la potasse la matière finement pulvérisée, et après filtration on précipite par l'acide chlorhydrique. On dissout de nouveau dans la potasse, et on précipite par l'acide jusqu'à ce que le produit obtenu soit suffisamment pur. Au lieu de précipiter la solution dans la potasse, par l'acide chlorhydrique, M. Mehu conseille de la faire traverser par un courant d'acide carbonique qui carbonate l'alcali libre, et en même temps l'acide urique se dépose à l'état d'urate de potasse; les matières grasses restent en solution à la faveur du carbonate alcalin. Le dépôt d'urate de potasse est ensuite recueilli, lavé avec soin et décomposé par l'acide chlorhydrique.

Physiologie. — De même que l'urée, l'acide urique provient de la transformation des matériaux azotés; mais ce n'est pas un produit ultime de combustion, car, introduit dans l'économie, il est encore comburé et donne naissance à de l'urée. La proportion d'acide urique éliminée dans les vingt-quatre heures est toujours très faible, comparée à cette dernière substance; on adopte en moyenne le rapport de 1/30.

La quantité moyenne d'acide urique éliminé dans les vingt-quatre heures est de 0 gr. 50 à 0 gr 70, c'est à peu près le centième des matériaux solides. Ces chiffres n'ont rien de bien fixe, puisque la quantité d'acide urique varie comme celle de l'urée sous l'influence du régime. Elle s'abaisse avec un régime végétal et peut s'élever jusqu'à 1 gr. 40 et plus dans les vingt-quatre heures si le régime est très azoté.

La majeure partie de l'acide est contenu dans l'urine à l'état d'urate alcalin ; mais le plus souvent même, à l'état normal, elle contient de l'acide urique libre qui a été mis en liberté soit après l'émission (fermentation acide), soit dans la vessie.

Dans toutes les évaluations d'acide urique, il est encore plus nécessaire que pour l'urée d'opérer sur l'urine des vingt-quatre heures, et cela à cause de la faible solubilité de l'acide urique.

La proportion de ce corps restant normale, il suffit que l'urine devienne un peu rare pour qu'il y ait un dépôt assez abondant d'acide urique.

Influence des médicaments sur la production d'acide urique. — Cette question est très peu connue. On sait seulement que le sulfate de quinine en diminue la production ; l'ingestion des bicarbonates et carbonates alcalins et surtout celui de lithine fait disparaitre assez rapidement les sédiments d'acide urique ; mais il y a là une question de solubilité, les urates alcalins et notamment celui de lithine étant plus solubles que l'acide urique.

Pathologie. — Lorsqu'à la simple inspection d'une urine on constate un dépôt, même assez abondant, d'acide urique, il ne faut pas en conclure immédiatement qu'il y a production anormale de cette substance. Il suffit qu'une urine normale soit un peu pauvre en eau pour qu'elle forme un dépôt d'acide urique très peu de temps après l'émission ; et même une urine déposera toujours de l'acide urique lorsqu'elle éprouvera la fermentation acide. Le dépôt d'acide urique peut avoir lieu dans les conditions suivantes :

1º Après l'émission — les urates alcalins que renferme l'urine sont beaucoup plus solubles à chaud qu'à froid; au moment de l'émission, l'urine possédant la température du corps, ils restent en solution (à moins que leur quantité soit considérable); puis, très rapidement, si l'urine est pauvre en eau, ils se précipitent, et l'acide urique est mis en liberté quand la fermentation acide s'établit.

2º Il peut même arriver que cette mise en liberté de l'acide urique s'effectue dans la vessie, si par hasard l'urine y séjourne et s'y concentre, ce qui est très rare, mais surtout si une urine *fortement acide* est sécrétée et se mélange dans les voies urinaires avec une autre urine *faiblement acide* et riche en *urates neutres*; dans ce cas il se fait des urates acides, moins solubles que les *neutres*, et par suite un dépôt.

Il résulte de tout ce qui précède que pour savoir s'il y a augmentation d'acide urique il faut de toute nécessité doser la quantité de cet acide éliminée dans les vingt-quatre heures.

Lorsqu'un individu est dans un état habituel de bonne santé, un excès d'acide urique réel, mais passager, s'observe après un exercice musculaire exagéré, une grande fatigue, un excès de travail, un changement subit de régime. Si cet excès persiste, il faut surveiller : c'est peut-être une menace de gravelle urique. De même que l'urée, l'acide urique augmente dans les maladies fébriles, fièvres éruptives, pneumonie. Dans les affections franchement inflammatoires, l'apparition d'un excès d'acide urique peut être considérée comme l'avant-coureur d'une crise, et très souvent indique une amélioration, par exemple dans le cas d'un accès de goutte ou de rhumatisme arrivé à son summum.

On remarque aussi un excès d'acide urique, mais non accompagné d'un excès d'urée, dans toutes les affections où l'hématose se fait mal, et dépendant soit d'une altération dans la composition du sang, soit de troubles respiratoires ou circulatoires (emphysème pulmonaire, affections cardiaques).

On observe assez souvent un excès d'acide urique dans les cas de diabète ; mais cet excès provient en grande partie du régime et de l'alimentation.

Acide hippurique $C^{18}H^8AzO^5,HO$.

Etat naturel. — On rencontre principalement l'acide hippurique dans l'urine des herbivores. Il existe à l'état normal dans l'urine de l'homme, mais en faible quantité : 0,30 à 0,40 dans les vingt-quatre heures.

Propriétés. — L'acide hippurique est solide, incolore, inodore, d'une saveur amère ; il cristallise facilement en longs prismes rhomboédriques. Il rougit le papier de tournesol ; il est soluble dans 600 parties d'eau froide et une moindre quantité d'eau bouillante ; il est soluble dans l'alcool et peu soluble dans l'éther froid.

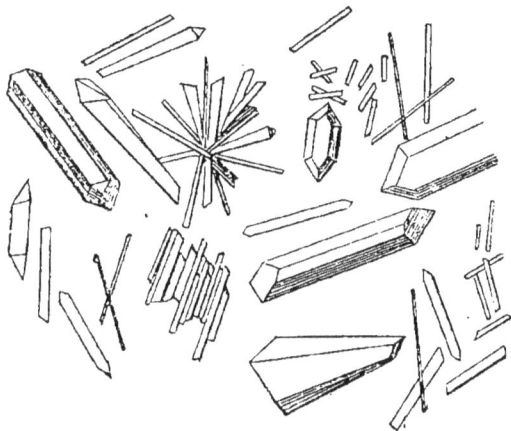

Fig. 12. — Acide hippurique.

Comme l'acide urique, il se dissout dans le phosphate de soude, et, ses solutions aqueuses étant acides, il doit contribuer pour sa part à la réaction de l'urine.

Si l'on chauffe avec précaution de l'acide hippurique dans un tube de verre, il fond et par refroidissement se prend en une masse cristalline. Chauffé plus fortement, vers 250° environ, il se décompose en *acide benzoïque*, qui se sublime en benzoate d'ammoniaque et en un liquide rouge, oléagineux, dont l'odeur rappelle celle du mélilot ou de la fève tonka. Ce mode de décomposition est caractéristique. Si on le chauffe brusquement au rouge, il donne de l'acide cyanhydrique et un résidu de charbon.

Bouilli avec un acide énergique, il absorbe deux molécules d'eau et se dédouble en acide benzoïque et glycocolle (V. Dessaignes) :

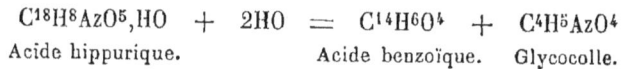

$$C^{18}H^8AzO^5, HO \quad + \quad 2HO \quad = \quad C^{14}H^6O^4 \quad + \quad C^4H^5AzO^4$$

Acide hippurique.   Acide benzoïque.   Glycocolle.

J'indique cette décomposition, parce qu'elle a également lieu sous l'influence des ferments ; c'est ce qui explique pourquoi l'on ne peut trouver d'acide hippurique que dans l'urine fraîche ; dans une urine en fermentation ou en putréfaction, il n'existe plus que de l'acide benzoïque. On sait du reste que l'on prépare industriellement cet acide en laissant putréfier l'urine des herbivores.

Si l'on traite à l'ébullition de l'acide hippurique par de l'acide azotique concentré, et qu'après avoir desséché le résidu on le chauffe, il se dégage une odeur caractéristique de nitro-benzine (essence d'amandes amères). L'acide *benzoïque* et l'acide *cinnamique* donnent à peu près la même réaction.

Extraction. — Le procédé classique consiste à concentrer au bain-marie de l'urine fraîche de cheval, jusqu'au huitième de son volume ; on y verse ensuite de l'acide chlorhydrique, et par repos l'acide hippurique se sépare en longues aiguilles. Il est préférable de saturer l'urine fraîche avec un lait de chaux qui transforme l'acide hippurique en sel de chaux : on filtre, on évapore l'urine en consistance sirupeuse, et l'on décompose par l'acide chlorhydrique. M. Cazeneuve conseille de filtrer l'urine (1 litre), de l'évaporer au dixième de son volume, soit à 100 grammes, et de la mélanger alors avec 200 grammes de plâtre et 20 grammes d'alun ; on dessèche au bain-marie. L'alun, dont la réaction est acide, décompose les carbonates et met en liberté l'acide hippurique. Le mélange est ensuite placé dans un appareil à déplacement (digesteur) et épuisé par l'éther bouillant. On obtient du premier jet des cristaux souvent d'une grande blancheur.

Recherche et dosage dans l'urine humaine. — Il faut, d'après Meissner, auteur de ce procédé, opérer au moins sur 1 kilogramme d'urine fraîche. On y verse de l'eau de baryte concentrée tant qu'il se forme un précipité ; on filtre, et dans le liquide filtré on ajoute goutte à goutte de l'acide sulfurique dilué de façon à ne laisser que des traces de baryte. Il faut bien veiller à ne pas mettre un excès d'acide sulfurique.

On filtre de nouveau, et on neutralise exactement avec de l'acide chlorhydrique ; on évapore alors au bain-marie en consistance de sirop épais que l'on verse encore chaud dans un flacon à large ouverture fermant à l'émeri et contenant 200 centimètres cubes d'*alcool absolu*. Les *succinates* et le *chlorure de sodium* se précipitent, et les *hippurates* restent en solution.

Après agitation et repos prolongé, on filtre, et on évapore l'alcool au bain-marie ; le résidu est de nouveau placé dans le flacon à large ouverture et cette fois traité par l'acide chlorhydrique en présence d'environ 125 grammes d'éther sulfurique légèrement alcoolisé. Par agitation, l'acide hippurique mis en liberté se dissout dans l'éther, qui l'abandonne par évaporation.

Ainsi obtenu, l'acide hippurique est coloré ; pour le purifier, on le fait bouillir avec un lait de chaux, et on le transforme ainsi en *hippurate de chaux*, qui reste en solution ;

on décolore par le noir animal, on filtre, on fait concentrer et on décompose par l'acide chlorhydrique.

On peut également appliquer le procédé de M. Cazeneuve.

De toutes manières, il ne reste plus qu'à peser l'acide cristallisé, après l'avoir desséché. On caractérise l'acide hippurique par sa forme cristalline et par les réactions que nous avons indiquées plus haut.

Physiologie. — L'acide hippurique se trouve dans l'urine normale en faible quantité, 0,30 à 0,40 dans les vingt-quatre heures. Les variations de cet acide dépendent surtout de l'alimentation. Il augmente en effet dans de très fortes proportions après l'ingestion des prunes, des mûres, des baies de myrtille ; il augmente de même après l'ingestion de l'acide benzoïque. En effet d'un côté l'acide hippurique se dédouble en produisant de l'acide benzoïque et ce dernier se transforme à son tour dans l'économie et est éliminé à l'état d'acide hippurique. Donc toutes les substances qui contiennent de l'acide benzoïque tout formé ou des produits qui, dans l'économie, peuvent donner naissance à cet acide, augmentent la proportion d'acide hippurique dans l'urine.

On ne connaît encore rien de la pathologie de l'acide hippurique. Comme il est relativement très soluble, il est excessivement rare d'en rencontrer dans les sédiments, et, lorsqu'on le trouve, il faut tout d'abord s'enquérir de l'alimentation du malade. On a dit qu'il augmentait dans le diabète et la chorée.

Acide benzoïque $C^{14}H^6O^4$.

Ce n'est pas à proprement parler un produit normal de l'urine ; mais on le rencontre dans les urines normales en putréfaction. Il provient alors de l'acide hippurique. On le distingue facilement de ce dernier acide, parce qu'il n'est pas azoté (il ne dégage pas de l'ammoniaque lorsqu'on le soumet à l'action de la chaleur en présence de la potasse caustique) ; il se sublime facilement sans se décomposer et est *très soluble dans l'éther*.

Pour le retirer de l'urine, on concentre ce liquide en consistance d'extrait, que l'on épuise par l'alcool. On évapore cet alcool, et on traite par l'acide chlorhydrique le résidu aqueux de cette opération ; l'acide benzoïque se sépare.

S'il n'existe qu'en petite quantité, on peut évaporer à siccité après avoir ajouté l'acide chlorhydrique et traiter par l'éther. On dissout ainsi l'acide benzoïque, et on l'obtient par évaporation.

Acide succinique $C^8H^6O^8$.

Extraction et recherche. — On prend la masse cristalline qui dans la recherche de l'acide hippurique a été précipitée par l'alcool absolu ; on la dissout dans l'eau, et on la traite par l'acide chlorhydrique en présence de l'éther. Cet éther est ensuite distillé et laisse un résidu brut d'acide succinique. On le purifie en le dissolvant dans l'eau bouillante et en ajoutant goutte à goutte de l'acide azotique, jusqu'à ce que le mélange ne présente plus qu'une légère teinte jaune. L'acide azotique détruit toutes les impuretés, sans attaquer *l'acide succinique*.

Propriétés et caractères. — L'acide succinique cristallise en tables hexagonales ; il est inaltérable à l'air, inodore et incolore.

Il est soluble dans l'eau (100 parties en dissolvent 5 gr. 14 vers 15°), beaucoup plus dans l'eau chaude (à 100°, 100 gr. d'eau dissolvent 120 d'acide), peu soluble dans l'alcool et encore moins dans l'éther. La solution aqueuse (exactement neutralisée par un alcali) donne avec le perchlorure de fer un précipité rougeâtre, insoluble dans les acides minéraux.

Acide phénique $C^{12}H^6O^2$.

D'après Stædeler, l'acide phénique existe dans l'urine normale de l'homme, de la vache et du cheval. Cet acide est accompagné d'autres acides volatils : ce sont les acides *taurilique, damolique, damalurique*, qui tous seraient la cause de l'odeur de l'urine.

Ces acides n'ayant aucune importance au point de vue clinique, nous nous bornons à signaler leur existence.

CHAPITRE III

Ces deux substances dérivent facilement l'une de l'autre et se rencontrent simultanément dans l'urine. Nous allons d'abord étudier leurs caractères et propriétés.

Créatine $C^8H^9Az^3O^4$.

Cette substance existe normalement, en faible quantité (2 p. 1000), dans le suc des muscles lisses et striés ; ceux du poulet en contiennent 3 p. 1000.

La créatine a été découverte par Chevreul et étudiée par Liébig. Verdeil et Marcet l'ont signalée dans le sang. L'urine ne contiendrait pas normalement de *créatine* ; celle qu'on y trouve proviendrait d'une transformation de la *créatinine*.

On ne connaît pas le rôle physiologique de la créatine, bien qu'elle existe dans le suc des muscles et qu'elle soit très riche en azote. Ce n'est point un aliment, car elle se transforme trop facilement en produits excrémentitiels (urée, créatinine, sarkosine).

Préparation. — On hache et on pile de la viande, et, après l'avoir délayée dans une fois et demie son volume d'alcool à 90°, on chauffe le tout au bain-marie dans un vase fermé. On exprime. On peut recommencer une seconde fois le

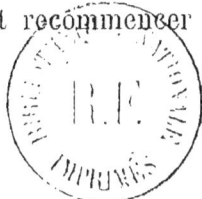

même traitement avec une nouvelle quantité d'alcool. Ces liquides alcooliques sont ensuite réunis et passés à travers un linge très fin, et fortement exprimés. On retire ensuite l'alcool par distillation.

Le résidu de cette distillation est ensuite étendu d'eau et traité par un léger excès de sous-acétate de plomb ; le précipité qui se forme alors est séparé par filtration et rejeté. On enlève l'excès de plomb par un courant d'hydrogène sulfuré, et, après avoir filtré une seconde fois pour séparer le sulfure de plomb, on évapore au bain-marie en consistance de sirop. On laisse alors reposer dans un lieu frais, et il se forme des cristaux de *créatine*. On les purifie

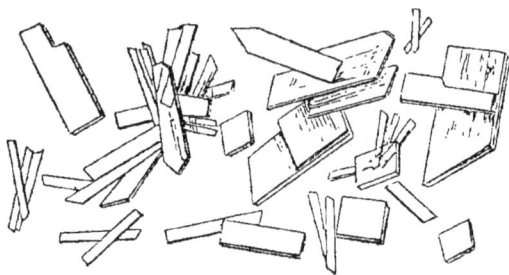

Fig. 13. — Cristaux de créatine.

en les dissolvant dans l'eau bouillante en présence du noir animal, filtrant et faisant cristalliser.

Propriétés. — La créatine cristallise en prismes clinorhombiques incolores, très brillants et souvent assez volumineux. Elle est soluble dans 75 parties d'eau froide et beaucoup moins d'eau bouillante. Lorsqu'elle cristallise lentement, les cristaux s'allongent en aiguilles et se groupent en éventail. La solution de créatine dans l'eau est neutre et insipide. La créatine est difficilement soluble dans l'alcool, qui en dissout 1/94 de son poids ; elle est insoluble dans l'éther.

Par une ébullition prolongée avec l'eau, elle se transforme partiellement en *créatinine* ; cette transformation a lieu très rapidement en présence des acides concentrés, et résulte de la perte de deux molécules d'eau :

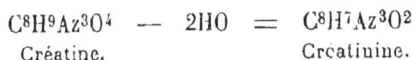

$$C^8H^9Az^3O^4 - 2HO = C^8H^7Az^3O^2$$

Créatine.   Créatinine.

La créatine, bouillie avec les alcalis caustiques et l'eau, se transforme en *sarkosine* et en *urée* ; cette dernière est en très grande partie décomposée à son tour en carbonate d'ammoniaque.

Les acides minéraux étendus dissolvent la créatine sans la décomposer, et M. V. Dessaignes a ainsi obtenu des sels cristallisables. Elle réduit à l'ébullition les sels de mercure ; il se dépose alors du mercure métallique ; il se dégage de l'acide carbonique, et il se forme une nouvelle base, la méthyluramine $C^4H^7Az^3$.

Le chlorure de zinc donne avec la créatine en solution concentrée un précipité cristallin de chlorure double de zinc et de créatinine $C^8H^9Az^3O^4$,ZnCl, qui sert à l'extraction et au dosage de cette substance.

M. Engel a vu que, si l'on verse goutte à goutte dans une solution de créatine additionnée d'un excès de potasse une solution de sublimé corrosif, il se forme un précipité blanc tant qu'il y a de la créatine ; puis, quand toute celle-ci est précipitée, il se forme un précipité jaune d'oxyde de mercure ; il a basé sur ces réactions un procédé de dosage.

Créatinine $C^8H^7Az^3O^2$.

La créatinine est la base animale la plus forte ; elle a été découverte par Liebig dans l'urine, en traitant par le chlorure de zinc ce liquide concentré ; il se forme alors deux chlorures doubles, l'un de zinc et de créatine, l'autre de zinc et de créatinine. Liebig crut d'abord que ces deux substances existaient dans l'urine ; mais il est admis aujourd'hui qu'il n'en est rien ; la *créatinine* existe seule tout d'abord dans l'urine ; mais elle se transforme peu à peu en *créatine*, en absorbant deux molécules d'eau. Nous reviendrons plus tard sur ce point.

Préparation. — Au lieu d'extraire la créatinine de l'urine, on se la procure en transformant la créatine. Pour cela, on chauffe pendant environ une heure au bain-marie la créatine avec de l'acide chlorhydrique concentré ; on concentre de manière à chasser autant que possible tout l'acide libre. On obtient ainsi du *chlorhydrate de créatinine*, que l'on fait cristalliser. On dissout ensuite ces cristaux dans environ trente fois leur poids d'eau, et on les décompose à l'ébullition par de l'oxyde de plomb précipité et hydraté. Il se fait d'abord du chlorure de plomb, et de la créatinine est mise en liberté. On ajoute alors une nouvelle quantité d'oxyde de plomb, de manière à transformer le chlorure en oxychlorure tout à fait insoluble, et l'on continue l'ébullition. Puis on filtre ; le liquide filtré est décoloré par le noir, qui retient en même temps les dernières traces de plomb.

On filtre de nouveau, et en concentrant suffisamment on obtient des cristaux de *créatinine*.

Propriétés. — La créatinine cristallise facilement en prismes incolores, brillants, clinorhombiques ; sa saveur est caustique ; c'est une base énergique qui ramène au bleu le tournesol rouge et déplace l'ammoniaque. Elle se dissout dans 11,5 p. d'eau froide et dans 100 parties d'alcool, et une plus faible quantité d'alcool absolu bouillant. Elle forme avec les acides des sels bien définis, cristallisables, solubles dans l'eau et dans l'alcool. L'azotate d'argent et le bichlorure de mercure la précipitent. Par l'action du bioxyde de mercure, elle donne les mêmes produits que la créatine. Enfin, en solution concentrée, elle donne avec le chlorure de zinc un précipité cristallin de chlorure double. Elle est différenciée de la créatine par sa solubilité dans l'eau, sa réaction alcaline et son énergie comme base, puis-qu'elle déplace l'ammoniaque de ses sels.

M. Th. Weyl vient d'indiquer une nouvelle réaction de la créatine et de la créatinine. Voici en quoi elle consiste.

Dans une solution très étendue de *chlorhydrate de créa-tine*, on ajoute quelques gouttes d'une solution très éten-due de nitro-prussiate de soude, puis goutte à goutte une autre solution de soude caustique très diluée ; le mélange

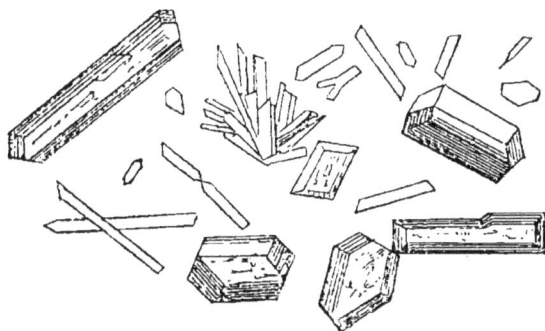

Fig. 14. — Cristaux de créatinine.

se colore bientôt et prend une belle teinte rouge rubis ; cette coloration est fugace et passe bientôt au jaune paille.

La créatine ne donne pas cette réaction ; mais, si on la fait bouillir avec de l'acide sulfurique concentré, elle se transforme en créatinine et dès lors se colore en rouge.

On peut obtenir ces réactions en opérant directement sur l'urine ; les autres substances que renferme ce liquide n'exercent aucune influence fâcheuse.

Il résulte de ce qui précède que la *créatine* et la *créati-nine* sont deux substances qui peuvent facilement se trans-former l'une dans l'autre, par addition ou soustraction de deux molécules d'eau. Dans ces conditions, il est assez dif-ficile de savoir si le corps qu'on extrait est bien celui qui existait primitivement, ou s'il n'a pas pris naissance

6.

pendant les manipulations chimiques ; ainsi la *créatine* se transforme partiellement en *créatinine* lorsqu'on chauffe longtemps sa solution aqueuse ; or, comme pour l'isoler il faut chauffer l'urine et la concentrer, on ne sait trop comment interpréter les résultats. Voici ce qu'on admet.

La *créatine* existe dans le suc des muscles ; elle arrive dans le sang et est soumise aux mêmes influences physiologiques que ce liquide. Elle est alors transformée en *créatinine* et éliminée sous cette forme par l'urine. Ce liquide ne contient donc normalement que de la *créatinine* ; mais, pour diverses causes, cette dernière se transforme en *créatine*, dont la proportion peut même arriver à dépasser celle de la *créatinine*. Il en résulte qu'en opérant sur l'urine on obtient une proportion variable de ces deux corps.

On peut facilement mettre cette transformation en évidence au moyen du réactif de M. Weyl. Avec de l'urine fraîche on obtient facilement la coloration rouge rubis par l'action successive du nitro-prussiate de soude et de la soude caustique. A mesure que l'urine devient ancienne, on observe cette coloration de moins en moins nette, et elle disparaît après une vingtaine de jours ; presque toute la *créatinine* s'est transformée en *créatine*. Si à ce moment on fait bouillir cette urine, en y ajoutant un peu d'acide sulfurique, on constate qu'après refroidissement elle donne de nouveau la coloration rouge : c'est qu'en effet, sous l'influence de l'ébullition et de l'acide, la *créatine* est repassée à l'état de *créatinine*.

Recherche et dosage dans l'urine. — On prend 300 à 400 centimètres cubes d'urine *fraîche*, on la neutralise avec un lait de chaux, puis on ajoute une quantité suffisante de chlorure de calcium pour précipiter les phosphates et sulfates. On sépare par le filtre, et on évapore rapidement le liquide en consistance sirupeuse. On le place alors dans un flacon avec cinq à six fois son volume d'alcool à 95°, et, après avoir agité, on laisse reposer ; quand l'alcool est bien éclairci, on le décante et on jette le magma sur un filtre pour retirer l'alcool qui le baigne. Ces liquides alcooliques sont concentrés, et, quand ils sont réduits à un volume de 50 centimètres cubes, on les mélange avec une solution concentrée de *chlorure de zinc* ; on agite fortement, et on laisse reposer deux ou trois jours en lieu frais.

Il se forme un dépôt cristallin composé de chlorure de zinc et de créatine et de chlorure de zinc et de créatinine. On le jette sur un petit filtre sans plis, et on le lave à l'alcool. On pèse ce précipité après l'avoir desséché à l'étuve à eau bouillante. Il représente 60,5 0/0 de créatinine. On suppose ainsi que tout est à l'état de *créatinine* ; mais il n'en est rien, ainsi que je l'ai dit. Si l'on veut séparer les deux substances, on décompose le précipité mixte par l'oxyde de plomb hydraté, on filtre bouillant ; on traite le liquide par le noir animal, on filtre de nouveau et on évapore à siccité au bain-marie. Le résidu est formé de *créatine* et de *créatinine*. On le traite par l'alcool froid concentré, qui dissout bien plus facilement la *créatinine* et laisse la *créatine* indissoute. Ce mode de séparation n'est pas d'une rigueur absolue.

D'après Neubauer, un adulte en bonne santé élimine par jour 0,60 à 1,20 de *créatinine*, en exprimant en créatinine le poids des chlorures doubles probablement, mais l'auteur cité n'en dit rien.

La créatinine augmente dans l'urine à la suite d'un régime fortement azoté, et par conséquent aussi dans les maladies fébriles lorsque le malade est soumis à la diète.

C'est à peu près les seules données que l'on possède sur les variations de cette substance.

Xanthine $C^{10}H^4Az^4O^4$.

Cette substance, que l'on nomme parfois *acide urcux*, existe dans l'urine normale, mais en proportion extrêmement petite ; elle est assez répandue dans tout l'organisme. Scherer l'a trouvée dans la *rate*, le *pancréas*, le *cerveau*, etc. On la rencontre également en assez forte quantité dans certains calculs urinaires, qui servent du reste à son extraction.

Extraction. — On traite ces calculs par l'ammoniaque étendue de 9 parties d'eau ; on filtre et on abandonne à évaporation spontanée ; il se forme alors un précipité abondant. Ce précipité est recueilli sur un filtre, lavé avec de l'eau contenant un peu d'ammoniaque, puis redissous dans l'eau chaude ammoniacale et finalement précipité par l'acide acétique. On renouvelle plusieurs fois cette dissolution dans l'ammoniaque et cette précipitation par l'acide acétique.

L'extraction de la xanthine des tissus et de l'urine normale est sans intérêt pour nous, car ce n'est point une opération clinique : il faut opérer sur 2 à 300 kilogrammes d'urine.

Propriétés. — La xanthine est une poudre blanchâtre, amorphe, qui prend par le frottement une consistance et un aspect cireux. Elle est très peu soluble dans l'eau froide 1/14000, et seulement dans 1,200 parties d'eau bouillante ; cette dissolution, en se refroidissant, abandonne la xanthine sous forme de flocons blancs. Précipitée de sa dissolution ammoniacale par l'acide acétique, elle se présente sous forme d'une poudre blanche composée de grains et sphères microscopiques.

Elle est insoluble dans l'alcool et l'éther ; elle est soluble dans les solutions alcalines, d'où les acides la précipitent ; elle est aussi soluble dans les acides, d'où les alcalis la précipitent à leur tour. Elle donne avec l'acide chlorhydrique un sel cristallisable.

Le sublimé corrosif donne un précipité blanc dans les solutions aqueuses de xanthine, même très étendues. Lorsqu'elles sont diluées à 1/30000, il se produit encore un louche très apparent. L'acétate de cuivre donne à chaud un précipité jaune; l'azotate d'agent, également un précipité jaune. Ce précipité se dissout à chaud; et, par un refroidissement rapide, il apparaît de nouveau, s'agrège et montre au microscope un enchevêtrement d'aiguilles cristallines.

L'acide azotique dissout à chaud la xanthine sans dégagement de gaz; en évaporant il reste un résidu jaunâtre que la potasse colore en *jaune-rouge* à froid et en *rouge-violet* à chaud; l'ammoniaque ne le colore pas en pourpre.

Hoppe-Seyler recommande la réaction suivante. On délaye un peu de chlorure de chaux dans de la lessive de soude; et on place à la surface du mélange des fragments de xanthine. Ils s'entourent d'un cercle vert foncé qui devient ensuite brun et disparaît.

La xanthine n'a d'importance pour nous que parce qu'elle constitue quelques calculs très rares; mais nous en avons parlé ici parce que, à proprement parler, c'est un élément normal de l'urine.

DOSAGE DE L'AZOTE TOTAL.

Tous les éléments normaux que nous venons de passer en revue, sauf l'acide benzoïque et l'acide succinique, sont azotés. Il est parfois utile de connaître la quantité d'azote contenue dans tous ces éléments mis en bloc. Nous dirons de suite que l'azote de l'urée forme à lui seul environ les 19/20.

Le procédé de dosage est basé sur ce fait que tous les corps azotés (sauf les azotates et azotites) dégagent leur azote sous forme d'ammoniaque lorsqu'on les traite à chaud par la chaux sodée. L'ammoniaque est conduite dans une solution d'acide sulfurique titré, puis dosée volumétriquement.

On place dans un mortier de fer ou de porcelaine chauffé environ 10 grammes de plâtre pur bien desséché et pulvérisé, et on le mélange entièrement avec 0 gr. 50 d'acide oxalique sec, puis on arrose le tout avec 5 centimètres cubes d'urine, et on mélange avec une baguette en verre. Le plâtre s'hydrate en absorbant l'eau de l'urine, et bientôt le mélange est sec. On prépare alors un tube de vert peu fusible, long de 30 à 40 centimètres environ; on ajuste à l'extrémité ouverte un bon bouchon de liège qui reçoit l'extrémité d'un tube à trois boules, dit tube de Will, lequel contiendra 10 centimètres cubes d'acide sulfurique titré. Cela fait, on place au fond de ce tube, sur une longueur de 2 centimètres environ, de l'oxalate de chaux sec, et autant de chaux sodée par-dessus. On ajoute alors au mélange de plâtre et d'urine deux fois son poids environ de chaux sodée; on triture, de façon à bien mélanger [1]; puis on introduit ce mélange dans le tube; on finit de remplir avec de la chaux sodée en petits morceaux; on introduit enfin une boulette d'amiante; puis on ajuste le tube de Will. Le tube est ensuite placé horizontalement sur une petite grille à gaz et l'on chauffe d'abord la partie voisine du bouchon, de façon à porter peu à peu le tube au rouge sombre. On continue ensuite à chauffer, en ouvrant successivement les robinets; lorsqu'on est arrivé à la partie qui contient le mélange de chaux sodée et d'urine, l'azote se dégage sous forme d'ammoniaque et va saturer l'acide titré. Lorsque toute cette partie du tube a été chauffée au rouge sombre et qu'il ne se dégage plus de gaz, l'opération est terminée. On chauffe alors la dernière portion du tube qui contient l'oxalate de chaux; il se décompose en donnant de l'*oxyde de carbone* et de l'*acide carbonique*; le

---

1. La chaux sodée est obtenue en calcinant 2 parties de chaux arrosées avec une dissolution de 1 partie de soude caustique. La chaux sodée offre sur la soude l'avantage d'être infusible et de ne pas attaquer le verre.

premier gaz se décompose au contact de l'hydrate de soude en donnant de l'acide carbonique et de l'hydrogène; tout l'acide carbonique est retenu par la soude, et finalement le tube est balayé par un courant d'hydrogène qui entraîne toute l'ammoniaque. Il ne reste plus qu'à retirer l'acide sulfurique du tube et à en prendre le titre pour connaître la proportion qui a été saturée par l'ammoniaque et par suite la quantité d'ammoniaque et d'azote qu'elle représente.

D'après M. Peligot on prépare l'acide sulfurique titré avec :

> Acide sulfurique monohydraté....   61 gr. 25
> Eau distillée Q. S. pour........   1000 c. c.

Dans ces conditions, les 10 centimètres cubes d'acide qu'on place dans le tube de Will représentent 0 gr. 6125 d'acide sulfurique monohydraté et correspondent à 0 gr. 2125 d'ammoniaque et par suite à 0 gr. 175 d'azote.

La solution de soude qui sert à neutraliser l'acide est faite à un titre quelconque, mais toujours très faible; on détermine combien il faut en employer de centimètres cubes pour saturer les 10 centimètres cubes de solution titrée d'acide sulfurique; et de temps à autre il est bon de vérifier son titre.

On exprime l'azote total en poids par rapport au litre et à l'urine de vingt-quatre heures.

Voici du reste un exemple d'analyse :

On opère sur 5 centimètres cubes d'urine.

10 centimètres cubes d'acide sulfurique titré ont été introduits dans le tube de Will.

La solution de soude est titrée de la manière suivante.

24 centimètres cubes sont nécessaires pour saturer 10 centimètres d'acide sulfurique titré.

Après l'opération, les 10 centimètres cubes d'acide n'exi-

gent plus que 11 centimètres cubes de soude; l'ammoniaque a donc saturé une quantité d'acide correspondant à
24 — 11 = 13 centimètres cubes de soude. Quelle est cette
quantité?

On pose :

24 cent. cubes correspondent à..... 10 cent.
13 cent. cubes correspondent à..... x

d'où $$x = \frac{130}{24} = 5 \text{ c. c. } 4.$$

Ainsi l'ammoniaque provenant de 5 centimètres cubes
d'urine a saturé 5 c. c. 4 d'acide sulfurique titré :

10 c. c. de cet acide........... = 0 gr. 175 d'azote
5 c. c. 4 de cet acide........... = 0 gr. 0945

5 cent. d'urine contiennent........ 0 gr. 0945 d'azote
1000 gr. d'urine contiennent....... 18 gr. 90 d'azote

Si le volume de l'urine est de 1,250 grammes, on aura :

1 litre contient........... 18 gr. 9 d'azote total
1,250 contiennent......... 23 gr. 62

A défaut de grille à gaz, on peut opérer dans un petit matras à col droit et assez large pour recevoir un bouchon
que traversent deux tubes de verre, l'un en communication
avec le tube de Will et l'autre terminé par une pointe
effilée et fermée à la lampe. On place dans ce matras le
mélange d'urine, de plâtre et de chaux sodée, puis on le
remplit jusqu'à mi-col avec de la chaux sodée, et on le
place dans un bain-marie en cuivre contenant du sable; on
fait arriver le sable jusqu'à la hauteur de la chaux sodée, et
on chauffe jusqu'à ce qu'il ne se dégage plus d'ammoniaque. On brise alors la pointe du tube effilée, et on met l'extrémité libre du tube de Will en communication avec un
aspirateur, de manière à balayer toute l'ammoniaque.

CHAPITRE IV

ÉLÉMENTS MINÉRAUX

Acides.

Chlore............. $Cl = 35,5$
Chlorure de sodium. $NaCl = 58,5$

Le chlore, à l'état de chlorure de sodium, existe dans tous les liquides de l'économie, et l'urine normale en contient une forte proportion; ce sel forme en moyenne les deux tiers du résidu minéral de l'urine.

Propriétés. — Le chlorure de sodium (vulgairement sel marin) est blanc, incolore, inodore, soluble dans l'eau froide (36 0/0) et dans l'eau bouillante (40 0/0), peu soluble dans l'alcool (seulement 2 0/0); sa saveur est spéciale et légèrement amère. Il cristallise facilement en cubes qui se réunissent en trémies.

Il est caractérisé par les réactions suivantes. Il donne avec l'azotate d'argent un précipité blanc de chlorure d'argent, cailleboté, noircissant à la lumière, insoluble dans l'acide azotique et soluble dans l'ammoniaque. L'alcool saturé de chlorure de sodium brûle avec la flamme jaune caractéristique des sels de soude.

Si l'on chauffe brusquement du sel marin, il décrépite par suite du départ de l'eau et est projeté au loin; si on le

chauffe avec précaution, il se volatilise entièrement, lorsque
la température est suffisamment élevée. Un bec Bunzen
donne une chaleur suffisante; c'est pourquoi il faut se servir
d'une lampe à alcool pour obtenir la proportion des éléments minéraux dans une urine.

Dosage. — On dose le chlorure de sodium en le précipitant à l'état de chlorure d'argent; on peut opérer par pesée
ou par liqueurs titrées.

1° PAR PESÉE. — Ce procédé est le plus exact, et il offre
l'avantage qu'on peut opérer sur le résidu de l'incinération de l'urine, qui a servi à obtenir le poids des éléments
minéraux. Dans une petite capsule de platine chauffée au
bain-marie, ou placée sur une toile métallique reposant
elle-même sur un haut trépied qui l'élève de 15 à 20 centimètres au-dessus d'un bec de Bunzen, on place 10 centimètres cubes d'urine, et on évapore avec précaution. Vers
la fin de l'opération, on ajoute 2 à 3 grammes de nitrate de
potasse (qu'on a bien vérifié être exempt de chlorures),
et on continue à évaporer jusqu'à siccité; on chauffe
ensuite directement la capsule avec une lampe à alcool,
de façon à faire déflagrer le résidu; on détruit ainsi toute
trace de matière organique, et la capsule doit contenir
un liquide parfaitement limpide qui par refroidissement
se prend en une plaque blanche. On dissout dans l'eau
aiguisée d'acide azotique; cette dissolution a lieu avec
effervescence (pendant la calcination il s'est formé du carbonate de potasse). On chauffe pour favoriser la dissolution, et on filtre sur un vase à précipité; on lave le filtre
avec de l'eau aiguisée d'acide azotique et qui a d'abord
servi à laver la capsule. On précipite alors par un *excès*
d'azotate d'argent, et on agite avec un tube de verre. Au
bout de quelques instants, le précipité de chlorure d'argent
est rassemblé, et la liqueur surnageante doit être limpide.
On jette alors sur un petit filtre Berzelius, on lave le vase
avec un peu d'eau distillée pour entraîner les dernières

parcelles de chlorure d'argent : on les détache au besoin avec une baguette de verre garnie d'une bague de caoutchouc ou d'une barbe de plume, puis on jette sur le filtre, et on lave le précipité jusqu'à ce que l'eau de lavage ne contienne plus d'azotate d'argent : on le reconnaît en recevant dans une solution de sel marin une ou deux gouttes du liquide qui s'écoule de l'entonnoir.

On place alors le filtre et son contenu dans l'étuve à eau bouillante. Quand il est bien sec, on détache le précipité, on le reçoit sur une feuille de papier noir glacé, et on le couvre avec un entonnoir renversé. Puis on bouchonne le filtre et on l'incinère dans une petite capsule de porcelaine dont on a pris la tare. Pendant cette opération, une partie du chlorure d'argent est réduit par le charbon provenant de la combustion du filtre ; on laisse refroidir, on arrose avec une ou deux gouttes d'acide azotique, et on chauffe de nouveau ; on transforme ainsi en azotate tout l'argent réduit ; après refroidissement, on ajoute 3 à 4 gouttes d'acide chlorhydrique, et on chauffe encore pour l'évaporer ; tout l'argent est alors passé à l'état de chlorure ; on ajoute enfin le précipité de chlorure conservé à part, et on chauffe jusqu'à ce que le chlorure d'argent éprouve la fusion ignée.

On laisse refroidir, et on pèse de nouveau la capsule. L'augmentation de poids indique la quantité de chlorure d'argent, et ce poids multiplié par 0,2472 donne le poids du chlore. Pour avoir celui du chlorure de sodium, on le multiplie par 0,4074.

En opérant ainsi, on suppose que tout le chlore est contenu dans l'urine à l'état de chlorure de sodium ; cela n'est pas exact ; il y a du chlorure de potassium, mais en quantité très faible, et en réalité on peut tout exprimer en chlorure de sodium : c'est également ce que l'on fait dans la méthode par liqueurs titrées.

2º PROCÉDÉ VOLUMÉTRIQUE. — Une solution d'azotate d'ar-

gent versée dans une solution de sel marin précipite tout
le chlore à l'état de chlorure d'argent insoluble dans
l'acide azotique; d'un autre côté, la même solution de nitrate d'argent versée dans une autre de *chromate neutre de
potasse* donne un précipité rouge de *chromate d'argent* soluble dans l'acide azotique. Maintenant, si à une solution
de chlorure de sodium on ajoute une petite quantité de
chromate jaune de potasse, et qu'on y verse ensuite une
dissolution d'azotate, voici ce qu'on observe. L'action du
sel d'argent se porte d'abord sur le chlorure de sodium, et
le précipité rouge de chromate d'argent n'apparaît que
lorsque tout le sel marin est précipité à l'état de chlorure;
l'apparition de ce précipité indiquera donc la fin de l'opération.

Préparation de la liqueur titrée d'argent.

Nitrate d'argent pur et fondu.......   29 gr. 075
Eau distillée q. s. pour faire.......   1000 c. c.

Dans ces conditions, cette solution précipite complètement un volume égal d'une solution à 1/100 de chlorure de
sodium pur; autrement dit, chaque centimètre cube de cette
solution correspond à 1 *centigramme* de chlorure de sodium
ou à 0 gr. 006065 de chlore.

Pour faire un dosage exact, il faut d'abord commencer comme nous avons indiqué pour le procédé de dosage par la balance, c'est-à-dire calciner 10 centimètres
cubes d'urine avec 2 grammes d'azotate de potasse : on
dissout le résidu dans la quantité la *plus petite possible*
d'acide azotique étendu; car, nous l'avons vu, le résidu est
alcalin, et il faut opérer la précipitation par le nitrate d'argent dans une liqueur acide. D'autre part, il faut éviter un
excès d'*acide azotique*, car alors le chromate d'argent se
dissoudrait, ou plutôt ne se précipiterait pas, et rien n'in-
diquerait la fin de l'opération. On peut alors saturer l'excès

l'acide azotique par du carbonate de chaux, dont on peut laisser l'excès dans la liqueur (car cela n'empêche pas de voir quand apparaît le précipité de chromate d'argent), ou bien séparer par le filtre.

M. Rabuteau conseille avec raison de se servir d'acide acétique pour dissoudre le résidu de la calcination de l'urine. Le chromate d'argent est en effet insoluble dans cet acide, et dès lors il n'y a aucune précaution à prendre.

Quel que soit le procédé suivi, on place la solution de chlorure dans un vase à précipiter, et on l'additionne de quelques gouttes d'une liqueur de chromate jaune de potasse, puis on fait tomber la solution titrée de nitrate d'argent au moyen d'une burette chlorométrique, tout en agitant avec soin. L'apparition de la coloration rouge indique que tout le chlore est précipité. On lit alors sur la burette, dont chaque division ou dixième de centimètre cube représente 1 milligramme de chlorure de sodium pour 10 centimètres cubes d'urine, et par conséquent 0 gr. 1 (1 décigramme) par litre.

On peut à la rigueur opérer directement sur l'urine, pourvu qu'elle ne soit pas *albumineuse*; on étend 10 centimètres cubes d'urine de 2 à 3 fois leur volume d'eau, et on leur ajoute le chromate ; mais les résultats sont bien moins exacts, à cause de la présence des matières organiques et des phosphates qui absorbent une certaine dose de liqueur d'argent. Si l'urine est albumineuse, on y ajoute quelques gouttes d'acide acétique, on coagule l'albumine par la chaleur, et on filtre.

Physiologie et pathologie. — A l'état normal, la quantité de chlorure de sodium rendue chaque jour est excessivement variable; elle dépend de l'alimentation, c'est-à-dire de l'introduction plus ou moins considérable de sel marin dans l'organisme.

De même que l'acide urique et l'urée, la proportion de chlorures éliminée varie suivant l'activité plus ou moins grande du sujet; elle augmente avec le volume de l'urine. Le sel marin est éliminé en plus forte proportion après les repas; en résumé, il est assez difficile de fixer une moyenne pour les vingt-quatre heures; pour ma part j'adopte 6 à 8 grammes de chlore, correspondant à 10 à 12 grammes de chlorure de sodium.

Dans les cas pathologiques, il faut donc tout d'abord tenir compte du régime : lorsque le patient est à la diète, son urine devient pauvre en chlorure. Sous le bénéfice de cette observation, on trouve une diminution très sensible des chlorures dans les affections fébriles, et en particulier dans la pneumonie; il n'est pas rare alors de rencontrer des urines qui en solution acidulée par l'acide azotique se troublent à peine par l'addition de nitrate d'argent. M. Mehu considère cette absence du chlorure de sodium comme le signe d'une mort prochaine.

Dans les fièvres intermittentes, l'élimination du chlorure de sodium est diminuée, tout en éprouvant une légère augmentation dans la période qui suit un accès.

Dans les maladies chroniques, l'élimination du sel marin suit ordinairement le ralentissement des autres fonctions; il n'y a d'exception que dans les cas de diurèse abondante, diabète et hydropisie.

En résumé, dans les affections aiguës, une diminution dans la quantité de chlorure de sodium indique une aggravation, et une suppression à peu près complète est un pronostic excessivement grave; l'augmentation de cet élément a une signification inverse.

Dans les maladies chroniques, l'évaluation de la quantité de chlorures éliminés donne une idée assez exacte de la manière dont s'effectue l'alimentation.

Acide sulfurique et sulfates.

L'acide sulfurique existe dans l'économie combiné à la potasse et à la soude (et peut-être à la magnésie). On le rencontre donc dans l'urine, et, comme les deux sulfates peuvent exister en proportion presque égale, on exprime tout en acide sulfurique, sans faire de distinction.

Caractères et propriétés. — Les sulfates qui existent dans l'urine sont tous solubles et nous pouvons les caractériser de la manière suivante.

Ils donnent avec un sel soluble de baryte, *azotate* ou *chlorure*, un précipité blanc très dense de *sulfate de baryte*, insoluble dans un excès d'acide chlorhydrique ou azotique.

Ces sulfates sont irréductibles par la chaleur seule; mais, en présence du charbon et d'un alcali caustique, ils donnent des sulfures que l'on met en évidence par le dégagement d'hydrogène sulfuré auquel ils donnent lieu lorsqu'on les traite par un acide.

L'acide sulfurique libre donne comme les sulfates un précipité avec les sels de baryte. On l'en différencie d'abord par sa réaction acide, et ensuite, si l'on évapore une liqueur qui contient cet acide après y avoir ajouté une substance organique telle que le *sucre*, l'*amidon*, la *dextrine*, le mélange devient brun lorsqu'on est arrivé à un degré suffisant de concentration, puis noir, par suite de carbonisation exercée par l'acide sulfurique sur la matière organique.

Dosage. — On peut doser l'acide sulfurique de deux manières : par pesée et par liqueurs titrées.

1º *Par pesée*. — On commence par ajouter à l'urine quelques gouttes d'acide chlorhydrique, afin de lui donner une réaction franchement acide, puis on la filtre. On en mesure alors 10 à 25 centimètres cubes dans une capsule ou un verre de Bohême, et on la porte peu à peu à l'ébullition; au moyen d'un tube effilé, on laisse alors tomber goutte à goutte une solution au dixième de chlorure de baryum, de façon à en mettre un excès, et cela *sans interrompre l'ébullition*. Dans ces conditions, le précipité de sulfate de baryte se rassemble facilement au fond du vase, et au bout d'une demi-heure le liquide surnageant est éclairci. On

décante d'abord le liquide clair et on le jette sur un petit
filtre Berzelius, puis on délaye le précipité dans l'eau distillée chaude et on le verse à son tour sur le filtre ; au
moyen d'une pissette (fig. 15), on le lave alors à l'eau distillée bouillante, jusqu'à ce qu'elle s'écoule sans réaction
acide et que le précipité soit devenu blanc. On dessèche
ensuite à l'étuve le filtre et son contenu. Après dessiccation, on détache le précipité et on le reçoit sur du papier
noir glacé ; puis dans une petite capsule de platine tarée

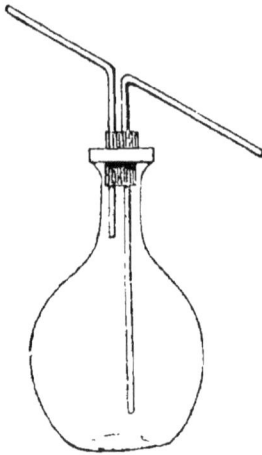

Fig. 15.

on brûle d'abord le filtre. Un peu
de sulfate de baryte est réduit pendant cette calcination : après refroidissement, on arrose le résidu avec
quelques gouttes d'acide azotique,
on chauffe au rouge sombre, et ensuite on ajoute une goutte d'acide
sulfurique et on chauffe de nouveau ; puis on joint le précipité de
sulfate de baryte mis en réserve et
on chauffe au rouge vif. Si après
refroidissement la masse n'est pas
suffisamment blanche, on l'arrose
avec un peu d'acide azotique, puis
ensuite sulfurique, et on calcine,
de façon à chasser tout l'excès de ce dernier acide.
100 grammes de sulfate de baryte correspondent à 60 gr. 85
de sulfate de soude desséché et 74 gr. 76 de sulfate de
potasse. Le poids de sulfate de baryte multiplié par 0,34335
donne la quantité d'acide sulfurique anhydre.

2° *Procédé volumétrique.* — Il est moins exact que le précédent, mais peut suffire pour des recherches cliniques. Ce
procédé consiste à verser dans un volume déterminé
d'urine une solution titrée de chlorure de baryum tant
qu'il se produit un précipité ; mais il n'y a pas de réaction
secondaire pour indiquer la fin de l'opération. Il faut

laisser déposer le précipité de sulfate de baryte et
s'assurer au moyen d'une solution de sulfate de potasse
ou de soude qu'on n'a pas employé un excès de chlorure
de baryum.

Solution titrée de chlorure de baryum. — On la prépare en pesant 30 gr. 5 de chlorure de baryum cristallisé
et desséché par compression entre deux feuilles de papier,
dans assez d'eau pour obtenir *un litre* de solution. Dans
ces conditions, 1 centimètre cube représente 1 centigramme d'acide sulfurique anhydre, et une division de
la burette 1 milligramme de cet acide.

On se sert comme témoin d'une solution à 1/100e de sulfate de potasse ou de soude.

On filtre l'urine non albumineuse, et on mesure 50 centimètres cubes dans une capsule ou un petit matras qu'on
peut chauffer au bain-marie ou à feu nu sur une toile
métallique ; on y ajoute 2 0/0 environ d'acide chlorhydrique,
et l'on chauffe. Au moyen d'une burette chlorométrique, on
y verse goutte à goutte la solution titrée de chlorure de
baryum. Chaque goutte produit en tombant un précipité
de moins en moins abondant ; quand on croit approcher de
la fin de l'opération, on laisse reposer, et avec une baguette
de verre on dépose une goutte de la liqueur sur une plaque de verre dont la face opposée est garnie d'un vernis
noir ou de noir de fumée ; puis avec une autre baguette on
dépose à côté une goutte de la solution de sulfate de potasse, et on les mélange ; tant qu'il ne se produit pas de
précipité blanc, c'est que l'urine ne contient pas un excès
de chlorure de baryum et par conséquent renferme encore
des sulfates ; on continue alors l'affusion de la liqueur titrée
de chlorure de baryum jusqu'à obtention du précipité sur
la plaque de verre. Il faut faire deux essais ; le premier
sert de guide et indique approximativement la quantité de
solution titrée de chlorure de baryum qu'il faut verser
pour précipiter tout l'acide sulfurique.

7.

On recommence alors un second essai avec 50 centimètres d'urine, et on verse goutte à goutte la solution barytique lorsqu'on est arrivé au volume indiqué par le premier essai. Lorsqu'on obtient avec les gouttes d'essai un précipité suffisamment net de sulfate de baryte on arrête l'affusion et on note la quantité de chlorure de baryum employée; on ajoute alors dans le matras 50 centimètres cubes d'urine filtrée; de cette manière, si l'on a trop ajouté de chlorure de baryum pour le premier essai, cet excès servira pour le deuxième. Dans une opération bien faite, on doit employer en second lieu une quantité de solution exactement double de la première. Le nombre de centimètres cubes employés indique la quantité de centigrammes d'acide contenus dans la prise d'essai, soit ici dans 100 centimètres cubes; il suffit de multiplier ensuite par le volume des vingt-quatre heures pour obtenir la quantité éliminée pendant ce temps.

Physiologie et pathologie. — Les sulfates que l'on rencontre dans l'urine proviennent de ceux que contiennent les aliments, et aussi de l'oxydation du soufre et des composés sulfurés qu'ils renferment.

Bon nombre de matières, l'albumine par exemple, renferment une assez forte proportion de soufre.

Vogel, d'après un grand nombre de déterminations, fixe à 1,50-2,50 la proportion d'acide sulfurique éliminée dans les vingt-quatre heures par un adulte en bonne santé. Il résulte de mes déterminations que cette quantité est un peu trop faible, et qu'il faut prendre comme moyenne inférieure son chiffre le plus élevé, et admettre qu'un adulte en bonne santé élimine en moyenne 3 grammes d'acide sulfurique par jour.

La quantité d'acide sulfurique que l'on trouve dans l'urine des vingt-quatre heures dépend beaucoup de la quantité de sulfates ou de soufre contenu dans les aliments. L'élimination des sulfates se fait très rapidement.

On retrouve l'acide sulfurique provenant du sulfate de magnésie ou du soufre, une heure à peine après l'ingestion de ces substances. On constate une augmentation des sulfates après une alimentation animalisée. Les matières protéiques, l'albumine renferment en effet du soufre : ces matériaux étant en même temps azotés, il y a aussi augmentation de l'urée ; il en résulte que les variations de l'urée et des sulfates se suivent. Les sulfates diminuent dans l'urine sous l'influence d'un régime végétal, exception faite pour les crucifères (*choux*, *radis*, etc.), et toutes les plantes riches en soufre.

On ne possède presque aucune donnée sur la variation des sulfates sous les influences pathologiques. Rabuteau pense qu'ils augmentent comme l'*urée* dans les affections fébriles.

Dosage du soufre total. — Tout le soufre contenu dans l'urine n'existe pas sous forme de sulfates, il y a la cystine qui en renferme. Dans certains cas, il peut être intéressant de doser le soufre total. Pour cela, il est nécessaire de faire deux déterminations :

1° On commence par doser l'acide sulfurique par pesée, en suivant la méthode que j'ai indiquée.

2° Puis on dose le soufre total de la manière suivante. Dans une capsule d'argent, on évapore au bain-marie un volume connu d'urine, par exemple 25 centimètres cubes, à laquelle on a ajouté environ 4 grammes d'azotate de potasse ; quand il ne reste plus de liquide, on ajoute 3 à 4 grammes d'hydrate de potasse bien pure et on chauffe avec précaution sur une lampe à alcool de manière à obtenir la fusion de la masse : on remue avec un fil d'argent ; si le liquide ne s'éclaircit pas, on projette de petits fragments d'azotate de potasse. L'opération est finie quand le liquide est devenu parfaitement limpide : la matière organique est détruite. On laisse alors refroidir, puis on dissout dans un excès d'acide chlorhydrique et on dose les sulfates par le chlorure de baryum.

La calcination avec l'hydrate et l'azotate de potasse a transformé tout le soufre et composés sulfurés en sulfate ; on obtient donc dans ce second dosage un poids supérieur au premier.

La différence donne la proportion du soufre contenu dans l'urine sous un état autre que celui d'acide sulfurique.

Acide phosphorique et phosphates. — Il n'existe pas dans la nature beaucoup de corps qui jouent un rôle plus considérable que l'acide phosphorique ; on le rencontre dans tous les liquides de l'économie : il forme la base des os à l'état de phosphate de chaux.

Chimie. — Par la combustion vive du phosphore, on obtient l'acide phosphorique anhydre PhO^5, lequel, étant tribasique, peut se combiner à 1, 2, 3 molécules d'eau, pour former :

L'acide métaphosphorique..... PhO^5,HO
L'acide pyrophosphorique..... $PhO^5,2HO$
L'acide phosphorique ordinaire,
   normal ou trihydraté....... $PhO^5,3HO$

Un phosphate normal doit contenir 3 équivalents de base ; cette base peut être remplacée par de l'eau, et l'on obtient alors les sels correspondant aux trois acides que nous venons de nommer.

En prenant comme point de départ l'acide phosphorique anhydre PhO^5, on peut, en le mettant en contact avec l'eau, le faire passer à l'état d'acide métaphosphorique PhO^5,HO, qui coagule l'albumine, précipite en blanc le nitrate d'argent, et précipite également le chlorure de baryum. Cet acide, par une courte ébullition avec de l'eau ou un long contact à froid, absorbe un nouvel équivalent d'eau et devient *acide pyrophosphorique* $PhO^5,2HO$, qui ne précipite pas l'albumine ni le chlorure de baryum, mais précipite encore en *blanc* le nitrate d'argent ; enfin ce dernier acide, par une ébullition prolongée avec de l'eau ou un très long contact à froid, absorbe encore un équivalent et devient *acide phosphorique normal* $PhO^5,3HO$, qui ne coagule plus l'albumine et précipite le nitrate d'argent en *jaune*.

En prenant maintenant ce dernier acide $PhO^5,3HO$ pour point de départ, on peut lui faire perdre successivement deux équivalents d'eau et lui faire éprouver une régression jusqu'à l'état d'acide métaphosphorique PhO^5,HO. Nous aurons souvent occasion d'appliquer ces transformations, qui se produisent également avec les sels.

L'acide phosphorique existe dans l'urine à l'état de phosphate alcalin (potasse et soude) et de phosphate terreux (chaux et magnésie) ; ce sont les seuls sels qui nous intéressent.

Phosphate de soude. — Celui qui existe dans l'urine a pour formule $2NaO,HO,PhO^5 + 24HO$; il contient donc comme base 2 équivalents de soude et 1 d'eau ; ce sel est très soluble dans l'eau et offre une réaction alcaline bien qu'il soit *neutre* au point de vue chimique. A cause de cette réaction, ce sel se comporte souvent comme un alcali libre ; il dissout l'iode, attire l'acide carbonique de l'air, et dans ce cas peut même arriver à présenter une réaction acide.

Il peut, suivant les conditions, cristalliser avec 3 quantités d'eau différentes, 15, 24 et 26 équivalents. Il perd facilement cette eau et s'effleurit à l'air.

Nous avons vu que l'acide urique lui enlève facilement une partie de sa base et le fait passer à l'état de phosphate acide, tandis qu'il se change lui-même en urate de soude ; ce fait est analogue à celui qui se passe avec l'acide carbonique.

Par l'action de la chaleur rouge, ce sel se change en pyrophosphate de soude.

Le *phosphate de potasse* n'offre pas grand intérêt ; il existe en petite proportion à côté du phosphate de soude, pré-

sente les mêmes réactions et les mêmes propriétés que ce
dernier ; il s'en différencie par les réactions propres de sels
de potasse.

Signalons ici un sel qui n'existe pas dans l'urine normale, mais qui prend naissance toutes les fois que l'urée en
se décomposant fournit de l'ammoniaque. Dans l'urine
normale, il existe d'abord du *phosphate neutre de soude* ; par
suite de la présence de l'*acide urique*, ce sel est transformé en *phosphate acide* ; puis, lorsqu'il se produit de l'*ammoniaque*, ce *phosphate acide* en absorbe et se transforme
en *phosphate double de soude et d'ammoniaque* NaO,AzH^3,
$HO,PhO^5 + aq.$

Les phosphates neutres de soude et de potasse sont donc
les sels primitifs de l'urine normale ; le phosphate acide qui
s'y trouve prend naissance par suite d'une réaction secondaire qui s'effectue dans l'économie même.

A part ces phosphates, qui sont solubles, on rencontre
également dans l'urine des phosphates terreux (chaux et
magnésie). Ces phosphates ne sont pas, comme les précédents, des phosphates bibasiques, mais bien des phosphates
normaux, à trois équivalents de base ; ils sont insolubles
et n'existent en dissolution dans l'urine qu'à la faveur de
la réaction acide de ce liquide et de l'acide carbonique ;
aussi sont-ils précipités toutes les fois que la réaction acide
de l'urine vient à disparaître soit spontanément (par suite
de la décomposition de l'urée), soit lorsqu'on vient à la
neutraliser par un addition d'alcali. (Voir à *Acidité de
l'urine*, page 37.)

Phosphates de chaux. — Les deux phosphates de chaux
que l'on rencontre dans l'urine, soit à l'état de dissolution,
soit à l'état de sédiments, sont :

1° Le phosphate tribasique de chaux (des os) $3CaO,PhO^5$.

2° Le phosphate bicalcique ou bibasique $2CaO,HO,PhO^5$.

Le premier est insoluble et se présente sous forme
d'une poudre blanche amorphe ; mais il se dissout avec

facilité dans tous les acides, même carbonique, et c'est ce
qui explique sa présence dans l'urine normale.

Le *phosphate bicalcique* ou phosphate neutre correspond
au phosphate neutre de soude : il est blanc, *cristallin*, à
peu près insoluble dans l'eau ; mais il se dissout facilement à la faveur des acides, même de l'acide carbonique.
On l'obtient artificiellement en précipitant le chlorure
de calcium par le phosphate bisodique. On le rencontre
dans les urines riches en phosphates et offrant une réaction peu acide ; il suffit alors de chauffer légèrement ces
urines pour déterminer le départ de l'acide carbonique
et la précipitation de ce phosphate de chaux, qui se rassemble en un dépôt floconneux. On ne peut le confondre
avec l'albumine, car il rentre en solution si l'on ajoute quelques gouttes d'acide dans l'urine, et du reste il est cristallin.

Phosphate de magnésie. — Il y a trois phosphates de magnésie. Le phosphate tribasique $3MgO,PhO^5$ est, comme
celui de chaux, tout à fait insoluble, et n'est maintenu en dissolution dans l'urine qu'à la faveur des acides. Le phosphate
bi-magnésique doit se rencontrer également dans l'urine.

Il existe enfin un autre phosphate que l'on rencontre
très fréquemment dans l'urine, mais qui prend naissance
par suite de l'altération spontanée de ce liquide : je veux
parler du *phosphate ammoniaco-magnésien* ou *phosphate
triple*. Il se forme de la même manière et pour la même
cause que les *phosphates de soude* et *d'ammoniaque*; mais,
comme il est tout à fait insoluble, il est bien plus facile de
constater sa présence, puisqu'il fait toujours partie des
sédiments.

Nous en parlerons du reste avec détails en traitant des
sédiments.

**Réactions générales et caractères particuliers des
phosphates**. — L'acide phosphorique contenu dans l'urine
existe sous quatre formes différentes :

1° Deux phosphates alcalins (potasse et soude), solubles et non précipitables par les alcalis ;

2° Deux phosphates terreux (chaux et magnésie) insolubles par eux-mêmes, rendus solubles à la faveur des acides et précipitables par les alcalis.

Sous ces quatre formes, l'acide phosphorique possède des réactions propres et caractéristiques qui sont les suivantes. Les solutions des phosphates *neutres* ou *alcalins* donnent avec le chlorure de baryum un précipité blanc soluble dans l'acide chlorhydrique, azotique et acétique, très peu dans le chlorhydrate d'ammoniaque. Toute solution de phosphate dans laquelle on ajoute du *chlorhydrate d'ammoniaque*, du *sulfate de magnésie* et enfin de l'*ammoniaque* donne un précipité blanc cristallin et tout à fait caractéristique de *phosphate ammoniaco-magnésien*, soluble dans les acides. Toute solution *neutre* de phosphate ou qui ne contient pas d'autre acide libre que l'acide acétique donne avec le *perchlorure de fer* un précipité blanc jaunâtre gélatineux de phosphate de peroxyde de fer, insoluble dans l'acide acétique et soluble dans les acides minéraux. Si la solution renferme un acide minéral libre, il faut d'abord la neutraliser avec quelques gouttes d'une solution de potasse pure, puis ajouter de l'acide acétique jusqu'à réaction acide. On fait alors la réaction ; mais il faut bien veiller à ne pas verser un excès de perchlorure de fer ; car il se formerait alors une coloration rouge intense d'acétate de peroxyde de fer, lequel dissout un peu le *phosphate de fer* et diminue dès lors la sensibilité de la réaction.

Tout phosphate soluble ou solution de phosphate dans l'acide azotique ou chlorhydrique additionnée d'une quantité suffisante de *molybdate d'ammoniaque* donne une coloration jaune pour des traces et un précipité jaune, pour peu que la proportion d'acide phosphorique soit sensible ; il est souvent bon de chauffer, pour hâter la formation du précipité ; la coloration jaune disparaît alors, mais elle revient par refroidissement. Cette réaction est très sensible ; il se forme du *phospho-molybdate d'ammoniaque*. On obtient la solution de molybdate d'ammoniaque en dissolvant 1 gramme de ce sel dans 4 grammes d'ammoniaque et ajoutant ensuite 15 grammes d'acide azotique pur. Cette solution doit être incolore et transparente ; on la sépare par décantation du précipité qui peu à peu s'y forme par un repos de quelques jours. Elle est alors propre pour la recherche de l'acide phosphorique.

Enfin une solution *neutre* de phosphates, ou ne renfermant pas d'autre acide libre que l'*acide acétique*, donne avec l'*azotate d'urane* un précipité jaune, insoluble dans l'acide acétique, soluble dans les acides minéraux. Ce précipité contient de l'ammoniaque si la liqueur renferme cet alcali.

L'acide arsénique donne lieu à un précipité avec le *molybdate d'ammoniaque*, et il existe également un *arséniate ammoniaco-magnésien* ; mais, comme il n'y a pas d'acide arsénique dans l'urine, nous n'avons pas à nous préoccuper de cette similitude de réactions.

Pour caractériser les diverses bases auxquelles est combiné l'acide phosphorique, c'est-à-dire la *potasse*, *soude*, *chaux*, *magnésie*, nous renvoyons le lecteur à ces mots.

Séparation des phosphates alcalins et des phosphates terreux. — On se souvient que les premiers sont les seuls solubles par eux-mêmes et non précipitables par les alcalis ; les seconds ne sont dissous qu'à la faveur de l'acidité de l'urine. Si donc on verse dans une urine assez d'ammoniaque pour la neutraliser et même on peut ajouter un excès, on précipite le phosphate de magnésie et le phosphate de chaux. Le liquide filtré retient en dissolution les phosphates alcalins ; on peut les caractériser par les réactions que nous venons d'indiquer et mettre en évidence la *potasse* par l'*acide tartrique*, l'*acide picrique* ou le *bi-chlorure de platine* ; la soude n'a que des réactions négatives et colore en jaune la flamme du chalumeau. Le précipité retenu par le filtre est constitué par un mélange de *phosphate de chaux* et de *phosphate de magnésie*. On le redissout dans l'acide acétique et on y caractérise l'*acide phosphorique*, puis la *chaux* et la *magnésie*. (Voir à ces mots.)

Dosage de l'acide phosphorique. — Deux questions peuvent être posées :

1° Dosage de l'acide phosphorique total ;

2° Dosage séparé de l'acide phosphorique combiné aux alcalis (soude et potasse) et aux terres (chaux et magnésie).

Dans ce dernier cas, il suffit de faire deux opérations :

On dose l'acide phosphorique total comme nous allons l'indiquer ; puis on sépare les phosphates terreux par l'ammoniaque ; on redissout le précipité dans l'acide acétique et on y dose de nouveau l'acide phosphorique : on a donc directement celui qui est combiné aux phosphates terreux, et par différence celui qui existait à l'état de phosphates alcalins.

La première précaution à prendre lorsqu'on veut faire un dosage de phosphates est de s'assurer que l'urine offre une réaction très franchement acide. Dans le cas contraire, on y verse de l'acide acétique de manière à maintenir en solution les phosphates terreux précipités, puis on filtre.

Lorsqu'on veut doser l'acide phosphorique dans un sédiment, un calcul, on le pulvérise et on le dissout dans l'acide chlorhydrique. On filtre. Si la liqueur ne doit pas renfermer d'acide minéral libre, on neutralise par l'ammoniaque et on ajoute ensuite de l'acide acétique.

De toute manière, on obtient une solution dans laquelle on peut doser l'acide phosphorique de deux manières : par pesée ou par liqueurs titrées.

1° *Par pesée.* — Précipitation à l'état de *phosphate ammoniaco-magnésien.*

On prépare et on conserve par l'usage une liqueur de

sulfate de magnésie ammoniacale d'après la formule suivante :

Chlorhydrate d'ammoniaque......	30 gr.
Sulfate de magnésie.............	30
Eau distillée...................	120
Ammoniaque liquide............	100

Dissolvez : laissez déposer ; puis décantez et conservez dans un flacon bouché à l'émeri.

On verse dans un vase à précipiter qui peut être couvert avec une plaque de verre, 25 à 50 centimètres cubes d'urine filtrée : on ajoute alors la solution de sulfate de magnésie ammoniacale (environ la moitié du volume de l'urine), puis encore un peu d'ammoniaque, et on agite vivement, en ayant bien soin que l'agitateur ne touche pas les parois du vase ; car alors le phosphate ammoniaco-magnésien adhérerait en cet endroit avec une énergie telle qu'il serait difficile de le détacher. On *couvre* le vase avec une plaque de verre, et on laisse reposer vingt-quatre heures. On décante alors le liquide sur un petit filtre sans plis, puis on y fait tomber la précipité de phosphate ammoniaco-magnésien, qu'au besoin on détache du vase avec une barbe de plume ou un tube de verre garni d'une bague de caoutchouc. On lave le précipité sur le filtre avec de l'eau légèrement ammoniacale, jusqu'à ce qu'une goutte du liquide évaporé ne laisse plus de résidu sur une lame de platine. On fait alors dessécher à l'étuve, on sépare le précipité du filtre que l'on incinère à part. Lorsque les cendres sont devenues blanches, on ajoute le précipité et on chauffe graduellement jusqu'au rouge vif de façon à le convertir en *pyrophosphate de magnésie*. On pèse après refroidissement, et le poids du précipité multiplié par 0,6396 indique la quantité d'*acide phosphorique anhydre* contenu dans la prise d'essai.

L'incinération du phosphate ammoniaco-magnésien est

très longue ; on peut l'abréger en ajoutant peu à peu et avec précaution une petite quantité d'azotate d'ammoniaque.

Dosage par liqueurs titrées. — Lorsque dans une dissolution acétique d'un phosphate on verse goutte à goutte une solution d'*azotate d'urane*, il se produit un précipité de phosphate d'urane. Ce précipité ne se déposant pas facilement, il faut trouver un moyen de s'assurer si l'on n'a pas versé un excès de solution uranique. Comme témoin, on se sert de *ferrocyanure de potassium*. Ce sel donne avec les solutions d'urane un précipité brun rouge et avec les solutions étendues une coloration brun rouge caractéristique. Cette réaction est très sensible. D'autre part le précipité de *phosphate d'urane* est insoluble dans l'acide acétique et soluble dans les acides minéraux. Les acétates alcalins (potasse et soude) empêchent cette dissolution dans les acides minéraux et même en précipitent ce sel lorsqu'il est dissous. C'est pour cette raison qu'on opérera toujours la précipitation de l'acide phosphorique par l'azotate d'urane dans une liqueur qui contiendra de l'acétate de soude.

Préparation des liqueurs. — *Liqueur normale de phosphate.* -- Au lieu de phosphate de soude, on doit, d'après M. Joulie, donner la préférence au *phosphate acide d'ammoniaque* $AzH^4O,2HO,Pho^5$, qui ne contient pas d'eau de cristallisation et peut être desséché à 100° sans altération. Il fait la solution au titre suivant :

Phosphate acide d'ammoniaque sec.	3 gr. 087
Eau distillée Q. S. pour.........	1000 c. c.

Cette quantité de sel représente 2 grammes d'acide phosphorique. 50 centimètres cubes de la solution contiennent 0 gr. 1 d'acide phosphorique.

Solution d'acétate de soude (Joulie).

Acétate de soude cristallisé pur....	100 gr.
Acide acétique cristallisable........	50 c. c.
Eau Q. S. pour faire............	1000 c. c. .

Il suffit d'employer 5 centimètres cubes de cette solution (contenant 0 gr. 50 d'acétate de soude) pour 50 centimètres d'urine.

Solution d'azotate d'urane. — On prend 40 grammes d'azotate d'urane cristallisé que l'on place dans une carafe jaugée 1 litre, avec environ 5 à 600 centimètres cubes d'eau ; après dissolution, on ajoute de l'ammoniaque jusqu'à obtention d'un trouble persistant ; on fait disparaître ce trouble en ajoutant quelques gouttes d'acide acétique, puis on complète le volume d'un litre avec de l'eau distillée. On laisse en repos la solution ainsi obtenue ; au bout de quelques jours, elle se trouble et laisse déposer de faibles quantités de phosphate d'urane (par suite d'impuretés renfermées dans l'azotate). On décante et l'on conserve en flacons bien bouchés.

Solution de ferrocyanure de potassium.

Ferrocyanure de potassium...... 10 grammes.
Eau distillée.................. 90

Détermination du titre de la solution d'urane. — On mesure, dans une capsule ou un vase de verre pouvant aller sur le feu, 50 centimètres cubes de la solution normale de phosphate ; on y ajoute 5 centimètres cubes de la solution d'acétate de soude, et on porte à l'ébullition. On y verse alors goutte à goutte la solution d'urane au moyen d'une burette divisée en centimètres cubes et dixièmes de centimètre cube. Lorsque le précipité produit devient moins abondant, on dépose une goutte de la liqueur sur une soucoupe de porcelaine et on la touche avec une baguette trempée dans la solution de ferrocyanure de potassium, et cela jusqu'à ce que l'on obtienne nettement la coloration rouge qui indique que l'on a versé un excès de solution d'urane ; on recommence plusieurs fois cet essai, et finalement le nombre de divisions de solution uranique

employée représente 0 *gr.* 10 *d'acide phosphorique.* Par
exemple il a fallu, pour précipiter tout l'acide phosphorique
de la prise d'essai, employer 22 centimètres cubes. On
pose :

$$22 \text{ centimètres représentent} \ldots \ldots \quad 0,10$$
$$1 \quad \quad - \quad \quad \ldots \ldots \quad x$$
d'où $\quad x = \ldots \ldots \ldots \ldots \ldots \ldots \quad 0,004545$

Ainsi chaque centimètre cube de la liqueur représente
4 milligrammes 545 d'acide phosphorique ; on écrit ce titre
sur le flacon.

Essai avec l'urine. — On place dans le même vase
50 centimètres cubes d'urine filtrée ; on y ajoute 5 centimètres cubes de la solution d'acétate de soude et on porte
à l'ébullition : on y verse alors goutte à goutte la solution
titrée d'urane, jusqu'à ce qu'une goutte donne la coloration rouge avec le ferrocyanure de potassium. On lit alors
le nombre de centimètres cubes de liqueur d'urane qu'il
a fallu employer pour obtenir ce résultat, et on le multiplie par le titre de la solution.

Par exemple, s'il a fallu pour 50 centimètres cubes
d'urine employer 28 centimètres cubes de solution uranique, on en conclut que ces 50 centimètres cubes d'urine
contiennent 0 gr. 004545 × 28 ou 0 gr. 127 d'acide phosphorique et en passant au litre 2 gr. 54.

Le procédé est rapide et présente une exactitude bien
suffisante pour les essais cliniques. — On peut du reste le
rendre tout aussi exact que la méthode par pesée en opérant de la manière suivante.

On précipite d'abord l'acide phosphorique de l'urine à
l'état de phosphate ammoniaco-magnésien (page 127) ; puis
ce précipité est, après lavage, dissous dans une quantité
strictement nécessaire d'acide azotique. Pour enlever l'excès de cet acide qu'on aurait pu ajouter, on verse un peu

d'ammoniaque et on dissout le trouble fourni par l'addition d'acide acétique. On filtre et on dose directement
l'acide phosphorique au moyen de la liqueur d'urane.

Physiologie et pathologie. — La quantité d'acide phosphorique *total* éliminé dans les vingt-quatre heures par un
adulte dans les conditions de vie et de régime normal est
de 2 à 3 grammes (moyenne 2,50), dont les deux tiers à
l'état de phosphate alcalin (soude et potasse).

La proportion d'acide phosphorique augmente dans
l'urine après l'ingestion des phosphates et des substances
qui en renferment; elle devient moins abondante pendant
l'abstinence, mais ne disparait jamais complètement. Assez
souvent, on observe pendant longtemps une élimination
exagérée de phosphates accompagnée d'un ensemble de
symptômes qui ont été étudiés avec soin par le Dr Tessier
dans une thèse remarquable à laquelle nous empruntons
ce qui suit, et désignés sous le nom de *diabète phosphatique, phosphaturie*. Cet état morbide est accompagné de
troubles fonctionnels du système nerveux, d'accidents pul-
monaires.

Les symptômes principaux du diabète phosphatique sont
l'élimination exagérée de phosphates (phosphaturie), la polyurie, la polydipsie, l'amaigrissement, les troubles de la
vue, les douleurs rhumatoïdes.

Les symptômes secondaires sont la sécheresse de la
peau, la boulimie, les éruptions.

Le Dr Tessier considère le diabète phosphatique comme
symptomatique de la tuberculose, ou l'indice d'un diabète
sucré latent; dans tous les cas, il indique toujours un trouble profond de la nutrition générale.

La phosphaturie a des rapports très importants avec les
affections chirurgicales. M. le professeur Verneuil a recueilli des observations fort intéressantes sur ce sujet;
elle retarderait la consolidation du cal dans les fractures
et joue un rôle dans la production de la cataracte.

L'élimination des phosphates est plus active dans la phthisie pulmonaire, la pseudo-chlorose, les affections du système nerveux et le rhumatisme chronique ; elle diminue dans la chlorose vraie et habituellement dans le cours des maladies aiguës (Tessier, *loc. citat.*).

Acide silicique ou silice. — La silice n'existe qu'en proportion excessivement faible dans l'urine ; elle est introduite dans l'économie surtout par une alimentation végétale. Il ne faut pas oublier que la silice n'est pas entièrement insoluble dans l'eau et même qu'elle se dissout assez facilement en présence des alcalis. La quantité éliminée dans les 24 heures varie de 2 à 3 centigrammes.

Pour constater la présence de la silice dans l'urine, il faut opérer sur une assez grande quantité, au moins un litre de ce liquide. On l'évapore à siccité, puis on incinère le résidu. On traite les cendres obtenues par l'acide chlorhydrique, on évapore à siccité et on chauffe ensuite vers 150 degrés pour rendre la *silice insoluble*. Après refroidissement, on traite par l'eau distillée, qui dissout tout sauf la silice, on décante et on fait dessécher. On peut purifier la silice ainsi obtenue en la faisant fondre avec du carbonate de soude pur ; on dissout dans de l'acide chlorhydrique, on évapore à siccité, et on chauffe à 150 degrés. La silice, d'abord mise en liberté par l'acide, devient insoluble ; on traite alors par l'eau, et elle reste indissoute ; on dessèche et l'on pèse.

Acide azotique. — On trouve dans l'urine des traces d'azotates provenant de l'alimentation ; ces azotates passent à l'état d'azotites, lorsque l'urine entre en putréfaction. Leur recherche n'a aucune espèce d'importance au point de vue clinique.

Pour constater leur présence, il suffit d'ajouter un peu de potasse à l'urine et de l'évaporer à siccité. On calcine ensuite, et le résidu, chauffé avec de l'acide sulfurique, dégage (en présence des chlorures de l'urine) des vapeurs

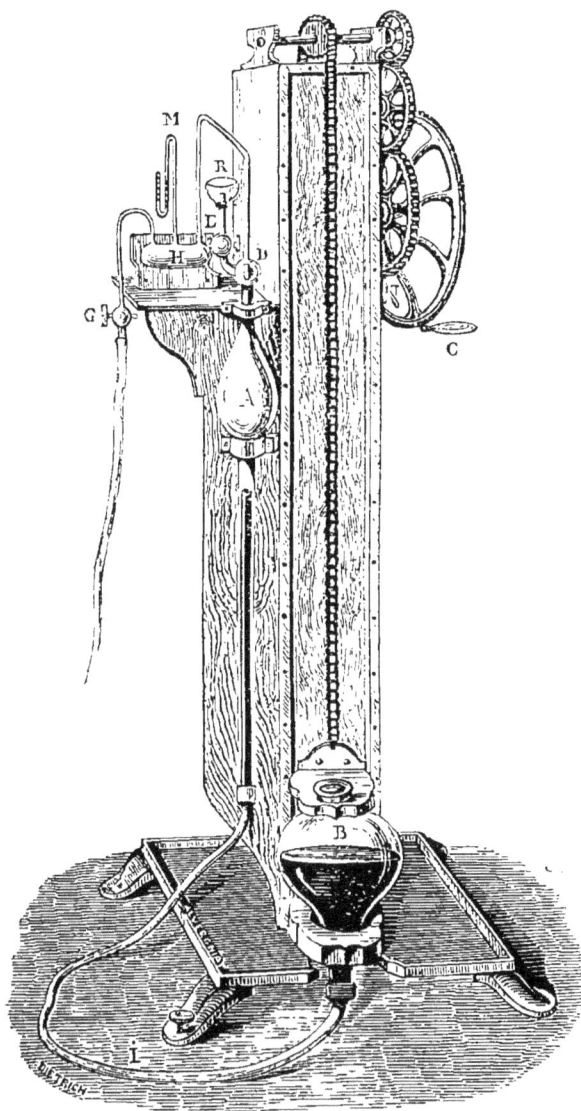

Fig. 16. — Machine pneumatique à mercure.

nitreuses qui colorent en bleu le papier ioduré amidonné.

Gaz de l'urine. — L'urine renferme toujours des gaz en dissolution. Les 4/5 de ces gaz sont constitués par l'acide carbonique, le 1/6 par de l'oxygène, et le reste de l'azote.

Le plus important de ces gaz est l'acide carbonique parce que c'est lui qui maintient en partie les phosphates terreux en dissolution dans l'urine; nous avons vu que le départ de ce gaz amène la précipitation de ces phosphate.

Pour extraire et doser l'acide carbonique de l'urine, on enferme dans un ballon un volume connu d'urine, par exemple 500 centimètres cubes, et on met en communication avec une machine pneumatique à mercure au moyen de laquelle on peut faire le vide (fig. 16); on interpose sur le trajet un tube à boules qui contient de l'eau de baryte.

Tout l'acide carbonique est retenu et précipité à l'état de carbonate de baryte; on recueille ce dernier, et après lavage et dessiccation on le pèse. Son poids, multiplié par 0,2232, donne celui de l'acide carbonique contenu dans la prise d'essai.

Bases. — Les bases que l'on rencontre dans l'urine, avec lesquelles sont combinés les acides minéraux et organiques dont nous avons parlé, sont les suivantes : *chaux, magnésie, potasse, soude, fer*. L'ammoniaque ne peut être considérée comme existant normalement dans l'urine.

Les plus importants de ces corps sont la *chaux* et la *magnésie*. Elles existent presque en totalité à l'état de *phosphates*, mais dans certains cas on les rencontre à l'état de *sulfates*, *urates* et même *oxalates* (anormal); il devient alors nécessaire de doser ces sels séparément. On détermine chaux totale, puis d'un côté l'acide phosphorique et de l'autre l'acide oxalique; on partage ensuite proportionnellement aux équivalents.

Les caractères particuliers des sels de magnésie et de chaux qui nous intéressent sont les suivants :

Sels de chaux. — Sont solubles : l'*acétate*, l'*azotate*, le *chlorure*, insolubles : le *sulfate*, l'*oxalate* et le *phosphate*.

Les *carbonates alcalins* et *alcalis* précipitent la chaux de ses dissolutions salines.

L'*acide sulfurique* et les *sulfates* donnent dans les solutions *concentrées* de sels de chaux, un précipité blanc de *sulfate de chaux* soluble dans les acides et dans une grande quantité d'eau.

Enfin, et cette réaction est caractéristique, l'*oxalate d'ammoniaque* donne, avec les solutions même très étendues de sels de chaux, un précipité blanc d'*oxalate de chaux* insoluble dans l'acide acétique et oxalique, fort soluble dans les acides minéraux. Il faut donc, toutes les fois que l'on veut faire usage de ce réactif, s'assurer que la liqueur ne contient aucun acide minéral libre, et dans ce cas saturer avec de l'ammoniaque, puis ajouter un léger excès d'acide acétique.

Sels de magnésie. — Sont solubles : les *acétate, azotate, chlorure, sulfate*; insolubles : *phosphate* et *oxalate* dans certaines conditions.

La *potasse*, la *soude* et leurs carbonates précipitent en blanc les sels de magnésie.

L'*ammoniaque* ne précipite pas complètement les solutions neutres et ne précipite pas les solutions acides; il se fait un sel double, sauf dans le cas où la liqueur contient de l'acide phosphorique ; il se fait alors du *phosphate ammoniaco-magnésien*.

Le carbonate d'ammoniaque ne précipite pas à froid les sels de magnésie ; à chaud, la précipitation est incomplète. La présence du chlorhydrate d'ammoniaque l'empêche entièrement. Le phosphate neutre de soude donne un précipité gélatineux de phosphate de magnésie; en présence des sels ammoniacaux, ce précipité est cristallisé, mais c'est alors du *phosphate ammoniaco-magnésien*, soluble dans les acides et insoluble dans l'ammoniaque; aussi la précipitation s'opère mieux en présence d'un excès de cette base.

L'acide *oxalique* ne précipite pas les sels de magnésie, mais l'*oxalate d'ammoniaque* les précipite en blanc ; toutefois, cette précipitation est empêchée par le *chlorhydrate d'ammoniaque*.

Pour doser la chaux et la magnésie dans l'urine, on se conforme à la marche suivante.

1° *Par pesée*. — On mesure dans un vase à précipiter 100 centimètres cubes d'urine filtrée ; puis, dans le but d'enlever les acides minéraux libres qui pourraient exister dans la liqueur et empêcher la précipitation complète, on ajoute goutte à goutte de l'ammoniaque, jusqu'à ce que les phosphates commencent à se précipiter. On verse alors de l'acide acétique, de manière à redissoudre ce précipité et à donner au liquide une réaction franchement acide. Dans cette urine, qui ne contient pas alors d'autre acide libre que l'acide acétique, on ajoute une solution d'*oxalate d'ammoniaque* en excès, on agite, et on laisse déposer 8 à 10 heures. Toute la chaux se trouve alors déposée à l'état d'*oxalate insoluble*, et la magnésie est restée en dissolution. On passe alors sur un petit filtre Berzelius, et même on peut commencer par décanter. Une fois le précipité d'oxalate de chaux réuni sur le filtre, on le lave avec un peu d'eau chaude pour entraîner l'eau mère ; la dernière goutte ne doit plus laisser de résidu à l'évaporation.

Tout le liquide filtré contient la magnésie ; on le conserve, pour le faire ensuite servir au dosage de cette substance. Le précipité d'oxalate de chaux est desséché à l'étuve, puis on le sépare du filtre et on incinère ce dernier à part, dans une capsule de platine tarée ; on y ajoute ensuite le précipité et on calcine de nouveau.

L'oxalate de chaux est décomposé par la chaleur et se transforme d'abord en *carbonate de chaux*, puis en *chaux caustique* ; la chaleur n'étant jamais suffisante pour déterminer *complètement* cette dernière transformation, il est préférable de peser à l'état de *carbonate*.

Pour cela, on arrose le résidu, après refroidissement, avec une solution saturée de *carbonate d'ammoniaque*, on évapore très lentement à siccité et en veillant bien à ce qu'il n'y ait pas de projection, puis on chauffe au rouge sombre sur la lampe à alcool. Il est prudent de recommencer une seconde fois ce traitement par le carbonate d'ammoniaque, afin que toute la chaux soit entièrement carbonatée. L'excès de carbonate d'ammoniaque disparaît par la chaleur, et l'on pèse le carbonate de chaux ; son poids multiplié par 0 gr. 56 donne celui de la chaux caustique.

Correction. — Lorsque la magnésie est assez abondante, l'oxalate de chaux en se précipitant en entraîne toujours un peu. Pour l'en priver, après l'avoir isolé par le filtre, on le redissout dans l'eau aiguisée d'acide chlorhydrique ; on sursature par un léger excès d'ammoniaque, et l'on redissout par l'acide acétique le précipité formé. On précipite alors une seconde fois par l'oxalate d'ammoniaque. Ce nouveau dépôt d'oxalate de chaux est débarrassé de magnésie, et celle-ci reste dans la liqueur. — On calcine alors le précipité et on termine comme nous venons d'indiquer.

Procédé volumétrique. — Lorsque, après avoir calciné le précipité d'oxalate de chaux, on a le résidu mixte de carbonate de chaux et de chaux caustique, on peut déterminer volumétriquement la quantité de chaux qu'il renferme.

Pour cela, il suffit de le dissoudre dans un poids connu d'acide azotique et de déterminer volumétriquement la quantité de cet acide qui a été saturée par la chaux.

Deux solutions sont nécessaires : une liqueur titrée d'acide azotique et une autre de soude caustique.

Solution titrée d'acide azotique. — On la prépare de telle manière que *un centimètre cube* représente environ *un* centigramme de chaux ; la burette étant divisée en dixièmes de centimètre cube, on obtient donc le milligramme.

Je donne la préférence à l'*acide azotique quadrihydraté* $AzO^5,4HO$, par cette raison qu'on l'obtient facilement à un degré de concentration *fixe* ; on en pèse 32 gr. 14 et on l'étend avec quantité d'eau suffisante pour faire un litre. Dans ces conditions, 1 centimètre cube doit être saturé par *un centigramme de chaux*, si toutefois l'acide est bien au degré de concentration voulu ; il est donc nécessaire de s'en assurer.

Pour cela, on dissout 18,92 de carbonate de soude préalablement calciné, pur et cristallisé, dans assez d'eau pour faire un volume d'un litre ; cette quantité est équivalente à 10 grammes de chaux caustique, et dès lors chaque centimètre cube correspond à *un centigramme de chaux*.

On place alors dans un matras 10 centimètres cubes de cette solution de soude (correspondant à 0 gr. 10 de chaux), et on la chauffe de façon à la porter à une légère ébullition ; on colore en bleu par l'addition de quelques gouttes de teinture de tournesol, puis on verse peu à peu la solution à titrer d'acide azotique ; on opère ainsi à l'ébullition pour déterminer le départ immédiat de l'acide carbonique, qui autrement ferait passer la couleur bleue du tournesol au rouge vineux et empêcherait de bien saisir la fin de la réaction. On cesse l'affusion d'acide azotique au moment où l'on a obtenu la coloration pelure d'oignon. On note la quantité de centimètres cubes d'acide azotique employé pour obtenir ce résultat, et cette quantité représente 10 centigrammes de chaux. On exprime ensuite le titre par rapport au centimètre cube et l'on inscrit ce titre sur le flacon.

Par exemple, 10 centimètres cubes de la solution titrée de carbonate de soude ont exigé 11 c. c. 2 d'acide azotique. Ces 10 centimètres cubes représentant 0,10 de chaux, on pose :

11 c. c. 2 d'AzO^5 correspondent à.... 0,10 de CaO

1 =.......................... 0,00893

Cette première opération nous apprend que 1 centimètre cube de l'acide azotique dilué correspond à 0 gr. 00893 de chaux, et par conséquent 10 centimètres cubes à 0 gr. 0893.

Il est encore nécessaire de préparer une solution très étendue de soude caustique qui servira à déterminer la quantité d'acide azotique saturée par le carbonate de chaux provenant de la calcination de l'oxalate. La solution de carbonate de soude dont nous avons fait usage pour titrer l'acide azotique pourrait à la rigueur servir ; mais il est bien plus commode d'en faire une autre de soude caustique, et cela parce qu'on peut opérer à froid, que l'alcali n'est pas carbonaté, et que l'on n'aura pas à tenir compte du dégagement d'acide carbonique.

Cette solution est assez étendue ; je la fais de la manière suivante :

> Soude caustique à l'alcool........... 14 gr. 28
> Eau distillée Q. S. pour faire un litre.

On détermine le titre exact de cette solution au moyen de l'acide azotique titré ; pour cela, on place dans un vase à précipiter 10 centimètres cubes de cet acide, on le rougit avec quelques gouttes de teinture de tournesol, et on y verse la solution de soude, jusqu'à ce que la couleur soit ramenée au bleu.

S'il a fallu pour cela employer 12 centimètres cubes ou 120 divisions, on note ce chiffre, et l'on sait dès lors que 1 c. c. 20 ou 12 divisions correspondent à 1 centimètre cube de l'acide azotique titré et par suite à 0 gr. 00893 de chaux.

Application à l'urine. — Après avoir précipité l'urine par l'oxalate d'ammoniaque, comme nous l'avons indiqué plus haut (p. 136), recueilli, lavé et calciné le précipité, qui est alors un mélange de *chaux caustique* et *carbonatée*, on le fait tomber dans un petit ballon contenant 10 centimètres cubes d'acide azotique titré : la dissolution a lieu avec

effervescence, on chauffe pour déterminer le départ de
l'acide carbonique. Si la quantité d'acide azotique n'est pas
suffisante, on en ajoute encore 10 centimètres cubes. La
dissolution s'effectue ; la chaux n'a pas saturé tout l'acide
azotique ; il faut déterminer ce qui reste d'acide libre. Pour
cela, on commence par colorer la liqueur avec quelques
gouttes de teinture de tournesol, puis on verse de la liqueur titrée de soude caustique, jusqu'à ce que la coloration soit ramenée au bleu ; on lit le nombre de divisions
employées, et l'opération est terminée. Il ne reste plus qu'à
calculer les résultats.

Supposons qu'on ait dissous dans 10 centimètres cubes
d'acide azotique titré le précipité de chaux provenant de
la précipitation de 50 centimètres cubes d'urine, et qu'il ait
fallu employer 56 divisions de liqueur de soude pour ramener le mélange au bleu. On est du reste averti que l'on
approche du point de saturation, parce que la chaux est
précipitée par la soude dès que celle-ci se trouve en
excès.

Nous savons que les 10 centimètres d'acide azotique
exigent 120 divisions de liqueur de soude pour être neu-
tralisés ; la chaux provenant des 50 centimètres d'urine a
donc saturé une quantité d'acide azotique correspondant à
120-56 ou 64 divisions.

Il ne reste plus qu'à poser la proportion suivante :

12 div. de soude correspondent à... 0,00893 de chaux.
64.............................. x
d'où $x =$............................. 0,0476
et en passant au litre............. 0,952

Dosage de la magnésie. — 1° *Par pesée.* — Les eaux mères
d'où l'on a séparé l'oxalate de chaux, les eaux de lavage
du précipité renferment toute la magnésie ; on y réunit les
eaux mères provenant de la seconde précipitation de l'oxa-

late de chaux (s'il était magnésifère), et l'on en sépare toute la magnésie à l'état de *phosphate ammoniaco-magnésien*. Pour cela, on ajoute au liquide du *chlorhydrate d'ammoniaque*, du *phosphate de soude*, et enfin un excès d'*ammoniaque*.

Le précipité de phosphate ammoniaco-magnésien est séparé par le filtre et traité comme nous avons indiqué au dosage de l'acide phosphorique (voir page 127); son poids, multiplié par 0 gr. 3604, donne celui de la magnésie.

2° *Procédé volumétrique.* — Au lieu de peser le phosphate ammoniaco-magnésien à l'état de pyro-phosphate de magnésie, on peut le dissoudre dans l'acide acétique et y doser l'acide phosphorique volumétriquement au moyen de la solution d'acétate d'urane (voir page 128). Le phosphate ammoniaco-magnésien est un sel bien défini. La quantité d'acide phosphorique indiquée par le dosage volumétrique est multipliée par 0,563. On a ainsi la porportion de magnésie ; on obtiendrait celle du phosphate de magnésie en multipliant par 1 gr. 563.

Physiologie et pathologie. — La *chaux* et la *magnésie* étant presque en totalité éliminées en combinaison avec l'acide phosphorique, leurs variations sont liées à celles de ce corps. Il résulte de mes déterminations personnelles que la quantité de ces substances éliminées en vingt-quatre heures par un adulte en bonne santé est la suivante :

Chaux.............	0 gr. 35 à 0 gr. 45
Magnésie.........	0 15 à 0 20

Potasse de soude. — Ces bases existent principalement à l'état de *phosphates* et de *chlorures*.

On peut, comme pour la *chaux* et la *magnésie*, les doser dans la même prise d'essai. On commence par préparer une liqueur alcaline de chlorure de baryum en mélangeant 1 volume d'une solution saturée de chlorure de baryum avec 2 volumes d'une solution de baryte caustique également saturée. Ce mélange est conservé dans un flacon bien bouché.

On prend 50 centimètres cubes d'urine filtrée, on évapore à siccité et on calcine le résidu avec précaution, pour obtenir des cendres blanches. On dissout ensuite le résidu dans l'eau distillée bouillante, en ajoutant quantité suffisante d'acide chlorhydrique ; on verse dans ce liquide de la solution de *chlorure de baryum alcaline*, tant qu'il se forme un précipité. On jette sur un filtre aussi petit que possible, et l'on sépare ainsi les *phosphates* et *sulfates terreux*. On lave avec soin ce précipité pour entraîner tous les sels solubles. Dans la liqueur filtrée, on ajoute alors de *l'ammoniaque,* puis du *carbonate d'ammoniaque* : il se produit un nouveau précipité que l'on sépare par le filtre et qu'on lave avec soin. La liqueur filtrée ne renferme plus que des *chlorures de potassium et de sodium*, plus l'excès des *sels ammoniacaux*. — On l'évapore avec précaution et au bain-marie dans une capsule tarée, de manière à éviter toute projection ; on chauffe ensuite au rouge sombre pour volatiliser les sels ammoniacaux ; il faut pour cette opération se servir de la lampe à alcool, afin d'éviter la volatilisation des chlorures. En pesant la capsule après refroidissement, on a le poids des *chlorures de potassium et de sodium ;* on les dose en bloc.

Pour les séparer, on dissout dans l'eau distillée bouillante et on sépare la potasse par le *bi-chlorure de platine*. On favorise la précipitation du *chlorure double de platine et de potassium* en étendant le liquide de son volume d'alcool à 90°. Après vingt-quatre heures de repos, le précipité est bien déposé ; on le recueille sur un petit filtre préalablement desséché à 100° et taré. On le lave à l'eau alcoolisée, puis on le dessèche à 100 et on le pèse. Ces pesées doivent être faites entre deux verres de montre. Le poids du précipité de *chlorure double de platine et de potassium* multiplié par 0,3031 donne celui du *chlorure de potassium*; par différence, on obtient celui du *chlorure de sodium*.

Pour obtenir la quantité de potasse et de soude, il suffit de multiplier par 0,6317 le poids du chlorure de potassium, et par 0,5302 celui du chlorure de sodium.

Fer. — Le fer, qui existe dans tous les liquides de l'économie, se rencontre également dans l'urine, mais en quantité très faible, de 2 à 4 milligrammes dans les vingt-quatre heures. Il est donc impossible de suivre cliniquement ses variations. Voici comment on peut facilement en constater la présence :

On incinère 100 à 200 centimètres cubes d'urine : on traite les cendres par l'eau aiguisée d'acide chlorhydrique, et on filtre. On caractérise alors le fer par les deux réactions suivantes :

1º Dans une partie de la liqueur, on ajoute quelques gouttes d'acide azotique et on fait bouillir ; cette opération a pour but de peroxyder le fer ; si l'on vient alors à y ajouter une petite quantité de *solution de sulfocyanure de potassium*, il se développe une coloration rouge sang caractéristique.

2º Dans une autre partie de la liqueur, on ajoute un peu de prussiate jaune de potasse ; il se fait alors un dépôt de bleu de Prusse ou tout au moins une coloration bleue. Il est bon, comme pour l'essai précédent, d'ajouter auparavant quelques gouttes d'acide azotique pour peroxyder le fer.

Si l'on voulait doser le fer, il faudrait opérer sur environ un litre d'urine, suivre la marche que nous venons d'indiquer, et doser volumétriquement au moyen d'une solution titrée de permanganate de potasse d'après le procédé de Margueritte. Ce dosage a peu d'importance et n'est point d'une application facile en clinique ; nous renvoyons le lecteur aux traités spéciaux.

Nous avons passé en revue tous les principaux éléments de nature organique ou minérale que l'on rencontre dans l'urine normale. Nous terminerons par un tableau résumant la composition de cette urine par litre et par vingt-quatre heures, en faisant remarquer que, chez la femme, le volume de l'urine des vingt-quatre heures étant inférieur à celui qu'on observe chez l'homme (11 à 1200 au lieu de 1400 centimètres cubes), il est nécessaire pour cette urine de diminuer un peu les chiffres.

COMPOSITION MOYENNE DE L'URINE NORMALE

Caractères généraux.

Volume des 24 heures. { Homme.	1,400 à 1,500 gr.	
{ Femme.	1,100 à 1,200	
Consistance....................	Fluide.	
Couleur.......................	Jaune ambré ou citrin.	
Aspect........................	Transparent.	
Dépôt........................	Nul ou floconn., peu abondant.	
Odeur........................	*Sui generis.*	
Réaction......................	Franchement acide.	
Densité.......................	1018 à 1022.	

	Par litre.	Par 24 heures.
Éléments organiques...........	26 à 27 gr.	36 à 35 gr.
Éléments minéraux............	8,5 à 10	12 à 14
Total des substances dissoutes..	34 à 37	48 à 52

Éléments organiques.

	Par litre.	Par 24 heures.
Urée............... { Homme.	18 à 24 gr.	25 à 38 gr.
{ Femme.	16 à 20	20 à 32
Acide urique.................	0,30 à 0,40	0,50 à 0,70
Acide hippurique.............	0,20 à 0,25	0,30 à 0,40
Créatine, créatinine	0,40 à 0,80	0,60 à 1,20

Éléments minéraux.

	Par litre.	Par 24 heures.
Acide chlorhydrique (chlore).....	4 à 5 gr.	6 à 8 gr.
Chlorure de sodium...........	6,6 à 8	10 à 12
Acide sulfurique..............	2	3
Acide phosphorique...........	1,66	2,50
Chaux.......................	0,20 à 0,30	0,35 à 0,45
Magnésie	0,10 à 0,13	0,15 à 0,20

LIVRE TROISIÈME

ÉLÉMENTS ANORMAUX

Les éléments anormaux que l'on rencontre dans l'urine sont de trois sortes : éléments de nature organique ; éléments de nature minérale ; éléments organisés.

Ces derniers constituent surtout les sédiments ; nous les étudierons ensuite.

I. — Éléments de nature organique.

CHAPITRE PREMIER

ALBUMINE

Il existe dans tous les liquides et humeurs de l'économie, ainsi que dans le suc des muscles, des matières azotées, dont la composition centésimale est très complexe et ayant de nombreux caractères communs. On les désigne sous le nom de *matières albuminoïdes*.

La formule de l'albumine n'est pas fixée ; elle répond à la composition centésimale suivante :

Carbone...............	53
Hydrogène.............	7
Azote.................	15,50
Oxygène...............	23
Soufre................	1,50
	100,00

L'albumine renferme en outre du phosphore environ 0,40 pour 100, mais non comme principe constituant.

Les diverses matières albuminoïdes, quelles que soient du reste les nuances qui les différencient, offrent toutes les caractères suivants, qu'on peut constater sur l'albumine extraite de l'urine.

Comme elles sont azotées, elles dégagent, lorsqu'on les incinère, une odeur de corne brûlée caractéristique. Pour constater d'une façon plus précise la présence de l'azote, il suffit de chauffer dans un tube un peu d'albumine avec une pastille de potasse caustique : il se dégage de l'ammoniaque, qui ramène au bleu le papier rouge de tournesol et donne des fumées blanches avec l'acide chlorhydrique.

On constate la présence du *soufre* en faisant bouillir un peu d'albumine avec une solution de soude caustique; il se forme du sulfure de sodium, et le liquide précipite en noir par l'addition d'un sel de plomb. On peut encore calciner un peu d'albumine avec de la potasse et de l'azotate de potasse dans un creuset de porcelaine ou d'argent; il se fait du *sulfate*, qu'on caractérise par le chlorure de baryum. Les caractères dont nous allons maintenant parler s'appliquent plus particulièrement à l'albumine du sérum et par suite à celle que l'on rencontre dans l'urine.

Cette albumine en solution dans l'eau agit sur la lumière polarisée et dévie à gauche de — 36.

Cette solution est coagulable par la chaleur; vers 72 degrés, la séparation de l'albumine est complète. Cette coagulation s'effectue en liqueur neutre, bien plus facilement en liqueur acide; la température à laquelle elle a lieu est alors abaissée. Elle est au contraire incomplète en liqueur alcaline et peut même ne plus avoir lieu.

L'alcool précipite l'albumine de ses solutions aqueuses, et, suivant la nature de l'albumine, le précipité se redissout dans l'eau en totalité ou en partie.

Les acides dont les noms suivent coagulent l'albumine

sans se combiner avec elle : *phénique, picrique, azotique, sulfurique, tannique*; ne la coagulent pas les acides *acétique* et *phosphorique trihydraté.*

L'acide chlorhydrique concentré et mieux additionné d'un peu d'acide sulfurique dissout en partie l'*albumine* et se colore en *violet.*

Les alcalis caustiques dissolvent l'*albumine*, et l'acide acétique sépare une matière spéciale, la *protéine.*

L'azotate de mercure, contenant des vapeurs nitreuses et obtenu en dissolvant 1 partie de mercure dans 2 parties d'acide azotique et étendant de 4 parties d'eau, constitue un réactif très sensible qui coagule l'albumine et donne une coloration rouge intense si l'on élève la température vers 60 à 100 degrés. Bon nombre de sels métalliques coagulent l'albumine en se combinant avec elle : l'*alun*, le *bichlorure de mercure*, l'*acétate de plomb*; il se forme un *albuminate.* Il arrive assez souvent que l'albumine est d'abord coagulée, puis que le précipité d'albuminate est soluble dans un excès de sel. Tel est le cas qui se présente avec le *sublimé corrosif*, le *perchlorure de fer neutre*, les sels de *cuivre*, de *zinc*, de *cadmium.* Avec les *sels d'argent* et de *plomb*, le coagulum est insoluble dans un excès de ces sels. L'acide azotique concentré attaque et jaunit les matières albuminoïdes. A chaud, l'action est très énergique, et il se produit de l'*acide xanthoprotéique*, corps amorphe, jaune orangé, soluble dans les alcalis; c'est grâce à la formation de ce corps que l'acide azotique colore l'épiderme en jaune.

Telles sont les propriétés générales des matières albuminoïdes et en particulier de l'albumine du sérum et de celle qu'on trouve dans l'urine. Nous reviendrons plus tard sur quelques points particuliers.

Les deux principaux types d'albumine sont celle de l'*œuf* et celle du *sérum.*

Pour avoir de l'albumine pure, on bat du blanc d'œuf

avec des verges de façon à rompre le faisceau qui englobe
l'albumine; on étend d'eau et l'on filtre sur un papier blanc
peu serré. La solution qui en résulte est assez limpide;
en l'évaporant au bain-marie, on obtient l'albumine brute.
Cette albumine renferme environ 6,5 0/0 de sels minéraux.
On peut la priver de ces sels en la soumettant à la dialyse.
D'après M. Wurtz, on obtient de l'albumine pure de la
manière suivante. On précipite par l'acétate basique de
plomb une solution aqueuse d'albumine; le précipité est
lavé à l'eau distillée, puis mis en suspension dans une
nouvelle quantité d'eau que l'on fait traverser par un courant d'acide carbonique. Il se précipite du carbonate de
plomb, et l'albumine mise en liberté se dissout dans l'eau.
On filtre, puis on ajoute dans le liquide quelques gouttes
d'une solution d'hydrogène sulfuré pour enlever les dernières traces du plomb; on chauffe avec précaution vers
60 degrés pour déterminer un commencement de coagulation de l'albumine qui englobe le sulfure de plomb et cla-
rifie ainsi le liquide. On filtre une seconde fois, puis on
évapore à une température inférieure à 40 *degrés*. On
obtient ainsi de l'albumine pure et soluble dans l'eau.

On peut considérer l'albumine comme un sel de soude
dans lequel l'élément organique joue le rôle d'acide. Les
combinaisons d'albumine avec les sels métalliques sont
des *albuminates*. L'albumine de l'œuf serait de l'*albuminate
de soude*; la *caséine*, de l'*albuminate de potasse*.

L'albumine qui passe dans l'urine est identique à celle
du *sérum*. Cette dernière renferme deux éléments distincts:
la *sérine* et la *fibrine dissoute* (hydropisine). On peut séparer
cette dernière (que l'on rencontre aussi dans les liquides
de pleurésie, d'ascite) au moyen du *sulfate de magnésie*;
c'est du reste le seul caractère qui l'en différencie. On
fait bien rarement la séparation de ces deux éléments *sérine*
et *hydropisine*, on les dose en bloc sous le nom d'*albumine*.
et c'est toujours ce que l'on fait pour l'urine. Ce liquide

renferme en effet les deux éléments de l'albumine du
sérum : *sérine* et *fibrine dissoute*; mais on ne peut constater la présence de cette dernière que dans les urines
très albumineuses : elle se sépare et forme un précipité
lorsqu'on les sature de sulfate de magnésie.

Les procédés de recherche et de dosage de l'albumine
dans l'urine étant tous basés sur la coagulation de cette
substance par la *chaleur* ou les *acides*, nous allons entrer
dans quelques détails sur ce sujet.

Coagulation de l'albumine par la chaleur. — Si l'on
chauffe une dissolution neutre d'albumine, elle commence
à se troubler vers 62 degrés; de 72 à 75, la coagulation est
complète. Le coagulum ainsi produit est insoluble dans
l'eau et dans l'acide azotique, à la condition qu'on ne
l'emploie pas en trop grande quantité. Le point de coagulation par la chaleur est abaissé ou élevé par certaines
substances *acides, sels, alcalis.* Par exemple, le sulfate de
magnésie et celui de soude sont sans action sur l'*albumine*;
cependant, lorsqu'on sature avec ces sels une dissolution
d'albumine, on abaisse vers 30 degrés son point de coagulation; on utilise cette propriété pour rechercher des traces
d'albumine.

Si la solution d'albumine, au lieu d'être *neutre*, est *alcaline*, le point de coagulation est élevé, et cela d'autant plus
que la proportion d'alcali est plus considérable; il arrive
souvent qu'une partie de l'albumine et parfois la totalité
ne se coagule pas. Lorsqu'on recherche l'albumine par la
chaleur, il faut donc avant tout s'assurer de la réaction du
liquide, le neutraliser, ou mieux le rendre acide, avant de
le soumettre à l'action de la chaleur. Il n'est point nécessaire d'employer pour cela un acide qui coagule l'*albumine*. On donne la préférence à l'*acide acétique.*

Cet acide ne précipite pas l'albumine; il peut même, s'il
est concentré et employé en quantité suffisante, redissoudre l'albumine coagulée par la chaleur. Il ne faut pas

perdre de vue cette propriété et par suite ne jamais acidifier que légèrement l'urine dans laquelle on recherche l'albumine par la chaleur ; le sulfate de soude, dont nous venons de signaler une propriété, précipite l'albumine de sa solution acétique si elle a été faite à chaud ; aussi le procédé le plus sensible et qui permet de déceler des traces d'albumine consiste à saturer l'urine de sulfate de soude, à l'acidifier par l'acide acétique, filtrer, puis chauffer dans un tube à essai. Pour peu que l'urine renferme d'albumine, elle se troublera.

Coagulation de l'albumine par l'acide azotique. — De tous les acides minéraux, le plus employé pour la recherche de l'albumine est l'acide azotique. Il la coagule sans se combiner avec elle. Si l'on se sert pour cette opération d'acide azotique étendu et qu'on le verse goutte à goutte, on observe d'abord un léger trouble qui disparait dès qu'on agite de manière à répartir l'acide azotique dans la totalité de l'urine. Le trouble ne devient persistant qu'alors que la proportion d'acide azotique ajoutée est assez considérable. On expliquait d'abord ce fait par l'action qu'aurait exercée l'acide azotique sur les phosphates ; cet acide aurait d'abord mis en liberté une quantité proportionnelle d'acide phosphorique, lequel aurait agi comme dissolvant sur l'albumine. D'après M. Méhu, cette explication n'est pas entièrement valable, car l'acide azotique se comporte de même avec une solution d'albumine dans l'eau pure, et la précipitation ne devient complète que si la quantité d'acide est assez considérable. L'acide azotique, comme l'alcool, précipite l'albumine sans contracter de combinaison avec elle, et ce n'est que dans un milieu suffisamment riche en acide que l'albumine devient entièrement insoluble.

L'acide phénique précipite également l'albumine sans se combiner avec elle : le coagulum est soluble en partie dans l'eau, mais insoluble dans l'eau saturée d'acide phénique. Enfin le prussiate jaune de potasse précipite l'albumine en présence de l'acide acétique.

L'iodure double de potassium et de mercure précipite également l'albumine. M. Tanret, qui a fait de cette réaction la base d'un procédé de dosage de l'albumine, indique la formule suivante :

Iodure de potassium............	3 gr.	32
Bichlorure de mercure.........	1	35
Acide acétique.................	20 c.	c.
Eau distillée... Q. S. pour faire	64 c.	c.

Ce réactif donne également un précipité avec l'urine d'un individu qui a absorbé des alcaloïdes; dans ce dernier cas, le précipité disparaît par élévation de température et est également soluble dans l'alcool.

Recherche de l'albumine dans l'urine. — Pour déceler l'albumine dans l'urine, il suffit d'appliquer les réactions que nous venons d'indiquer : coagulation par la *chaleur*, par l'*acide nitrique*, par l'*acide phénique*, par le *cyanure jaune de potassium en solution acétique* et par l'*iodure double de mercure et de potassium*. L'*albumine* est exclusivement un produit anormal; mais sa présence dans l'urine peut tenir à trois causes différentes :

1° *Existence d'une affection des reins.* — Elle peut alors être accompagnée d'épithélium et de tubes du rein.

2° *Extravasion du sang dans un point quelconque des voies urinaires.* — L'urine est alors plus ou moins colorée et renferme des globules sanguins.

3° *Présence du pus.* — L'urine renferme alors des *leucocytes* et autres éléments du pus (voir à ce mot).

La quantité absolue d'albumine contenue dans l'urine n'est jamais très considérable; très souvent, elle est inférieure à 1 gramme par litre : 4 à 5 grammes constituent une forte proportion ; on rencontre parfois jusqu'à 18 à 20 grammes par litre. L'urine albumineuse mousse toujours par l'agitation beaucoup plus qu'une urine normale, même lorsque la réaction est acide, et à plus forte raison lorsqu'elle est alcaline.

Lorsqu'une urine est albumineuse, elle donne une mousse très épaisse et très persistante lorsqu'on y dose l'urée au moyen de l'hypobromite de soude. On fait aisément tomber cette mousse par l'addition de quelques gouttes d'alcool. Les urines albumineuses sont de couleur pâle, et en général de faible densité lorsqu'elles proviennent d'un sujet atteint d'une maladie de Bright; mais elle peut être tout aussi colorée qu'une urine normale, et même plus si elle renferme du sang.

Recherche de l'albumine par la chaleur. — Les urines albumineuses éprouvent facilement la fermentation ammoniacale, soit en dehors de la vessie, soit même dans ce réservoir. Il en résulte qu'il faut toujours s'assurer de la réaction avant de procéder à la recherche par la chaleur. Si l'urine est neutre et à plus forte raison si elle est alcaline, on l'acidifie avec de l'acide acétique, et on filtre. Il suffit alors de la chauffer dans un tube à essai pour obtenir un coagulum, pour peu que la proportion d'albumine soit notable.

Si l'on n'avait pas pris la précaution d'ajouter de l'acide acétique, le coagulum apparaîtrait quand même au bout de quelques instants d'ébullition, car le carbonate d'ammoniaque serait volatilisé, et l'albumine se précipite au fur et à mesure. Lorsqu'en chauffant une urine, même légèrement *acide*, on obtient un précipité, il faut toujours vérifier si le précipité est bien de l'albumine, c'est-à-dire s'il ne disparaît ni par l'addition d'acide acétique ni par celle d'acide azotique. Dans le cas où il disparaît, c'est qu'il était formé par des phosphates terreux qui se sont précipités par suite du départ de l'acide carbonique.

Si le trouble produit par la chaleur seule n'est pas très net et qu'on soupçonne cependant la présence de traces

d'albumine (indiquée par des leucocytes), on doit, après
avoir ajouté l'acide acétique, saturer de sulfate de soude,
filtrer, puis chauffer; si dans ces conditions il ne se produit
pas de louche, on peut être certain de l'absence de l'albumine.

Pour soumettre l'urine à l'action de la chaleur, on en
remplit aux trois quarts un tube en verre, et l'on chauffe
seulement la partie supérieure. Le liquide reste donc
transparent dans le bas et sert de contrôle : en regardant
sur un fond noir, le moindre louche devient apparent.

Coagulation de l'albumine par l'acide azotique. — En
opérant avec l'acide azotique, on élimine les causes d'erreur provenant de l'*alcalinité de l'urine* et de la *précipitation des phosphates*.

On commence par vérifier la réaction de l'urine; si elle
est alcaline, on y verse de l'acide acétique et on filtre; si
elle est acide, on se contente de la filtrer. On place alors
cette urine dans un verre à pied et on y fait tomber goutte
à goutte de l'acide azotique ordinaire; s'il y a de l'albumine, les premières gouttes produisent un précipité qui
disparaît par l'agitation, puis ce précipité devient per-
manent si l'on continue à ajouter l'acide; il ne faut pas
en ajouter plus du *dixième* du volume de l'urine. Le précipité produit par l'acide azotique ne doit pas disparaître
lorsque l'on fait chauffer l'urine (il serait alors formé par
de l'acide urique).

On peut encore employer un autre moyen pour faire
agir l'acide azotique sur l'urine.

On place cet acide dans un verre à pied, puis, au moyen
d'un tube effilé, on fait arriver lentement l'urine à la surface; elle surnage, à cause de sa densité plus faible, et il se
forme une couche blanche d'albumine coagulée à la surface de séparation. L'épaisseur de cette couche va en
augmentant à mesure que les liquides se diffusent l'un
dans l'autre.

9.

L'emploi de l'acide azotique est sujet à deux causes d'erreur, si l'urine est très riche soit en *urée*, soit en *acide urique*. Dans un cas, l'acide urique se précipite, et dans l'autre il se fait de l'azotate d'urée. Le précipité formé par l'acide urique peut seul donner lieu à une certaine confusion, car tout d'abord il est amorphe et, pour des yeux inexpérimentés, peut ressembler à un précipité d'albumine. On l'en distingue aisément à ce qu'il suffit de chauffer légèrement pour le faire disparaître, et de plus, en opérant sur une nouvelle portion d'urine, on produit encore ce précipité par l'addition d'acides qui ne coagulent pas l'albumine, par exemple *acide phosphorique normal* et *acide acétique*.

Le précipité d'azotate d'urée produit par l'addition d'acide azotique dans une urine très riche en urée ne peut réellement pas être confondu avec un coagulum d'albumine, car il est de suite cristallin ; le plus souvent, les cristaux atteignent quelques millimètres et jusqu'à 1 centimètre de longueur ; de plus, il est toujours accompagné du dégagement de quelques bulles gazeuses provenant de la décomposition de l'urée par l'acide azoteux. Cet acide prend naissance par l'action de l'acide azotique sur les chlorures de l'urine.

Il arrive enfin que l'urine des individus soumis à un traitement au copahu ou à la térébenthine se trouble par l'addition d'acide azotique. Dans ces conditions, l'urine possède toujours une odeur spéciale qui attire l'attention, et de plus le précipité produit est soluble dans l'alcool. Cependant une telle urine contient presque toujours des traces d'albumine. Le traitement balsamique est le plus souvent prescrit contre les gonorrhées, et, le pus de l'écoulement se mélangeant à l'urine, elle renferme dès lors de l'albumine.

Urine purulente et albumineuse. — Toutes les fois qu'une urine examinée au microscope laisse voir des *leu-*

cocytes ou des *hématies*, on est en droit d'y rencontrer de l'albumine. La proportion en est souvent très minime et difficile à mettre en évidence.

Si les leucocytes sont abondants sans que la quantité de pus soit d'ailleurs très considérable, il suffit d'acidifier l'urine avec quelques gouttes d'acide acétique, de filtrer et porter à l'ébullition dans un tube à essai : il se produit un louche plus ou moins net, et, en laissant refroidir le tube verticalement, le coagulum se rassemble et forme au bout de quelques heures un léger dépôt au fond du tube.

Si la quantité d'albumine est très faible, il faut saturer de sulfate de soude après avoir ajouté l'acide acétique. On trouve ainsi fréquemment des traces presque insensibles d'albumine dans l'urine des hommes atteints de blennorrhagie et dans celle des femmes dont les organes génitaux sont le siège d'une inflammation aiguë ou chronique. Toujours cette albumine est accompagnée de leucocytes, dont on constate facilement la présence en laissant reposer l'urine dans un verre conique. Il se forme un dépôt plus ou moins abondant, qu'on examine au microscope. C'est alors de l'albumine qui provient du *pus*, et l'urine donne assez souvent un louche, parfois très faible, avec l'acide acétique. Ce louche est produit par la précipitation de la *pyine* et de la *mucine* si l'urine en contient.

Ce fait prouve combien il est important d'acidifier l'urine avec l'acide acétique et de la filtrer avant d'y rechercher l'albumine.

Très souvent, on rencontre des *hématies* dans l'urine, seules ou accompagnées de leucocytes ; cette urine contient alors un peu de sang et par suite de l'albumine. Toutes les fois qu'on trouve des *hématies*, il faut rechercher la présence de l'albumine. A quantité égale, il y a plus d'albumine pour les hématies que pour les leucocytes, c'est l'inverse de ce qui a lieu pour la *pyine* ou *sérine* ; le trouble produit par l'acide acétique est plus considérable avec des leucocytes qu'avec des hématies. On retrouve d'autant plus facilement l'albumine dans l'urine qu'elle est émise depuis plus longtemps et que les hématies ont eu le temps de s'y déformer.

En résumé, l'examen chimique de l'urine et la recherche de traces d'albumine doivent toujours confirmer l'examen microscopique, de même que la présence des hématies et des leucocytes doit faire rechercher des traces d'albumine. Le seul trouble produit par l'addition d'acide acétique dans une urine filtrée ne suffit pas pour conclure à la présence de l'albumine ; il faut encore qu'après nouvelle filtration et addition de sulfate de soude, si cela est nécessaire, on obtienne un trouble par la chaleur. Il arrive parfois en effet que la destruction de matières épithéliales qui séjournent longtemps dans l'urine donne des éléments qui sont précipitables par l'acide acétique, bien qu'il n'y ait pas d'*albumine*.

Dosage de l'albumine. — Comme nous l'avons vu au commencement de ce chapitre, l'albumine qui passe dans l'urine est identique à celle du sérum et, comme elle, renferme de la *sérine* et de la *fibrine dissoute*. On ne fait jamais la séparation de ces deux variétés ; on dose tout en bloc l'albumine coagulable. Pour faire ce dosage, nous n'avons encore qu'un seul procédé exact : la pesée après coagulation. Les procédés approximatifs ne manquent pas ; mais il faut les rejeter d'une façon absolue.

Avant de peser l'albumine, il faut la coaguler. On peut avoir recours soit à l'action de la chaleur, soit à la solution phéniquée du Dr Méhu. Suivant les cas, chaque procédé offre ses avantages. Dans quelques cas, il est préférable de coaguler l'albumine en ajoutant à l'urine quatre à cinq fois son volume d'alcool à 90°.

Dosage par la chaleur. — On commence par verser dans l'urine assez d'acide acétique pour lui donner une réaction franchement acide, puis on la filtre sur un papier

blanc *serré* [1]. Cette filtration est parfois assez longue ; mais
elle doit être faite avec soin. Puis, suivant la richesse de
l'urine en albumine, on en mesure de 25 à 100 centimètres cubes, de façon que cette quantité représente
de 0 gr. 30 à 0 gr. 50 d'albumine sèche. On est alors dans
les meilleures conditions pour le lavage et la dessiccation
du précipité.

On place cette urine dans une capsule en porcelaine ou
en tôle émaillée noire, ou bien encore dans un verre de
Bohême, puis on chauffe de façon à porter peu à peu à
l'ébullition ; on agite constamment, pour diviser le coagulum et éviter qu'il n'adhère aux parois de la capsule. Ce
coagulum doit nager dans un milieu transparent et limpide ; on entretient l'ébullition un quart de minute environ, puis on jette sur un filtre préparé le liquide bouillant :
la filtration doit s'opérer rapidement et le liquide s'écouler
tout à fait limpide ; on lave la capsule avec de l'eau distillée, on en détache les dernières parcelles de précipité, et
on jette le tout sur le filtre ; puis on porte de l'eau à l'ébullition, et avec un tube de verre effilé on projette cette eau
bouillante sur le précipité d'albumine ; on dirige le jet de
manière à lui faire faire le tour du filtre et à en séparer
la couche d'albumine ; on met ainsi sur le filtre même le
précipité en suspension dans l'eau bouillante, et on continue à laver jusqu'à ce qu'il soit devenu parfaitement
blanc. Parfois le lavage à l'eau est insuffisant ; pour l'obtenir tel, on le lave alors à l'alcool chaud.

De toute façon, il ne faut faire dessécher l'albumine que
lorsqu'elle est devenue aussi blanche que possible.

Pour faire le filtre qui doit recueillir le précipité, il y a
deux manières d'opérer.

On peut découper deux filtres d'égale grandeur dans la

---

1. L'augmentation de volume produite par l'addition de cet acide est
tout à fait négligeable.

même feuille de papier; cette précaution ne suffit pas : il
faut s'assurer qu'ils sont exactement du même poids; puis
on les place l'un sur l'autre et on les plie en quatre, de
façon à constituer un filtre double, dont l'un servira de tare
à l'autre. De plus, en admettant que le papier ne soit pas
entièrement lavé, les deux filtres, étant soumis aux mêmes
lavages, se dépouilleront également.

Ou bien encore on découpe un seul filtre dans une feuille
de papier et on le dessèche à l'étuve à eau bouillante, puis
on le place entre deux verres de montre maintenus par
une pince, et l'on prend la tare de ce petit appareil. Une
fois l'albumine recueillie sur le filtre, on le dessèche, puis
on l'enferme de nouveau entre les verres de montre et on
prend le nouveau poids; l'augmentation indique évidemment la quantité d'albumine provenant de la prise d'essai.

Quel que soit le genre de filtre adopté, il faut dessécher
le précipité d'albumine vers 102 degrés environ, jusqu'à ce
que son poids ne varie plus.

Lorsque l'urine est très colorée et surtout sanguinolente, on doit, pour obtenir un coagulum moins coloré
et plus facile à laver, coaguler l'albumine par l'alcool à
90°, environ quatre fois le volume de l'urine préalablement acidifiée et filtrée. On porte le mélange à l'ébullition; puis le coagulum est versé sur le filtre et lavé à
l'eau contenant la moitié de son poids d'alcool.

L'albumine provenant du sang représente environ cinq
fois et demie son poids de sang desséché.

Coagulation de l'albumine par l'acide phénique. —
Procédé de M. Méhu. On se sert du mélange suivant :

Acide phénique cristallisé........   10 gr.
Acide acétique du commerce......   10
Alcool à 90°..................   20

La dissolution se fait très bien; on laisse déposer quelque temps, puis on décante, car il se forme presque tou-

jours un léger dépôt. 10 centimètres cubes de cette solution se dissolvent entièrement et sans précipité dans 100 centimètres cubes d'eau ou d'urine non albumineuse.

Pour faire un dosage, on commence par filtrer l'urine préalablement acidifiée, et on en mesure 100 centimètres cubes dans un vase à précipiter, on y ajoute 2 centimètres cubes d'acide azotique et 10 centimètres cubes de solution phéniquée. L'albumine se précipite immédiatement ; on agite bien et on verse sur le filtre. On lave le précipité avec de l'eau bouillante *saturée d'acide phénique*, et on dessèche vers 105 degrés. L'excès d'acide phénique, étant volatil, disparaît avec l'eau.

Si l'urine est très riche en albumine, on fait une prise d'essai de 25 à 50 centimètres cubes ; mais on l'étend d'eau de façon à porter toujours le volume à 100 centimètres cubes.

Signification. — La présence de l'albumine dans une urine a toujours une signification pathologique ; ce qu'il importe surtout, c'est de préciser la provenance de cette albumine ; c'est avant tout une question d'examen médical ; cependant l'examen chimique facilite le diagnostic dans beaucoup de cas.

Lorsque la présence de l'albumine dans une urine est symptomatique d'une affection des reins, l'urine est ordinairement pâle et de faible densité, et l'on retrouve le plus souvent de l'épithélium et des tubes du rein.

On doit regarder comme presque certaine l'existence d'une affection organique, lorsque la présence d'albumine coïncide avec une hydropisie.

On peut ensuite rencontrer l'albumine dans l'urine en dehors de toute affection des reins, puisqu'on en trouve toutes les fois qu'il y a du *sang* ou du *pus* de mélangés à l'urine ; dans ces cas, on trouve toujours des *hématies*, des *leucocytes*, souvent les deux à la fois. L'examen microscopique est donc indispensable pour renseigner sur la provenance de l'albumine.

Lorsqu'il y a un nombre considérable d'*hématies* ou de *leucocytes* et peu d'albumine, il est très probable que cette albumine provient du *sang* ou du *pus* mélangés à l'urine. Si l'on rencontre une assez forte proportion d'albumine et des éléments des reins, il y a évidemment affection de ces organes. S'il y a eu des leucocytes, l'urine est en même temps purulente, et dans ce cas elle donne après filtration un louche plus ou moins marqué par l'addition d'acide acétique. Très souvent, une urine purulente et albumineuse contient de la *mucine* (voir ce mot); elle donne alors un louche et même un précipité par l'acide acétique; on dit que cette urine contient du *muco-pus*.

Causes d'erreur. — Albumine de provenance insolite. — Lorsqu'une urine renferme une assez forte proportion de *sperme* (voir ce mot), elle devient louche par l'action de la chaleur et par l'addition d'acide acétique; mais un excès de cet acide fait disparaître le louche primitivement produit. Du reste, une telle urine est suffisamment caractérisée par la présence des spermatozoïdes.

Dans l'urine des individus atteints de blennorrhée chronique, on trouve, surtout dans l'urine du matin, des leucocytes et des traces d'albumine; l'analyse chimique signale le fait; le médecin doit se renseigner en interrogeant le malade.

CHAPITRE II

	Anhydre.	Cristallisé.
Carbone......	40,00	36,36
Hydrogène.....	6,66	7,07
Oxygène......	53,34	56,57
	100,00	100,00

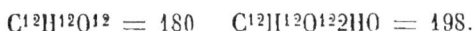

$$C^{12}H^{12}O^{12} = 180 \qquad C^{12}H^{12}O^{12}2HO = 198.$$

Il existe deux grands groupes dans les matières sucrées, celui des *saccharoses* et celui des *glycoses*; c'est à
ce dernier qu'appartient le sucre que l'on rencontre dans
l'économie et assez fréquemment dans l'urine. Il est identique au sucre de raisin et au sucre de miel. A l'état
normal, on le rencontre dans le contenu de l'intestin grêle,
dans le chyle, à la suite de l'absorption d'aliments sucrés
ou féculents. On le trouve à l'état normal dans le sang,
et en plus grande quantité dans celui de la veine hépatique; celui de la veine porte n'en renferme pas (Claude
Bernard), ce qui prouve que sa formation doit avoir lieu
dans le foie. Comme à l'état normal on ne retrouve que
des traces de sucre dans les produits d'excrétion, on est
bien forcé d'admettre qu'il éprouve dans l'organisme une
série de transformations dont le dernier terme est l'eau et
l'acide carbonique.

On dit que l'urine renferme normalement des traces de sucre (environ 0 gr. 50 par litre) ; mais ce fait n'est point suffisamment démontré. Il y apparait, au contraire, en quantité souvent considérable dans le *diabète sucré* ; il augmente alors dans les autres liquides de l'économie.

Le *sucre de diabète* ou *glycose* est tout à fait identique avec le *sucre de raisin* et présente les mêmes caractères et propriétés.

Ce sucre cristallise en masses confuses, mamelonnées, présentant l'aspect du chou-fleur ; il est blanc quand il est très pur ; autrement, il est toujours un peu coloré en jaune ; sa saveur est bien moins sucrée que celle du sucre de canne ; il est également moins soluble que lui dans l'eau ; il se dissout assez bien dans l'acool, et l'on peut l'obtenir assez nettement cristallisé après plusieurs dissolutions succesives dans ce véhicule ; il est insoluble dans l'éther. Sa dissolution est neutre au tournesol et dévie à droite le plan de la lumière polarisée ; son pouvoir rotatoire est égal à + 53,5 pour la raie jaune D. Ce pouvoir rotatoire est un peu plus considérable lorsque la dissolution est récente ; mais peu à peu à froid, et rapidement si l'on chauffe, il s'abaisse au chiffre qui vient d'être indiqué. La glycose fond vers 100 degrés et perd en même temps son eau de cristallisation ; elle s'est alors transformée en glycose anhydre. Mise en contact avec de la levure de bière, elle fermente immédiatement, ce qui la distingue du sucre de canne et du sucre de lait. Le produit de cette fermentation est de l'acide carbonique et de l'alcool :

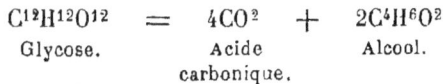

$$C^{12}H^{12}O^{12} \quad = \quad 4CO^2 \quad + \quad 2C^4H^6O^2$$

| Glycose. | Acide carbonique. | Alcool. |

Au contact des substances azotées, elle subit la fermentation *lactique*, puis *butyrique* ; aussi dans l'urine, surtout avec le concours d'une température de 35 degrés et au-dessus, elle se transforme en acides *butyrique, acétique* et *lactique.*

Action des bases, acides et sels sur la glycose. — Les acides minéraux concentrés attaquent à chaud la glycose et la transforment en produits *bruns, noirs*, etc. L'acide azotique l'oxyde et donne des acides *oxalique* et *saccharique.*

La glycose se combine facilement avec les alcalis caustiques pour former des glycosates. On obtient celui de potasse $2KO,C^{12}H^{12}O^{12}$ en mélangeant deux solutions alcooliques de *potasse* et de *glycose*; il se précipite immédiatement des flocons blancs. La glycose se combine également à la chaux caustique en présence de l'eau; la dissolution, filtrée et additionnée d'alcool, laisse précipiter le glycosate de chaux.

Ces deux combinaisons sont intéressantes pour nous, parce que, si l'on vient à les chauffer, elles se colorent et brunissent fortement. On utilise cette propriété pour la recherche de la glycose. La glycose se combine avec le sel marin pour former un corps désigné sous le nom de *glycosate de sel marin de Calloud* $2C^{12}H^{12}O^{12},NaCl,2HO.$

On l'obtient en abandonnant à l'évaporation spontanée un mélange de deux solutions concentrées, l'une de sel marin, l'autre de glycose.

Pouvoir réducteur de la glycose. — Si l'on fait bouillir avec de la glycose une solution alcaline de *carmin d'indigo* (il faut employer le carbonate de potasse ou de soude, mais jamais un *alcali caustique*), le liquide devient *vert*, *rouge* ou *jaune* suivant la quantité de glycose. Si on laisse refroidir au *contact de l'air*, il y a réoxydation; le changement de couleur se reproduit en sens inverse et finalement revient au *bleu.*

Si l'on ajoute de la potasse à une solution de sulfate de cuivre, il se fait un précipité bleu pâle d'hydrate d'oxyde de cuivre; ce précipité est soluble dans un excès de potasse, et la liqueur se colore en bleu foncé (bleu céleste); ce liquide, chauffé en présence d'une trace de glycose, donne immédiatement lieu à un précipité de *protoxyde de cuivre*, d'abord *jaune*, puis prenant de la cohésion sous l'influence de l'ébullition et devenant d'un beau rouge.

Préparation de la glycose pure. — On a souvent besoin de glycose pure pour faire des solutions titrées ; on se la procure en étendant, sur des plaques de plâtre ou des briques poreuses, du miel grenu du Gâtinais. Toute la partie liquide est absorbée. On dissout le résidu dans l'alcool bouillant, on décolore par le noir animal, on filtre et on fait cristalliser plusieurs fois.

Urines sucrées. — Les urines sucrées sont en général peu colorées, mais cela n'a lieu qu'à la condition qu'il y ait en même temps *polyurie*. Leur densité est dans presque tous les cas supérieure à la normale, ainsi que le poids des matériaux dissous ; par évaporation, elles laissent un résidu blanchâtre et poisseux qui se change ensuite en une couche farineuse, formée par la glycose. Ces croûtes se produisent sur les vêtements du malade, partout où jaillit son urine, et le plus souvent c'est ce caractère qui attire son attention et fait découvrir la maladie.

Les urines sucrées ont le plus souvent une forte densité, qui peut aller jusqu'à 1040 et au delà ; mais toute urine dont la densité est considérable ne contient pas forcément du sucre. Le poids du résidu fixe laissé par l'évaporation d'une urine sucrée est toujours assez considérable ; mais la présence du sucre est un obstacle assez sérieux à l'exactitude de cette détermination. Pendant la concentration de l'urine, la glycose réagit sur l'urée ; il en résulte une décomposition de cette substance, décomposition qui est d'autant plus considérable que le séjour à l'étuve est plus prolongé. Le Dr Méhu, qui a signalé cette cause d'erreur, conseille, pour l'éviter, d'opérer comme il suit. On prend deux capsules de même diamètre, de façon que la surface d'évaporation soit la même ; on y verse même poids d'urine, et on fait évaporer à l'étuve. L'une de ces capsules est ensuite pesée et donne le poids du résidu fixe ; on incinère ensuite, pour connaître la proportion de substance minérale. Dans l'autre capsule, on ajoute de l'eau, de manière à dissoudre le résidu, et on y dose ensuite l'urée. Si l'on a fait la même opération sur l'urine, on connaît alors la quantité d'urée qui a été détruite pendant l'évaporation : on ajoute alors ce poids à celui du résidu fixe donné par la pesée de la première capsule.

Extraction de la glycose d'une urine diabétique. — Dans un vase à large surface, on concentre l'urine au bain-marie en consistance de sirop épais, puis on laisse reposer en lieu frais ; au bout de quelques jours, ce sirop se prend en masse cristalline, qu'on exprime dans une toile et qu'on lave à l'alcool froid pour enlever l'urée et les matières extractives : puis on la dissout dans l'alcool bouillant, en présence du noir animal, et on filtre.

Cet alcool abandonne la glycose par évaporation.

On peut aussi, avant de concentrer l'urine, la déféquer par 1/10 de sous-acétate de plomb ; on filtre et on élimine l'excès de sel de plomb par un courant d'hydrogène sulfuré ; on filtre de nouveau et on fait évaporer. On termine comme précédemment.

Au lieu de concentrer l'urine par la chaleur, on peut la soumettre à la congélation au moyen d'un appareil réfrigérant ; la partie qui reste liquide contient tout le sucre.

Recherche de la glycose dans l'urine. — Le sucre existe à l'état normal dans le sang ; ce fait est désigné sous le nom de *glycémie* ; lorsqu'il passe dans l'urine, il y a *glycosurie*.

Ce passage peut être léger et temporaire, ou bien au contraire il peut être de longue durée et constituer alors l'affection qu'on désigne sous le nom de *diabète*. Il ne suffit donc pas de rencontrer une fois du sucre dans l'urine pour conclure à l'existence d'un diabète. Il faut d'abord connaître la provenance de l'urine au point de vue du moment de l'émission. Il arrive en effet que, chez un certain nombre d'individus, l'urine émise aussitôt après le repas contient du sucre, surtout après des repas copieux et abondants, et chez des sujets habitués à la bonne chère. Lorsqu'on rencontre du sucre dans une urine, il est toujours nécessaire de faire conserver au sujet l'urine des vingt-quatre heures et de l'examiner pendant plusieurs jours consécutifs ; ce seul mode d'essai sera concluant.

Avant de procéder à la recherche du sucre dans une urine, il faut d'abord la filtrer et ne jamais opérer que sur un liquide parfaitement limpide.

RECHERCHE DU SUCRE

1° *Par la potasse caustique*. — On verse dans un verre à précipiter 25 à 30 centimètres cubes d'urine et on y jette 5 à 6 pastilles de potasse caustique ; on agite avec un tube de verre pour favoriser la dissolution : les phosphates terreux sont précipités. On transvase alors dans un tube à essai, et on chauffe la partie supérieure seulement. S'il y a du sucre, le liquide se colore en *jaune brun*, *brun* et *brun noir* si l'on porte jusqu'à l'ébullition et suivant la quantité du sucre.

Une urine qui ne contient pas de sucre peut, dans certaines conditions, se colorer par l'action de la potasse caustique, surtout si l'on chauffe à l'ébullition. Pour éviter cet inconvénient, M. Bouchardat remplace la potasse caustique par la chaux et conseille de faire bouillir 50 grammes d'urine avec 5 grammes de chaux.

2° *Par la liqueur de Fehling* ou *cupro-potassique*. — Nous avons vu que si l'on chauffe avec de la glycose une solution alcaline d'oxyde de cuivre, il y a réduction du sel cuivrique et précipitation d'oxyde de cuivre. Cette réaction est d'une grande sensibilité. Pour la régulariser et la faire servir à la recherche et au dosage de la glycose, on a donné un certain nombre de formules pour la préparation d'une liqueur cuivrique. Nous donnerons plus loin la formule de la liqueur de Fehling, qui donne les meilleurs résultats; pour le moment, nous nous contenterons d'indiquer le manuel opératoire.

On prend un tube à essai bien propre et on y verse 3 à 4 centimètres cubes de liqueur de Fehling, et on la porte à l'ébullition. Elle doit rester bleue et parfaitement limpide. Cet essai de la liqueur est indispensable, car une liqueur mal préparée ou seulement ancienne se réduit d'elle-même à l'ébullition, et, si on la mélangeait à l'urine, on pourrait attribuer à cette dernière une réduction provenant de la liqueur seule.

Lorsqu'on a porté la liqueur à l'ébullition, on ajoute l'urine en la faisant glisser le long des parois du tube, de manière qu'elle ne se mélange pas avec la liqueur et la surnage; pour peu que l'urine contienne une notable quantité de sucre, il se forme à la surface de séparation une couche d'abord *verdâtre*, qui passe très rapidement au *jaune*, à l'*orangé*, au *rouge*; en même temps, la décomposition gagne les couches inférieures de la liqueur, et la zone de réduction s'étend. Si l'urine est peu riche en sucre, il est nécessaire de chauffer et même de porter quelques instants à l'ébullition. Cette manière d'opérer offre l'avantage d'éliminer quelques causes d'erreur, car il n'y a que la *glycose* qui puisse réduire la liqueur de Fehling aussi facilement. Il faut rejeter comme mauvais le procédé qui consiste à mélanger l'urine avec un volume égal de liqueur et à chauffer le tout.

Dans les cas douteux, on peut mélanger l'urine avec la liqueur, mais il faut laisser vingt-quatre heures en contact et *sans chauffer*; la glycose seule peut réduire à froid la liqueur de Fehling.

Lorsqu'une urine renferme peu de glycose, et surtout si cette urine est en même temps riche en matériaux azotés, la réduction ne se fait plus d'une manière aussi franche; le mélange d'urine et de liqueur se colore en jaune verdâtre, jaune rougeâtre, et même, par une ébullition prolongée, le précipité d'oxyde cuivreux ne prend pas de cohérence. On facilite la réduction en opérant avec une liqueur très alcaline. On lui ajoute au moment de la chauffer un tiers de son volume de lessive de soude.

Souvent enfin, il est nécessaire de déféquer l'urine par le sous-acétate de plomb; on filtre et on enlève par le carbonate de soude l'excès de sel de plomb. Dans ces conditions, pour peu que l'urine renferme de sucre, elle réduira franchement la liqueur cupro-potassique.

Causes d'erreur. — Il ne faut faire agir sur la liqueur de Fehling qu'une urine *non albumineuse* :

L'albumine empêche en effet la réduction de s'opérer; la liqueur passe au violet; il faut de toute nécessité enlever l'albumine, soit en la coagulant par la chaleur, soit en la précipitant par le sous-acétate de plomb, qui a l'avantage de déféquer en même temps l'urine.

La présence des sels ammoniacaux enlève de la netteté à la réduction. Une partie de la soude de la liqueur de Fehling est absorbée par ces sels, dont l'ammoniaque se dégage. Si donc on doit rechercher du sucre dans une urine qui a subi la fermentation ammoniacale, on la fera bouillir avec un peu de lessive de soude tant qu'il se dégagera de l'ammoniaque; on pourra alors procéder à l'essai avec la liqueur cuprique.

Enfin l'acide urique et les urates réduisent, bien que faiblement, la liqueur de Fehling. Il faut d'autant plus veiller à cette cause d'erreur que, par suite du traitement imposé au malade contre le diabète, il est soumis à une alimentation très azotée, et par suite son urine est très chargée d'acide urique; il peut donc arriver un moment où, le sucre n'existant plus qu'en faible proportion dans l'urine, on observe une réduction un peu hésitante, qui peut provenir de traces de sucre ou d'un excès d'urates. Il faut donc être en garde contre cette cause d'erreur.

D'abord une urine riche en urates et acide urique contient toujours un dépôt fourni par ces substances: ce fait doit éveiller l'attention; ce dépôt sera séparé par le filtre. Ensuite la réduction de la liqueur par l'acide urique n'a lieu qu'à la suite d'une ébullition assez soutenue. Si donc on opère comme nous l'avons indiqué, en faisant arriver l'urine à la surface de la liqueur, on diminuera de beaucoup les chances d'erreur. Pour plus de sûreté, on élimine les urates en déféquant l'urine par le sous-acétate de plomb. et on enlève l'excès de ce dernier par le carbonate de soude.

En résumé, si l'urine renferme plus de 3 à 4 pour 1000 de sucre, elle réduit nettement la liqueur cupro-potassique; si elle en renferme une quantité moindre, il est nécessaire de la déféquer par le sous-acétate de plomb ; on élimine du même coup toutes les substances qui peuvent induire en erreur (*albumine, matériaux azotés , urates*). Si alors cette urine ne réduit pas la liqueur de Fehling, c'est qu'elle ne renferme pas de sucre.

Signalons, pour terminer, une cause d'erreur bien facile à éviter. L'urine des personnes qui ont absorbé du chloroforme ou de l'hydrate de chloral réduit la liqueur cupro-potassique; mais il est toujours facile d'être renseigné sur ce sujet.

On a encore indiqué le carmin d'indigo pour rechercher la glycose dans l'urine (voir page 163).

Lorsqu'on fait bouillir avec du sous-nitrate de bismuth une urine qui contient du sucre, il y a réduction de ce sel et formation d'un précipité gris noirâtre de bismuth. Cette réaction est mauvaise, car si l'urine renferme non seulement de l'albumine, mais d'autres produits contenant du soufre, le sous-nitrate de bismuth se colore en noir par suite de la formation de sulfure.

Dosage du sucre. — On indique généralement trois procédés pour doser le sucre dans une urine : 1° par fermentation ; 2° par la liqueur de Fehling ; 3° par l'examen optique. Nous rejetterons le premier, comme n'étant pas susceptible d'une application clinique, et nous ne décrirons que les deux derniers.

Dosage du sucre par la liqueur de Fehling. — On prépare cette liqueur de la manière suivante :

On dissout 34 gr. 65 de *sulfate de cuivre pur et cristallisé* dans 200 grammes d'eau; d'autre part, on fait fondre 173 grammes de sel de Seignette (tartrate de potasse et de soude) dans 300 grammes de lessive de soude pure (densité 1,33). On verse cette dernière solution dans celle de sulfate de cuivre, on agite pour que le précipité se dissolve, puis on ajoute assez d'eau distillée pour faire le volume d'un litre.

On obtient ainsi une liqueur limpide, d'un très beau bleu. Pour la conserver, on la divise en flacons de 80 à 100 grammes, que l'on met à l'abri de la lumière. Chaque centimètre cube de cette liqueur doit théoriquement être réduit par 5 *milligrammes* de glycose : 10 centimètres cubes représentent donc 5 centigrammes de cette substance.

Titrage de la liqueur. — Il ne faut jamais se servir d'une liqueur sans l'avoir titrée, car, en admettant qu'au moment même de sa préparation le titre soit exact, il se modifie au bout d'un certain temps.

On commence par préparer une solution titrée de glycose parfaitement pure (voir page 164), en dissolvant 1 gramme de cette substance dans 200 grammes d'eau distillée. Dans ces conditions, 10 centimètres cubes contiennent 0 gr. 05 de glycose et doivent décolorer 10 centimètres cubes de liqueur de Fehling, si cette dernière est bien au titre voulu. Pour faire l'essai, on verse 10 centimètres cubes de cette liqueur dans un petit matras à fond plat placé sur un trépied et séparé de la flamme par une toile métallique; on étend avec 30 à 40 centimètres cubes d'eau; on porte peu à peu à l'ébullition, que l'on entretient très modérée, puis, au moyen de la burette divisée en dixièmes de centimètre cube, on y fait tomber goutte à goutte la solution titrée de glycose. La réduction s'opère de suite, et le précipité d'oxyde de cuivre, très dense, se rassemble au fond du matras; à mesure qu'il se forme, la teinte bleue du liquide va en diminuant. De temps à autre, on retire le ballon du feu et on le regarde de bas en haut, par transparence, ou bien on le place sur une feuille de papier blanc, de manière à bien juger si le liquide présente encore une coloration bleue. On arrête l'affusion de la solution de glycose au moment où la décoloration est complète. On recommence plusieurs fois cet essai, et avec un peu d'habitude on obtient des résultats très exacts. On ne doit jamais laisser refroidir la liqueur sur le précipité de cuivre, car il rentrerait en solution, et la liqueur reprendrait une teinte bleue; il faudrait ajouter encore de la solution de glycose, et par suite le titre obtenu serait trop élevé. Si l'opération est bien faite, en filtrant rapidement aussitôt la décoloration obtenue, on doit obtenir un liquide qui ne donne plus de précipité d'oxyde de cuivre ni avec la liqueur cuprique (excès de glucose), ni avec la solution de glycose (excès de liqueur non réduite).

Supposons que dans l'essai on a dû employer 9 c. c. 3 ou 93 divisions pour décolorer 10 centimètres cubes de liqueur de Fehling, on pose :

100 div. de liqueur titrée contiennent.	0,05 de glucose
93 —	0,046 »

Donc les 10 centimètres cubes de liqueur de Fehling sont réduits par 0 gr. 046 de glycose ; tel est le titre de cette liqueur; on l'inscrit sur le flacon et on doit le vérifier de temps à autre.

Application à l'urine. — Pour doser le sucre dans une urine, on commence par la filtrer, puis, au moyen de la formule de Bouchardat, on détermine approximativement la quantité de glycose qu'elle renferme [1], puis on l'étend d'eau de façon à l'amener à contenir environ 10 grammes par litre ; on est alors dans les meilleures conditions pour le dosage.

On verse alors dans le matras 10 centimètres cubes de liqueur de Fehling ; on y ajoute 2 à 3 centimètres cubes de lessive de soude et 30 à 40 d'eau distillée, puis on porte à l'ébullition. On verse alors l'urine au moyen de la burette, et cela jusqu'à la décoloration, en suivant exactement la marche que nous venons d'indiquer pour le titrage de la liqueur. La quantité d'urine que l'on a employée pour obtenir ce résultat renferme donc 0 gr. 046 de glycose si tel est le titre de la liqueur ; il ne faut pas oublier de tenir compte de la dilution qu'on a fait subir à l'urine, et par une proportion on obtient la quantité contenue dans un litre.

Si l'urine renferme de l'albumine, il faut éliminer cette substance ; on peut avoir recours à la coagulation par la chaleur ou mieux à la précipitation par le sous-acétate de plomb, dont on enlève l'excès par le carbonate de soude : l'urine se trouve toute diluée par ces opérations. Les lavages de chaque précipité pour retirer tout le liquide qui les baigne seraient très longs. On peut heureusement les éviter. Il suffit, comme le conseille M. Marty, de verser 10 centimètres cubes d'urine dans une éprouvette graduée, d'ajouter le sous-acétate de plomb, agiter, laisser tomber

---

1. Pour cela, on multiplie par 2 les deux derniers chiffres de la densité ; puis ce produit est encore multiplié par le nombre de litres émis dans les vingt-quatre heures. De ce dernier produit on retranche 50 grammes et 60 s'il y a polyurie, et la différence représente le sucre.

Exemple : le malade rend quatre litres d'urine de densité 1034. La quantité de sucre est égale à $34 \times 2 \times 4 = 272 - 60 = 212$ gr. de sucre.

la mousse, puis verser une solution étendue de carbonate
de soude de manière à obtenir un volume de 50 centimètres cubes. Il ne reste plus qu'à filtrer, et l'urine
s'écoule toute diluée à 1/5 et ne renfermant plus de sel de
plomb.

Tant que l'urine renferme un minimum d'environ 10
pour 1000 de glycose, la réduction de la liqueur se fait
très bien. Je signalerai cependant la particularité suivante.
La réduction peut se faire de deux manières différentes :

1° Lorsque l'on verse goutte à goutte l'urine dans la
liqueur bouillante, cette liqueur se trouble, devient verdâtre, puis jaune ; à mesure que cette transformation
s'effectue, le précipité acquiert de la cohérence, puis de
jaune devient rouge de plus en plus foncé ; il a dès lors
acquis une densité assez considérable pour tomber au fond
du matras, et la liqueur surnageante s'est éclaircie. Dans
certains cas, la réduction ne suit pas une marche aussi
nette ; le précipité passe difficilement du *vert* au *jaune*, et
du *jaune* au *rouge* ; malgré l'ébullition longtemps soutenue,
il n'acquiert pas de cohérence, ne se dépose pas, et le
dosage devient impossible ; il faut alors recommencer et
déféquer l'urine par le sous-acétate de plomb.

2° Le second mode de réduction est le suivant :

L'oxyde de cuivre se dépose de suite *rouge* et *très dense*
sans passer par les phases que nous venons de décrire, et
sans que la transparence de la liqueur soit troublée un
seul instant ; elle ne fait que de se décolorer au fur et à
mesure que le liquide sucré arrive, et l'on suit pas à pas
cette décoloration, sans qu'il soit nécessaire d'interrompre
l'ébullition pour permettre au précipité de se déposer. On
obtient facilement ce mode de réduction avec une solution de glycose dans l'eau distillée ; mais, lorsqu'on opère
avec une urine, il est plus difficile de réussir, car ce liquide renferme un grand nombre de substances capables
d'entraver la réduction.

10.

Voici le mode opératoire à suivre pour obtenir ce mode de réduction, très avantageux pour l'exactitude du procédé. Il faut, si l'on opère avec une urine qui n'a pas subi de défécation préalable, que cette urine renferme au moins 5 grammes de glycose par litre.

La liqueur de Fehling, additionnée de soude et étendue d'eau comme nous avons dit, est placée dans le matras à fond plat reposant sur une toile métallique. On porte rapidement à l'ébullition, puis on modère la flamme de manière que le liquide reste en très légère trépidation ; l'urine est alors versée *goutte à goutte*, et l'on s'arrête de temps à autre, de manière à ne pas verser d'autre urine avant que celle de l'affusion précédente *ait entièrement épuisé son action sur la liqueur cuprique* ; le tour de main réside dans ce point.

Toutes les fois que l'urine renferme moins de 5 grammes pour 1000 de glycose, il est nécessaire de la déféquer avant de la faire agir sur la liqueur cuprique.

Marche à suivre lorsqu'on ne dispose que d'une très petite quantité d'urine. — Il arrive assez souvent que l'on n'a qu'une très faible quantité d'urine à consacrer au dosage de la glycose. Voici comment on doit procéder, ainsi que je l'ai conseillé dans mon travail sur le lait de truie.

On commence par préparer une solution à 1/100 de glycose pure. Dans ces conditions, chaque division de la burette représentera 1 milligramme de glycose.

On place alors dans le ballon 10 centimètres cubes de liqueur de Fehling, et on porte à l'ébullition ; puis, au moyen d'un tube *très exactement* gradué en centimètres cubes et dixièmes, on ajoute un volume déterminé d'urine, par exemple 1 centimètre cube. Une portion de la liqueur est réduite ; on termine alors l'opération avec la solution titrée de glycose, et le nombre de divisions qu'il a fallu employer indique en milligrammes la quantité de glycose à ajouter à celle contenue dans le centi-

mètre cube d'urine pour atteindre le chiffre fixé par la
liqueur.

Exemple :

On a placé dans le matras 10 centimètres cubes de liqueur de Fehling dont le titre est de 0 gr. 040.

Après avoir ajouté 1 centimètre cube d'urine à titrer, il a
fallu employer 24 divisions de la burette ou 0 gr. 024 de
glycose ; le centimètre cube d'urine en question renferme
donc 0 gr. 040 — 0,024 ou 0 gr. 022 de glycose, et le litre
22 grammes.

**Dosage de la glycose dans une urine qui en renferme
moins de 5 pour 1000.** — Nous avons vu que, lorsqu'une
urine est riche en glycose, il est préférable de l'étendre
d'eau, jusqu'à ce que la proportion de cette subtance soit
descendue aux environs de 10 grammes par litre. S au
contraire elle en renferme moins de 5 grammes, il est nécessaire de la déféquer par le sous-acétate de plomb, de manière à éliminer toutes les substances qui peuvent entraver
la réduction et dont l'influence est d'autant plus considérable que la proportion de sucre est moins forte. — On
opère comme nous avons dit plus haut, ou bien on se conforme à la marche suivante, qui permet de connaître en
même temps la proportion d'urée.

On ajoute à l'urine un dixième de son volume de sous-
acétate de plomb, on agite fortement, et l'on filtre ; on
recueille une quantité quelconque de liquide filtrée, par
exemple 50 centimètres cubes, sans se préoccuper ni du
précipité ni du reste de l'urine, et on dose directement
l'urée dans cette urine ; nous avons vu que la présence du
sel de plomb n'a aucun inconvénient.

Il n'est même point nécessaire de calculer en poids la
proportion d'urée, mais seulement de noter le nombre de
divisions qui proviennent de la décomposition de 1 centimètre cube d'urine, soit par exemple 70. Par rapport au
sucre, l'addition du sous-acétate de plomb ne s'est pas com-

,portée autrement que ne l'eût fait de l'eau : l'urine a été diluée d'un dixième. Nous en tiendrons compte dans le calcul du résultat final : on élimine ensuite l'excès de plomb par du carbonate de soude ; on jette sur un filtre, et l'on recueille l'urine qui s'écoule. Dans cette urine, on dose l'urée. Soit 58 le nombre de divisions trouvé, on en conclut que, par suite de l'élimination de l'acétate de plomb, l'urine a été diluée dans le rapport de 70 à 58.

On dose alors le sucre dans cette urine déféquée, et l'on trouve un chiffre tel que 3 gr. 40 par litre. Il suffit alors de multiplier ce chiffre par le rapport trouvé $\frac{70}{58}$ et de l'augmenter d'un dixième pour avoir la quantité de sucre contenue dans l'urine.

Ici, on aura :

$$3,40 \times \frac{70}{58} = 4,10 \times 0,41 = 4 \text{ gr. } 95.$$

Dosage par les procédés optiques. — Plusieurs instruments sont aujourd'hui employés pour cet usage; on les désigne sous le nom de saccharimètres. Ce sont :

1° Le saccharimètre de Soleil ;

2° Le saccharimètre à pénombres, qui est beaucoup plus sensible ;

3° Et enfin le *diabétomètre* à pénombres, qui, à cause de son bas prix et la facilité avec laquelle on le manie, se recommande d'une manière toute spéciale pour les essais chimiques.

La description et la théorie de ces instruments ne peuvent trouver place ici; nous renvoyons le lecteur aux traités spéciaux. Nous indiquons la manière de se servir de ces instruments.

Saccharimètre de Soleil. — On dispose l'instrument devant la partie la plus éclairante d'une lampe à huile ou d'un bec de gaz, de manière que l'extrémité A soit à quelques centimètres de la flamme ; puis on commence par le régler. Pour cela, un emplit d'eau le tube de cuivre, qui a 0 m. 20 de long, en dévissant un des colliers de cuivre et enlevant une plaque de verre qui ferme l'orifice du tube.

On le tient bien verticalement et on y verse de l'eau jusqu'à ce qu'elle déborde et forme un ménisque convexe.

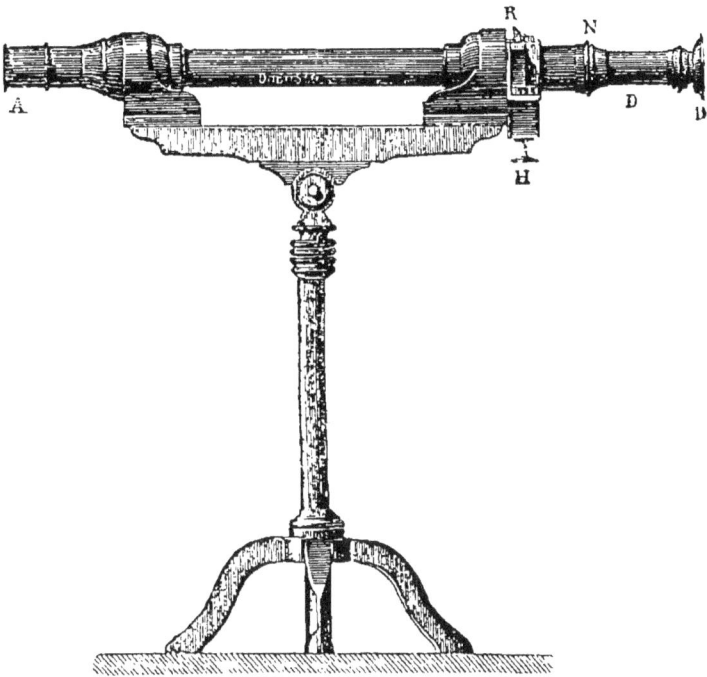

Fig. 17. — Saccharimètre de Soleil.

On rase alors avec la plaque de verre, de manière a n'enfermer aucune bulle d'air, puis on visse le collier, et on met en place le tube dans la position indiquée par la figure. On regarde alors par la lunette D', que l'on tire ou l'on enfonce de manière à voir très nettement un disque lumineux partagé en deux moitiés d'égale grandeur, par un

diamètre vertical. Ces deux moitiés sont teintées de couleurs complémentaires; on saisit alors le bouton H et on le
tourne dans un sens ou dans l'autre, de manière à égaliser
les teintes des deux demi-disques. Lorsque cette égalité
est obtenue, l'instrument doit être réglé. Le zéro de la
règle divisée R doit coïncider avec le trait de repère. S'il
n'en est pas ainsi, on fait avancer ou reculer cette règle au
moyen d'une petite vis qui est visible à l'extrémité gauche
de cette règle. En tournant le collier N, on peut faire
passer successivement le disque lumineux par toutes les
teintes de l'arc-en-ciel, et chaque observateur choisit la
teinte qui lui permet de mieux juger de l'égalité des deux
demi-disques; ordinairement, c'est la nuance gris lin ou
fleur de pêcher; on la désigne sous le nom de *teinte sensible*.

La première opération consiste donc à régler l'instrument, c'est-à-dire à s'assurer que le zéro de la graduation
coïncide bien avec le point de repère; alors les deux demi-
disques présentent exactement la même teinte.

L'urine est presque toujours trop colorée pour se prêter
directement à l'examen optique; il faut la décolorer. Dans
ce but, on l'agite avec du noir animal (environ 5 grammes
pour 100) et on filtre au papier blanc.

On peut aussi y ajouter 1/10 de sous-acétate de plomb,
agiter fortement et filtrer.

On examine directement la liqueur (l'excès d'acétate
de plomb n'exerce aucune influence perturbatrice) dans le
tube de 0 m. 20, et l'on augmentera alors le résultat d'un
dixième, ou bien on en remplit un tube de 22 centimètres,
et dès lors il n'y a pas de correction à faire.

Quel que soit le mode de décoloration adopté, on remplit
le tube d'urine décolorée et on le replace sur l'instrument.
On fait manœuvrer la lunette de Galilée D', de manière
à voir bien distinctement la ligne de séparation des deux
demi-disques, et l'on voit alors que l'égalité de teintes est
détruite; on saisit alors le bouton H et on le manœuvre de

façon à la rétablir : on lit alors sur l'échelle divisée R le
nombre de divisions dont il a fallu la faire avancer par
rapport au point de repère fixe.

Et ce nombre, multiplié par 2,25 (théoriquement 2,256),
indique *en grammes la quantité de glycose contenue dans un
litre d'urine.*

Il ne faut pas oublier d'augmenter ce nombre de *un
dixième* si l'on a déféqué l'urine avec du sous-acétate de
plomb et qu'on l'examine dans le tube de 0 m. 20.

Saccharimètre à pénombres. — Cet instrument donne
des résultats encore plus précis que le précédent. Il exige

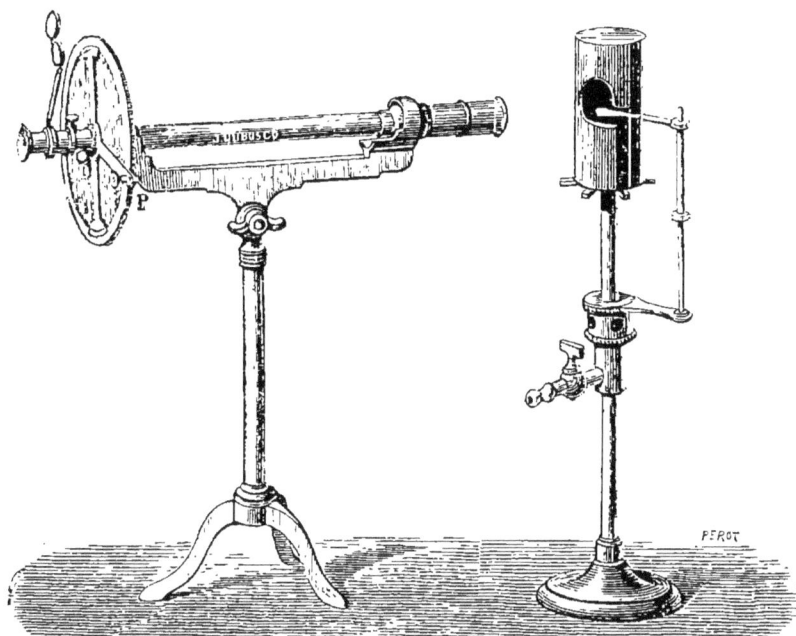

Fig. 18.

l'emploi d'une lumière monochromatique. On emploie
celle du sodium produite par un brûleur spécial. C'est un
puissant bec à courant d'air dans la flamme duquel on

maintient une petite cuiller en platine renfermant du chlorure de sodium fondu.

On dispose l'instrument dans une pièce obscure, placé
à quelques centimètres de la partie la plus éclairante de
la flamme, et on commence par le régler. Après avoir disposé le tube plein d'eau sur l'appareil, on enfonce ou l'on
retire la lunette qui est à la partie antérieure de l'appareil, jusqu'à ce que l'on distingue très bien un disque lumineux partagé en deux moitiés par un diamètre vertical ;
il faut que cette raie soit très nette ; l'une des moitiés du

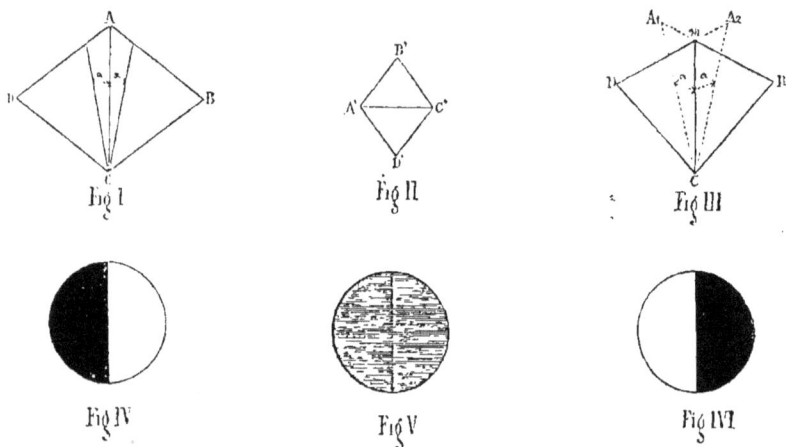

Fig. 19. — Saccharimètre à pénombres.

disque parait plus ou moins éclairée en jaune et l'autre
plus ou moins obscure (fig. 19, IV). On amène alors le zéro
du vernier en coïncidence avec celui du cercle divisé ;
pour cela, on tourne le bouton P. Si à ce moment les deux
moitiés du disque ne présentent pas la même intensité
(maximum d'extinction) comme teinte (fig. 19, V), on fait
tourner dans un sens ou dans l'autre un petit bouton molleté O, qui se trouve sur le côté de la lunette. Une fois
l'égalité des teintes obtenue, l'instrument est réglé, car le

maximum d'extinction a lieu lorsque le zéro du vernier coïncide avec celui du cercle.

On remplit alors le tube avec de l'urine décolorée, comme il a été dit plus haut; on fait manœuvrer la lunette de Galilée de manière à voir très distinctement la ligne de séparation des deux demi-disques, et on constate que l'égalité des teintes n'existe plus (fig. 19, VI). On saisit alors le bouton molleté P qui fait mouvoir le vernier, on le tourne tout doucement d'un côté, et l'on observe si l'inégalité de teinte des deux demi-disques augmente ou diminue. Si elle augmente, il faut tourner en sens opposé; si elle diminue, on continue à faire mouvoir le bouton dans le même sens, et cela jusqu'à ce que les deux demi-disques paraissent également sombres (fig. 19, V).

A ce moment, il suffit de lire la division de la graduation devant laquelle se trouve le zéro du vernier, et le chiffre qui porte cette division multiplié par 2,25 indique, comme précédemment, en grammes la quantité de sucre contenu dans un litre d'urine.

Ces deux appareils, surtout le dernier, sont très précis; leur manipulation est assez facile; malheureusement leur prix est assez élevé.

A défaut de polarimètre, on peut se servir avec avantage de l'instrument suivant, que nous avons, M. Albert Dubosq et moi, combiné pour servir spécialement au dosage du sucre de diabète. La disposition extérieure de cet appareil rappelle celle du *diabétomètre de Robiquet*, et nous lui avons donné le nom de *diabétomètre à pénombres*.

Comme le *polarimètre à pénombres*, dont il n'est qu'une modification, le *diabétomètre* exige l'emploi d'une lumière monochromatique. On se la procure au moyen d'un brûleur spécial ou d'une lampe à alcool à courant d'air dans la flamme de laquelle est immergé un anneau imprégné de chlorure de sodium. Cette lampe se fixe sur le support de l'appareil.

YVON.   11

La disposition générale de l'instrument est représentée figure 20. On le monte sur la boîte qui le renferme et qui est disposée de manière à constituer un support; l'extré-

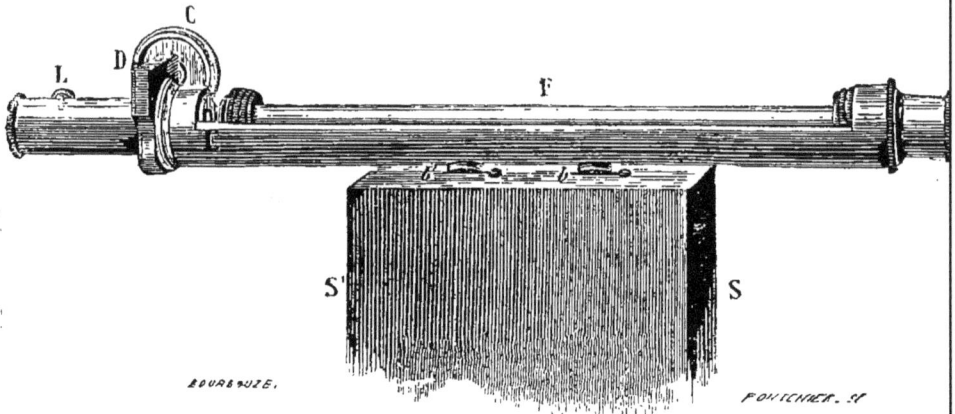

Fig. 20. — Diabétomètre à pénombres.

mité postérieure est alors placée en face de la lumière monochromatique. Les rayons qui en émanent traversent le polariseur à pénombres (prisme de Jellet), puis le tube F

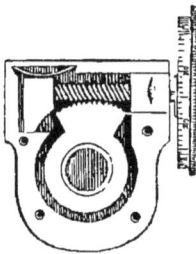

Fig. 21.

qui contient l'urine. Au sortir de ce tube, ils sont reçus par un objectif achromatique placé en E, traversent le Nicol analyseur, puis un oculaire concave, et enfin arrivent à l'œil de l'observateur. Comme on le voit, l'analyseur est placé entre les deux pièces de la lunette de Galilée, destinée à rendre la vision distincte. Le Nicol analyseur est enchâssé dans un collier mobile dont il faut mesurer le déplacement angulaire. Pour cela, ce collier (fig. 21) porte en un point un secteur denté qui s'engrène avec un pas de vis tangente à sa circonférence.

La tête de cette vis porte un tambour sur lequel sont

gravées les divisions. Chacune de ces divisions correspond à 1 gramme de sucre de diabète par litre d'urine ; chaque division est subdivisée en cinquièmes ; l'approximation est donc de 0 gr. 20 par litre.

Il faut appliquer à la préparation de l'urine tout ce que nous avons dit plus haut : la décolorer soit avec du noir animal, soit avec 1/10 de sous-acétate de plomb.

L'instrument ne permet pas d'évaluer plus de 100 grammes de sucre par litre ; dans le cas d'une teneur plus considérable, il suffit d'étendre l'urine de son volume d'eau.

Urines albumineuses et sucrées. — Deux cas peuvent se présenter :

1° *On a une quantité suffisante d'urine pour faire deux déterminations.*

Dans une partie de l'urine, on dose l'albumine en suivant un des procédés que nous avons indiqués ; la présence du sucre n'a aucun inconvénient ; il est seulement nécessaire de laver un peu plus longtemps le coagulum d'albumine. L'albumine entrave le dosage du sucre fait par les deux procédés ; il faut donc la séparer.

Si l'on doit doser le sucre par la liqueur de Fehling, on peut coaguler l'albumine par la chaleur et la séparer par filtration ; on neutralise ensuite avec quelques gouttes de lessive de soude et on procède à l'essai.

Si l'on défèque l'urine par le sous-acétate de plomb, il est nécessaire d'enlever l'excès de ce sel par le sous-carbonate de soude. Nous avons vu, pages 172 et 176, comment on tient compte de la dilution de l'urine.

Ce procédé donne de très bons résultats ; mais il ne peut être appliqué qu'à l'urine exempte de *sels ammoniacaux* et qui n'a pas par conséquent éprouvé la fermentation ammoniacale, car en présence de l'ammoniaque le précipité plombique entraîne du sucre. Il faut alors avoir recours à la coagulation par la chaleur.

Lorsqu'on veut doser optiquement le sucre, il faut encore séparer l'albumine, puisque cette substance dévie à gauche le plan de la lumière polarisée. On peut, comme précédemment, séparer l'albumine par la chaleur et décolorer l'urine par le noir ; mais il est bien préférable de déféquer par le sous-acétate de plomb, qui enlève l'albumine en même temps qu'il décolore l'urine. Il est bon cependant de coaguler l'albumine par la chaleur avant d'ajouter le sel de plomb. On est certain, en opérant ainsi, que la coagulation est toujours complète. Pour cela, on verse dans un petit ballon 50 centimètres cubes d'urine, et après addition de quelques gouttes d'acide acétique on porte à l'ébullition, puis on ajoute avec une pipette graduée 5 centimètres cubes de sous-acétate de plomb ; on agite bien ; on laisse refroidir en bouchant le flacon pour éviter l'évaporation, et on examine la liqueur filtrée. Il est préférable d'opérer dans un ballon ordinaire et de mesurer l'urine et l'extrait de Saturne avec une pipette ; les urines albumineuses moussant beaucoup, on éprouverait quelque difficulté à faire les mesures dans le ballon même.

2º *La même quantité d'urine doit servir à doser l'albumine et le sucre.* — Dans ce cas, on mesure 50 centimètres cubes d'urine et on coagule l'albumine par la chaleur ; on pèse le précipité. Puis l'urine écoulée et les eaux de lavage sont réunies et évaporées au bain-marie jusqu'à réduction au volume primitif (50 centimètres cubes), puis déféquées par 1/10 de sous-acétate de plomb.

Si l'urine est riche en sucre, il est inutile de la concentrer, il suffit de recevoir le tout dans un vase gradué et de déterminer le rapport de la dilution.

Si la quantité d'urine dont on dispose est très petite, on dose l'albumine par pesée et le sucre par la liqueur de Fehling, puisque ce procédé nécessite une quantité moins considérable de liquide ; on a au besoin recours au procédé page 174.

Inosite $C^{12}H^{12}O^{12},4AO$. — L'inosite est un sucre particulier dont l'existence a d'abord été signalée dans la chair
musculaire, puis que l'on a trouvé dans un certain nombre d'organes, par exemple les poumons, reins, cerveau.
On ne l'a pas rencontré dans l'urine normale, mais seulement dans les urines qui contiennent soit du sucre, soit
de l'albumine et souvent les deux à la fois.

L'*inosite* cristallise de sa solution aqueuse en petits cristaux orthorhombiques groupés en choux-fleurs; ils perdent
leur eau de cristallisation à 100° et même à l'air, à la
température ordinaire, et deviennent de l'*inosite anhydre*.
Elle se dissout dans six fois son poids d'eau, un peu dans
l'alcool faible, mais est insoluble dans l'alcool absolu et
dans l'éther.

Elle fond vers 210° en un liquide incolore qui se prend
en cristaux par refroidissement. Elle ne réduit pas la
liqueur de Fehling et n'agit pas sur la lumière polarisée:
elle est précipitée de ses solutions aqueuses par le sous-
acétate de plomb, mais ne l'est pas par l'acétate neutre.

On la caractérise par les réactions suivantes. On ajoute
à une solution d'*inosite* quelques gouttes d'acide azotique
et on évapore à siccité dans une capsule, puis on humecte
successivement le résidu avec un peu de *chlorure de calcium*
(solution concentrée) et d'*ammoniaque*; et on dessèche de
nouveau: le résidu prend alors une belle coloration rose:
si l'on a un petit fragment d'*inosite*, on produit très
facilement la même réaction en le plaçant sur une lame
de platine avec une goutte d'acide azotique; on évapore
avec précaution au-dessus d'une flamme, et on termine
comme précédemment.

L'*azotate de bioxyde de mercure* donne dans les solutions
neutres d'inosite un précipité *jaune*; en faisant évaporer
le liquide avec précaution, le précipité devient *rouge* plus
ou moins foncé, et cette couleur disparait par refroidissement. L'albumine donnerait lieu à une coloration analogue;

aussi cette réaction ne peut être faite avec une urine qui contient de l'albumine.

Extraction. — On retire ordinairement l'inosite des haricots verts, qui en contiennent environ 7,5 pour 1000. On les réduit en pâte, puis on les enferme dans un nouet de linge que l'on expose à l'action de la vapeur, et on exprime fortement. Le liquide qui en découle est évaporé au bain-marie en consistance sirupeuse, puis additionné d'alcool à 90° jusqu'à formation d'un louche persistant. On abandonne au repos, et peu à peu il se forme de belles croûtes cristallines d'inosite. On fait cristalliser dans l'eau.

Recherche et extraction dans l'urine. — On traite l'urine par *l'acétate neutre de plomb*, qui en sépare les sulfates, chlorures, etc., et puis on filtre. Dans le liquide filtré, on ajoute du *sous-acétate de plomb*, tant qu'il se produit un précipité; ce précipité contient l'*inosite*. On le recueille et on le lave à l'eau distillée, puis on le met en suspension dans une nouvelle quantité d'eau et on le décompose par un courant d'hydrogène sulfuré; on sépare le sulfure de plomb par le filtre et on évapore le liquide au bain-marie, en consistance de sirop, puis on le précipite par l'alcool concentré; l'*inosite* se sépare. On laisse reposer afin que le dépôt acquière un peu de cohérence, puis on sépare par décantation ou par filtration. On reprend le dépôt par l'eau et on fait cristalliser.

Ce procédé est applicable aux sucs musculaires et aux liquides de l'économie.

CHAPITRE III

Pigments et acides biliaires.

La bile humaine est un liquide *vert jaunâtre* au moment de sa production et dont la couleur se fonce par suite de son séjour dans la vésicule biliaire. Elle est visqueuse, gluante. Elle ne renferme pas de matières albuminoïdes. Le précipité qu'y fait naître l'alcool concentré est formé par de la *mucine*; sa densité varie de 1020 à 1035, et elle renferme environ le dixième de son poids de matériaux solides, dont les principaux sont les *acides* et les *pigments biliaires*, la *mucine* et la *cholestérine*.

Nous allons les passer successivement en revue :

Mucine. — La *mucine* ne fait pas partie constituante de la bile, telle qu'on la rencontre dans les canaux hépatiques; elle est sécrétée par les parois de la vésicule biliaire, et son mélange avec la bile a lieu dans ce réservoir. On peut l'extraire de la bile en traitant ce liquide par quatre ou cinq fois son volume d'alcool concentré et séparant par le filtre le précipité ainsi formé.

La bile ainsi débarrassée de la mucine n'est plus susceptible d'entrer en putréfaction.

La mucine séparée de la bile par l'alcool peut facilement se redissoudre dans l'eau. La mucine est également précipitée de la bile par l'acide acétique; dans ces cas, le précipité ainsi produit n'est plus soluble dans l'eau pure, mais seulement dans l'eau alcalinisée.

La *mucine* n'est point un produit de sécrétion spécial à la vésicule biliaire; on la retrouve dans le mucus que sécrètent toutes les membranes muqueuses (voir à *Mucus*); on la rencontre assez souvent dans l'urine sans qu'elle provienne de la bile.

Acides biliaires. — On peut considérer la bile (abstraction faite des matières colorantes) comme une dissolution de deux sels à base de soude : le *cholate de soude* (abondant dans la bile de bœuf) et le *choléate* ou *taurocholate de soude*, très abondant dans la bile des carnivores et dans celle de l'homme.

L'*acide cholique* est parfois désigné sous le nom d'*acide glycocollique*, parce qu'on peut le dédoubler en *glycocolle* et *acide cholalique* ; l'*acide choléique* est désigné sous le nom d'acide *taurocholique*, parce qu'on peut le dédoubler en *taurine* et acide *cholalique*. Cet acide *cholalique* peut être considéré comme le point de départ des *acides biliaires ;* nous reviendrons plus tard sur ce point.

La bile de l'homme contient du *cholate* et du *choléate* de soude; mais ce dernier sel est le plus abondant.

On peut les extraire en bloc de la bile en opérant de la manière suivante. On mélange la bile avec du noir animal et on évapore à siccité au bain-marie. Le résidu est traité à chaud par l'alcool concentré. On filtre, puis on évapore pour retirer l'alcool, et on mélange avec de l'*éther anhydre ;* il se fait alors un précipité gélatineux qui prend peu à peu l'aspect cristallin; on le désigne sous le nom de *sel naturel de la bile, bile cristallisée de Platner.* C'est un mélange de *cholate* et de *choléate de soude.* Le *choléate* domine si l'opération a été faite avec de la bile humaine; c'est au contraire le *cholate de soude* qui se trouve en plus forte proportion si l'on s'est adressé à la bile de bœuf.

Préparation des acides biliaires cholique et choléique. — On opère de préférence avec la bile de bœuf, qu'on peut se procurer facilement et en grande quantité.

Acide cholique ou **glycocollique** $C^{52}H^{43}AzO^{12}$. — On verse dans la bile de bœuf de *l'acétate neutre de plomb* tant qu'il se forme un précipité ; on recueille ce précipité et on l'épuise par l'alcool bouillant. Dans le liquide alcoolique filtré, on sépare le plomb par un courant d'hydrogène sulfuré ; on filtre de nouveau et on évapore en consistance sirupeuse ; le liquide ainsi obtenu est conservé et ne se prend en masse cristalline qu'au bout d'un temps très long.

L'acide cholique est soluble dans 300 fois son poids d'eau froide ; il se dissout facilement dans l'alcool et très peu dans l'éther. Il se combine avec les alcalis et donne des sels très solubles dans l'eau.

Les solutions dévient à droite le plan de la lumière polarisée.

Acide choléique ou **taurocholique** $C^{52}H^{45}Az^{2}O^{14}S^{2}$. — Cet acide est peu abondant dans la bile de bœuf, mais l'est beaucoup plus dans la bile humaine. Que l'on opère sur l'une ou sur l'autre, on commence par éliminer l'acide *cholique* par un traitement à *l'acétate neutre de plomb* ; on ajoute alors un liquide filtré de *sous-acétate de plomb contenant de l'ammoniaque*, et il se forme un précipité de *choléate de plomb*, que l'on met en suspension dans l'alcool et qu'on décompose par un courant d'hydrogène sulfuré, comme pour la préparation de *l'acide choléique* ; on termine de même.

L'*acide choléique*, ainsi que l'indique sa formule, contient du soufre ; il est ordinairement liquide ; en le maintenant longtemps dans le vide en présence de l'acide sulfurique, on peut le dessécher ; mais il ne cristallise point. Il se dissout bien dans l'eau et dans l'alcool, et donne des sels en se combinant aux alcalis. Lui et ses sels dévient à droite le plan de la lumière polarisée.

11.

Transformations des acides cholique et choléique. — Ces deux acides sont susceptibles d'éprouver des transformations remarquables, indiquées par le second nom sous lequel on les désigne parfois.

L'*acide cholique* bouilli plusieurs heures avec un acide ou un alcali caustique se dédouble en *glycocolle* et en *acide cholalique* en fixant deux molécules d'eau :

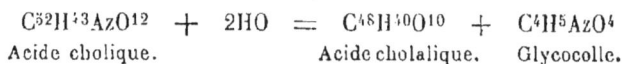

$$C^{52}H^{43}AzO^{12} \; + \; 2HO \; = \; C^{48}H^{40}O^{10} \; + \; C^4H^5AzO^4$$

Acide cholique.   Acide cholalique.   Glycocolle.

Par une transformation du même ordre, l'*acide choléique* donne de même de l'*acide cholalique* et de la *taurine* :

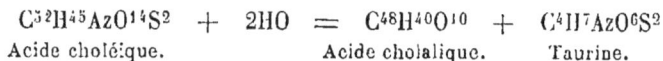

$$C^{52}H^{45}AzO^{14}S^2 \; + \; 2HO \; = \; C^{48}H^{40}O^{10} \; + \; C^4H^7AzO^6S^2$$

Acide choléique.   Acide cholalique.   Taurine.

C'est pour ces raisons que l'on considère l'*acide cholalique* $C^{48}H^{40}O^{10}$ non azoté comme le point de départ des deux acides biliaires et qu'on a donné à l'*acide cholique* le nom d'*acide glycocollique* et à l'*acide choléique* celui d'*acide taurocholique*, pour rappeler cette origine. Cet *acide cholalique* est peu soluble dans l'eau même bouillante, et soluble dans l'alcool et l'éther. On peut l'obtenir cristallisé en tétraèdres incolores et brillants. Si on le chauffe vers 200 degrés, ou si on le soumet à une ébullition prolongée avec les acides minéraux, il se dédouble à son tour en eau et en *dyslisine* $C^{48}H^{36}O^6$.

La **taurine** $C^4H^7AzS^2O^6$ est un corps très curieux, remarquable par sa grande richesse en soufre; on peut l'obtenir en faisant bouillir plusieurs heures avec de l'acide chlorhydrique une bile riche en *acide choléique*, par exemple celle d'un carnivore. Après filtration, on évapore à siccité et on reprend le résidu par l'alcool très concentré; la taurine insoluble reste dans le résidu. On la dissout ensuite dans l'eau bouillante et on la fait cristalliser.

Elle cristallise en petits prismes clinorhombiques, transparents et incolores : elle se dissout dans 15 parties d'eau froide et plus facilement dans l'eau bouillante. Elle est presque insoluble dans l'alcool très concentré, et sa solution aqueuse n'est précipitée ni par les sels d'argent ni par ceux de mercure et de plomb.

Réaction des acides biliaires. — Les acides biliaires et leurs dérivés sont tous susceptibles d'éprouver une réaction commune qu'on désigne sous le nom de réaction de Pettenkofer et qui sert à les caractériser.

Elle consiste en une coloration pourpre qu'ils développent au contact simultané de *l'acide sulfurique* et du *sucre* avec le concours d'une température d'environ 60 degrés. Cette température est presque toujours atteinte par la chaleur provenant du mélange de l'acide sulfurique avec l'eau qui tient en dissolution les acides biliaires; mais si la chaleur dégagée n'est pas suffisante, on doit chauffer légèrement.

Voici comment on opère : Dans un verre à pied, on place le liquide qui contient les acides biliaires (urine) avec *quelques gouttes* d'une solution de *sucre*, puis on fait tomber en petit filet de l'acide sulfurique concentré : en même temps, on agite avec une baguette de verre ; la chaleur dégagée est toujours suffisante pour porter le mélange à une température convenable ; la coloration, d'abord violette, passe au pourpre. Il ne faut pas ajouter trop de sucre ni surtout trop chauffer (si l'on est obligé d'employer la chaleur), car l'acide sulfurique réagit sur le sucre, le carbonise, et le mélange se colore en noir. Parfois l'urine ne renferme pas assez d'acides biliaires pour donner directement la réaction de Pettenkofer.

Si d'abord elle contient de l'albumine, il faut l'en débarrasser, car cette substance entrave la réaction. Puis on évapore à siccité 300 à 400 grammes d'urine et on épuise le résidu avec de l'alcool à 85° ; on filtre et on évapore cette solution alcoolique. Le résidu qu'elle abandonne est de nouveau traité par l'*alcool absolu*, qui laisse les sels indissous. La nouvelle solution alcoolique ainsi obtenue est évaporée, et le résidu dissous dans l'eau, puis précipité par une quantité strictement nécessaire de sous-acétate de plomb (éviter un excès). Lorsque le précipité est bien rassemblé au fond du vase, on décante, puis on jette sur un filtre ; on le dessèche par compression entre plusieurs doubles de papier buvard ; on l'épuise par l'alcool bouillant, qui dissout les *cholates* et *choléates de plomb*. — Cette dissolution alcoolique est additionnée de *carbonate de soude*, qui transforme les acides biliaires en sels de soude solubles, tandis que le plomb passe à l'état de carbonate ; on évapore à siccité au bain-marie, puis on reprend par l'eau distillée, qui dissout les *cholates* et *choléates de soude*.

Cette dissolution est alors soumise à la réaction de Pettenkofer.

Pigments biliaires. — Les matières colorantes de la bile sont au nombre de cinq :

La *bilirubine* $C^{32}H^{18}Az^2O^6$,

La *biliverdine* $C^{32}H^{20}Az^2O^{10}$,

La *biliprasine* $C^{32}H^{22}Az^2O^{12}$,

La *bilifuchsine* $C^{32}H^{20}Az^2O^8$,

La *bilihumine*   »

Toutes ces substances, que l'on peut extraire soit de la bile, soit des calculs biliaires, paraissent dériver d'une seule, la *bilirubine*.

Bilirubine $C^{32}A^{18}Az^2O^6$. — Pour cette raison que cette substance est le point de départ de toutes les autres, elle ne se trouve qu'en petite quantité dans la bile, où elle est combinée avec les alcalis terreux ; elle constitue presque exclusivement certains calculs biliaires.

Pour la retirer soit de la bile, soit de l'urine ictérique, on additionne ces liquides d'acide chlorhydrique et on les agite avec du chloroforme. Si l'on opère sur des calculs, on commence par les pulvériser et les traiter par l'éther pour les débarrasser des matières grasses et de la choles-térine qu'ils renferment; puis on les traite par l'eau bouillante qui dissout les sels; enfin on les chauffe avec de l'acide chlorhydrique et on évapore à siccité ; le résidu ainsi obtenu est épuisé par le *chloroforme* bouillant, qui dissout la bilirubine.

Dans les deux cas, on obtient une solution chlorofor-mique de bilirubine : on la distille. Pour cette opération, on se sert avec avantage du petit alambic spécial que j'ai fait construire. Le résidu est ensuite repris par l'alcool : la *bilirubine* insoluble dans ce dissolvant se précipite, et l'alcool retient en dissolution la *bilifuchsine* (voir plus bas); on filtre ; la *bilirubine* reste sur le papier : on la lave à l'al-cool, qu'on réunit au premier.

La biluribine retenue sur le filtre est alors dissoute dans le chloroforme, puis précipitée une seconde fois par l'al-cool et finalement reprise par le chloroforme et cristallisée par évaporation de ce dissolvant.

La bilirubine se présente sous forme d'une poudre jaune orangé, cristallisée en prismes microscopiques. Elle est in-soluble dans l'*eau*, très peu soluble dans l'*alcool* et l'*éther* , très soluble dans le *chloroforme*, la *benzine*, le *sulfure de carbone*. Ces solutions sont précipitées par les sels métal-liques solubles, et il se forme des précipités formés par une combinaison des oxydes de ces métaux avec la biluri-bine, combinaison qui est insoluble dans l'eau et le chlo-roforme. La bilirubine se dissout avec facilité dans les alcalis caustiques. Ces solutions sont fortement colorées. Si l'on étend d'alcool une solution alcaline de *bilirubine* et qu'on y ajoute *un peu* d'acide azotique, il se produit une succession de couleurs dans l'ordre suivant : du *jaune*, la solution passe au *vert*, au *bleu violet*, au *rouge*, au *jaune sale*. Si l'on n'agite pas le liquide, toutes ces couleurs se superposent.

La réaction se produit également en l'absence de l'alcool, mais il faut alors se servir d'acide azotique contenant des vapeurs nitreuses (il suffit pour cela de l'exposer au soleil ou d'y projeter au moment de s'en servir quelques parcelles d'azotite de potasse).

Les solutions alcalines de *bilirubine* deviennent rapidement vertes au *contact de l'air*; elle se transforme en *biliverdine* en absorbant de l'oxygène.

En résumé, la *bilirubine* est la plus importante des matières colorantes de la bile ; c'est la seule qui ait une individualité propre : toutes les autres en dérivent.

Biliverdine $C^{32}H^{20}Az^2O^{10}$. — Nous venons de voir comment elle dérive de la bilirubine; c'est donc un produit d'oxydation. On la prépare en exposant à l'air une solution alcaline de bilirubine, dans un vase à large surface et en agitant de temps à autre. Puis, lorsque la coloration verte ne paraît plus augmenter, on précipite par l'acide chlorhydrique. Le précipité est lavé à l'eau, puis traité par l'alcool bouillant, qui dissout seulement la *biliverdine* et l'abandonne par évaporation, sous forme d'un résidu verdâtre . La bilirubine est évidemment soluble dans les alcalis caustiques et en est précipitée par les acides; elle se dissout dans l'*éther* et le *chloroforme*; ces solutions sont *vertes*, ce qui les distingue de celles de *bilirubine*. Elle donne avec l'acide azotique la même succession de couleurs que la *bilirubine*. Les agents réducteurs, tels que l'acide sulfureux, détruisent sa couleur verte et la font passer au jaune.

On trouve la *biliverdine* dans l'urine ictérique, et souvent elle y existe en quantité assez considérable pour donner lieu à un précipité, lorsqu'on ajoute dans l'urine quelques gouttes d'acide chlorhydrique.

Biliprasine $C^{32}H^{22}Az^2O^2$. — La biliprasine dérive de la biliverdine par l'addition de deux molécules d'eau ; on la rencontre en petite quantité dans les calculs biliaires.

Pour l'en extraire, on pulvérise ces calculs et on les épuise successivement par l'*eau*, l'*acide chlorhydrique*, l'*éther* et le *chloroforme*, de façon à enlever toutes les substances solubles dans ces dissolvants ; la *biliprasine* reste dans le résidu : on l'en extrait par l'*alcool*.

Hydrobilirubine $C^{32}H^{40}Az^4O^7$. — M. Maly, en traitant par l'amalgame de sodium de la *bilirubine* dissoute dans une solution faible de potasse caustique et en précipitant ensuite par l'acide chlorhydrique, en a séparé une matière ayant encore quelques caractères de la bilirubine, mais en différant parce qu'elle est soluble dans l'alcool et presque insoluble dans l'eau ; elle l'est assez cependant pour que sa solution dans ce liquide vire au rouge par l'addition d'un acide. Cette hydrobilirubine ne donne plus de réaction colorée avec l'acide azotique nitreux, et sa solution dans l'eau ammoniacale (contenant un excès de cet alcali), additionnée de chlorure de zinc, devient dichroïte, rouge pâle par transmission et présente de très beaux reflets verts par réflexion.

On rencontre assez fréquemment l'*hydrobilirubine* dans l'urine. On la caractérise par l'action successive du *chlorure de zinc* et de l'*ammoniaque*. Rarement l'urine contient assez d'*hydrobilirubine* pour donner un précipité quand on la traite par les réactifs indiqués ; il est pour ainsi dire toujours nécessaire d'isoler ce pigment. Au lieu d'avoir recours au sous-acétate de plomb, il est beaucoup plus simple d'avoir recours au sulfate d'ammoniaque, comme le fait M. Méhu. L'urine est saturée de ce sel, puis passée sur un filtre qui retient le pigment. Après dessiccation, on traite ce filtre par l'alcool : ce dissolvant s'empare de l'*hydrobilirubine* et se colore en jaune. Il suffit alors d'ajouter dans cet alcool du *chlorure de zinc* et de l'*ammoniaque* pour obtenir la coloration et le dichroïsme caractéristiques de l'*hydrobilirubine*.

Bilifuchsine $C^{32}H^{20}Az^2O^8$. — Cette substance accompagne la bilirubine dans la bile, l'urine, les calculs. Elle présente les mêmes propriétés. Nous avons vu, en parlant de la bilirubine (page 192), comment on la séparait de cette substance en traitant par l'alcool le résidu de la distillation chloroformique. Pour retirer la *bilifuchsine*, il ne reste plus qu'à évaporer cet alcool et à laver le résidu à l'éther.

Ses solutions alcalines sont d'un brun rouge.

Bilihumine. — Cette dernière matière, dont il nous reste à parler, est très incomplètement étudiée, et on n'en connaît pas la composition centésimale. Elle reste comme résidu lorsqu'on a traité un calcul biliaire successivement par tous les dissolvants neutres (*eau, alcool, éther, chloroforme*) et l'acide chlorhydrique ; il reste alors une matière brune que l'on dissout dans un alcali caustique, soude ou ammoniaque, et qu'on précipite ensuite par l'acide chlorhydrique ; cette matière est la *bilihumine*.

Recherche des pigments biliaires. — On caractérise les pigments biliaires dont nous venons de parler par l'action qu'exerce sur eux l'acide azotique nitreux. Nous avons indiqué cette réaction en parlant de la *bilirubine*. On la désigne sous le nom de réaction de Gmelin. Nous indiquerons plus loin comment on la produit avec l'urine ictérique.

Cholestérine. — La cholestérine fait partie des éléments de la bile ; mais, comme on ne la rencontre jamais dans l'urine qu'à l'état de sédiment, nous en parlerons en traitant de ces derniers.

Urine ictérique. — Sous certaines influences, les éléments de la bile et principalement les pigments biliaires passent dans l'urine. Ce liquide acquiert alors une coloration spéciale, caractéristique : on le désigne sous le nom d'*urine ictérique*.

Une telle urine est *brune, jaune, jaune verdâtre, verte*, et tache fortement le linge ; la réaction est tantôt acide (l'urine est alors verdâtre), tantôt *alcaline* (l'urine est jaune ou brune). Ces différentes colorations tiennent à la prédominance d'une des matières colorantes de la bile.

Il est toujours assez facile de caractériser une urine ictérique; parfois cependant il est nécessaire d'isoler le pigment afin de le caractériser. L'agitation d'une urine ictérique avec les dissolvants neutres (éther et chloroforme) ne donne pas toujours des résultats satisfaisants.

Si l'urine est colorée en jaune, la *bilirubine* prédomine; on peut alors acidifier cette urine avec de l'acide chlorhydrique, puis l'agiter avec du *chloroforme*, dans lequel la *bilirubine* est soluble; si au contraire l'urine est verte et que la *biliverdine* prédomine, il faut l'agiter avec l'*éther*; il peut même arriver que, si *la biliverdine est abondante*, elle se dépose lorsqu'on ajoute l'acide chlorhydrique.

Souvent aussi, ce traitement ne donne pas de résultats satisfaisants; on soumet alors l'urine à la réaction de Gmelin. Dans un verre à pied, on place quelques centimètres cubes d'acide azotique nitreux [1] (voir page 194), puis, au moyen d'un tube effilé, on fait arriver à la surface de l'urine préalablement filtrée. La coloration commence d'abord à la surface de séparation, puis s'étend à l'urine dans l'ordre suivant : *vert, bleu, violet, rouge* et *jaune*. Puis, au bout d'un certain temps, toutes ces nuances se confondent, et le mélange reste uniformément teinté en orangé. Pour que la réaction soit caractéristique, il faut constater très nettement l'existence de la couche *verte* et *violette*; l'acide azotique donne en effet une coloration rouge avec des urines qui ne renferment pas de pigments biliaires. Si l'urine renferme de l'albumine, il faut préalablement séparer cette albumine par la chaleur avant de soumettre l'urine à l'action de l'acide azotique nitreux.

On peut également rechercher dans une urine ictérique la présence des acides biliaires, et pour cela on la soumet

---

1. Il faut que l'acide ne soit pas trop chargé de vapeurs nitreuses, car alors il décompose l'urée, et l'agitation qui résulte du dégagement gazeux mélange les différentes couches du liquide et empêche d'observer la réaction.

à la réaction de Pettenkofer (voir page 191); mais ces
acides passent toujours dans l'urine en faible quantité
relativement aux pigments biliaires, et le plus souvent, si
l'on veut constater leur présence, on est obligé de les isoler
préalablement.

Il se présente assez souvent des cas où l'on ne peut
caractériser les pigments biliaires en opérant directement sur l'urine. Il devient alors nécessaire d'agiter avec
du chloroforme l'urine préalablement acidifiée et de répéter
plusieurs fois cette opération tant que le chloroforme se
colore; on réunit le chloroforme provenant de ces traitements et on le filtre, puis on le place dans un verre à
pied et l'on fait arriver à la surface de l'acide azotique nitreux, lequel, étant plus léger, surnage le chloroforme.
La coloration se produit au sein du chloroforme, mais en
sens inverse de celui que nous avons indiqué plus haut,
puisqu'ici l'acide azotique occupe la partie supérieure du
vase.

M. le Dr Méhu conseille de précipiter l'urine par l'acétate neutre de plomb; le précipité est recueilli sur un filtre,
lavé à l'eau distillée, puis dissous dans l'eau ammoniacale;
cette dissolution, évaporée, abandonne les pigments biliaires
(bilirubine, biliverdine), qu'on peut séparer par le chloroforme, l'éther et caractériser ensuite. On peut aussi, d'après
le même auteur, précipiter les pigments biliaires que contient l'urine en la saturant de sulfate d'ammoniaque. On
sépare le précipité par le filtre, et, en le traitant successivement par les divers dissolvants, on peut en séparer la
bilirubine et la biliverdine.

M. le docteur C. Paul a fait connaître il y a quelque
temps un moyen assez commode pour déceler les pigments
biliaires. On prépare une solution aqueuse à 1 pour 500
de violet de méthylaniline (violet de Paris). Cette solution,
qui est d'un très beau violet, vire au rouge lorsqu'on la
mélange avec de l'urine ictérique. Il se forme, d'après mes

recherches, une sorte de laque, et il n'y a pas qu'un simple mélange de couleurs, comme on l'a prétendu à tort.

Passage dans l'urine des matières colorantes de la rhubarbe, du sené, du semen contra. — La rhubarbe, le sené et toutes les substances qui renferment de l'acide chrysophanique colorent l'urine en *jaune brun*. Avec un peu d'attention, on ne peut confondre ces urines avec une urine ictérique ; en effet, elles virent *au rouge* par l'addition d'un alcali caustique, et très souvent contiennent de l'oxalate de chaux en abondance (provenant de la rhubarbe) ; de plus, elles ne donnent pas la réaction de Gmelin. Enfin il ne faut jamais négliger d'interroger le malade. La matière colorante du semen contra passe également dans l'urine, qu'elle colore en jaune ; mais cette coloration passe au rouge par l'action des alcalis caustiques et disparait par l'addition d'un acide.

Urines dites hémaphéiques. — On donne très improprement ce nom à des urines de coloration rougeâtre ou acajou, avec sédiments d'un rouge plus ou moins vif, que l'on rencontre dans un certain nombre d'affections du foie. Au premier abord, on pourrait les prendre pour des urines sanguinolentes ; mais l'examen microscopique suffit pour empêcher cette erreur, d'autant plus facile à commettre que ces urines renferment parfois de l'*albumine*. Il peut également arriver que ces urines soient sanguinolentes ; elles renferment alors des hématies.

Les caractères de ces urines sont assez tranchés.

On ne peut, malgré leur couleur, les confondre avec des urines ictériques, car elles ne donnent pas la réaction de Gmelin. Elles se colorent en rouge violacé ou en bleu lorsqu'on les étend de deux à trois fois leur volume d'*acide chlorhydrique* ou *sulfurique* ; l'*acide azotique* les rougit fortement : la nuance varie de l'acajou au *rouge hyacinthe*.

Lorsque le sédiment est abondant, il fixe avec énergie ce pigment, et on peut enlever la matière colorante, avec difficulté, il est vrai, en traitant par l'acool, qui se colore en rouge acajou.

M. Méhu a démontré que ce pigment, qui d'un côté a quelque ressemblance avec la bilirubine, en diffère par sa solubilité dans l'eau et dans l'alcool; ses solutions alcalines ne verdissent pas au contact de l'air; il ne donne pas lieu à la réaction de Gmelin; enfin son pouvoir colorant est infiniment moins considérable que celui de la bilirubine. Ce pigment provient du foie, aussi M. Méhu propose-t-il de désigner les urines qui en renferment sous le nom d'*urines rouges hépatiques*. On leur avait donné le nom d'*urines hémaphéiques*, parce que l'on supposait que le principe colorant était l'hémaphéine, matière brune résultant de la décomposition de l'hématine et étudiée par Franz Simon. Pour extraire ce pigment rouge, M. Méhu conseille d'aciduler l'urine et de la saturer de sulfate d'ammoniaque; il est même bon d'employer un léger excès de ce sel. Le pigment se sépare et est recueilli sur un filtre; après dessiccation, on traite par l'alcool concentré, qui dissout le pigment et le sépare du sulfate d'ammoniaque qu'il retient.

Les urines qui renferment ce pigment peuvent en même temps être *ictériques, albumineuses* ou *sucrées*.

Coloration bleue de l'urine. Urines bleues. — Nous avons déjà indiqué cette coloration page 7.

Lorsque la matière colorante bleue existe en quantité notable, on l'observe dans les urines qui sont en putréfaction et par suite alcalines; elles contiennent alors un sédiment abondant de phosphates et carbonates terreux.

Un examen rapide montre que cette matière colorante *violacée* est un mélange de deux substances, l'une *bleue* et l'autre *rouge*. Si en effet on agite une de ces urines avec du *chloroforme* ou de l'*éther*, ces dissolvants se séparent chargés de teintes *roses* ou *violacées*, mais jamais de *bleu*.

D'autre part, si l'on filtre l'urine primitive, le filtre retient une matière *bleue*, et l'urine filtrée colore toujours en rose le *chloroforme* ou l'*éther*. On en conclut que la matière bleue est insoluble dans l'eau et dans l'urine, tandis que la matière rouge est soluble dans ces liquides.

La matière bleue a reçu le nom d'*uroglaucine* (Heller) ou d'*indigotine* (Schunck) ; elle présente les propriétés de l'indigotine végétale, et la même composition $C^{16}H^5AzO^2$. Elle est insoluble dans l'eau, l'éther, le chloroforme, mais se dissout un peu dans l'alcool froid et assez facilement dans l'alcool bouillant. Elle se dissout dans l'acide sulfurique concentré et le colore en bleu. On obtient alors une véritable solution sulfurique d'indigo qui est précipitée par l'eau et décolorée par les produits chlorés et nitreux. Les substances réductrices, telles que le sulfhydrate d'ammoniaque, le proto-sulfate de fer, la décolorent et la font passer à l'état d'indigo blanc.

On peut se procurer de l'*uroglaucine* en filtrant les urines à dépôt violacé ; après dessiccation du filtre qui retient seulement la matière bleue, on le traite par l'alcool concentré bouillant. Ce dissolvant se colore en violet et par évaporation abandonne l'*uroglaucine* souillée de quelques sels. On enlève ces sels par un lavage à l'eau froide, et on dissout une seconde fois l'*uroglaucine* dans l'alcool bouillant. Par une évaporation ménagée, on obtient de petits cristaux prismatiques, allongés, d'un très beau bleu ; l'alcool qui leur a servi d'eau-mère retient les dernières traces de matière colorante rouge. En opérant ainsi, on peut déterminer la proportion d'uroglaucine contenue dans une urine.

La matière colorante rouge a reçu le nom d'*indirubine* ou *urrhodine*. Elle est très soluble dans l'eau, l'alcool, l'éther, le chloroforme ; aussi elle reste en dissolution et passe avec elle lorsqu'on jette ce liquide sur un filtre pour en séparer l'*uroglaucine*.

Pour isoler cette *indirubine*, on acidifie très légèrement l'urine avec l'*acide acétique* ou *chlorhydrique*, on la filtre et on l'agite avec du chloroforme ou de l'éther. On évapore ces dissolvants, et le résidu est l'indirubine.

On peut la reprendre par l'alcool, qu'elle colore en très beau rouge, et faire évaporer de nouveau ; l'indirubine ne cristallise pas. En opérant sur un poids déterminé d'urine et en pesant le résidu, on peut déterminer la proportion d'indirubine.

Ces deux matières colorantes ne préexisteraient pas dans l'urine, mais proviendraient, d'après M. Schunck, de la décomposition d'une autre substance découverte par Heller et appelée par lui *uroxanthine*. Schunck la nomme *indican* et lui attribue la formule $C^{26}H^{31}AzO^{17}$.

Cet *indican* ou *indicane* existe dans l'urine normale, mais en très faible quantité ; sa proportion augmente dans certaines affections. Pour l'extraire, on précipite de l'urine récente par le sous-acétate de plomb, on sépare par le filtre ce premier précipité et on le rejette. Dans l'urine filtrée, on ajoute alors de l'ammoniaque, de manière à obtenir un second précipité, que l'on sépare à son tour et que l'on met en suspension dans l'alcool. On le décompose par un courant d'hydrogène sulfuré ; l'indican mis en liberté se dissout dans l'alcool. On filtre pour séparer le sulfure de plomb, et l'alcool est évaporé au bain-marie, puis le résidu abandonné dans le vide en présence de l'acide sulfurique.

L'indican ainsi obtenu retient assez souvent des traces de sucre, dont on peut le débarrasser en l'agitant avec de l'oxyde de cuivre ; puis on enlève le cuivre dissous en faisant passer dans la liqueur quelques bulles d'hydrogène sulfuré.

C'est cet *indican* qui est la source des matières colorantes *bleue* et *rouge* dont nous avons parlé.

Il peut en effet, sous l'influence des acides et des ferments, se dédoubler en donnant de l'*uroglaucine* (ou *indigotine*), de l'*urrhodine* et un sucre particulier, l'*indiglucine* $C^6H^{10}O^6$, qui ne peut fermenter et réduit facilement la liqueur cupro-potassique.

Cette même décomposition s'accomplit sous l'influence des ferments et par conséquent dans l'urine en putréfaction. C'est pour cela que l'on trouve de l'*uroglaucine* et de l'*urrhodine* dans ces urines. On utilise la décomposition de l'*indican* sous l'influence des acides pour mettre en évidence la présence de cette substance dans l'urine. Il suffit en effet de faire bouillir une urine avec un dixième de son volume d'*acide chlorhydrique*, ou bien de la traiter à froid par deux à trois fois son volume du même acide, pour obtenir une coloration violette, si l'urine contient de l'indican. Il est bon, comme contrôle, d'agiter la même urine avec de l'*éther*, qui doit se charger de l'*urrhodine* produite en même temps. On élimine ainsi la cause d'erreur provenant de l'action qu'exerce l'acide chlorhydrique sur les matières albuminoïdes. En effet, une urine qui renferme de l'albumine se colorerait en violet par l'action de l'acide chlorhydrique ; mais cette urine, agitée avec l'éther, ne colorerait pas ce dissolvant ; et du reste il est toujours facile de constater la présence de l'albumine, et dès lors on est averti de cette cause d'erreur.

Pour la recherche de l'indican, on peut substituer l'emploi de l'*acide azotique* à celui de l'acide *chlorhydrique* ; mais il faut employer cet acide avec précaution, car un excès peut décolorer l'indigotine mise en liberté ; son emploi est avantageux lorsque l'on recherche l'indigotine dans une urine putréfiée. Une telle urine contient en effet du sulfhydrate d'ammoniaque, dont l'action réductrice a décoloré l'indigotine. Dans ces conditions, l'acide azotique agit comme oxydant et fait reparaître la couleur.

On rencontre surtout l'indican dans l'urine des cholériques et des sujets atteints de carcinome.

Leucine $C^{12}H^{13}AzO^4$. — La *leucine* est un produit constant de la décomposition des matières animales riches en azote et de l'action des alcalis et des acides forts sur ces mêmes matières. Elle existe normalement, en même temps que la *tyrosine*, dont nous parlerons tout à l'heure, dans le *foie*, le *pancréas* et la *rate*; elle passe parfois dans les urines, mais seulement dans les cas de ramollissement du foie.

Propriétés. — La *leucine* est assez soluble dans l'eau froide : 3,7 pour 100, et davantage dans l'eau bouillante; elle est très peu soluble dans l'alcool même bouillant, insoluble dans l'éther. Elle cristallise en petites lamelles nacrées lorsqu'elle est pure; mais, lorsqu'elle est impure, telle qu'on peut l'obtenir dans une recherche clinique, elle se présente sous forme de petites boules jaunâtres, hérissées de pointes fines. Chauffée avec précaution vers 170°, elle ne fond pas, mais se sublime directement en flocons lanugineux, comme le fait l'oxyde de zinc; ce caractère la distingue de la tyrosine. Si l'on élève davantage la température, vers 180 degrés par exemple, la leucine se décompose, et il distille un liquide jaune qui cristallise par refroidissement; c'est un alcaloïde, l'*amylamine* $C^{10}H^{13}Az$.

En solution alcaline, le permanganate de potasse décompose la *leucine* en acide *carbonique*, *oxalique*, *valérique* et en *ammoniaque*.

Tyrosine $C^{18}H^{11}AzO^6$. — La tyrosine se forme en même temps que la leucine dans la décomposition des matières organiques azotées; elle existe normalement dans le foie, la rate, le pancréas; on trouve la tyrosine dans l'urine dans les cas de ramollissement du foie, accompagnant la leucine.

Propriétés. — La tyrosine est peu soluble dans l'eau froide; elle se dissout dans 150 parties d'eau bouillante; elle est excessivement peu soluble dans l'alcool froid ou chaud et dans l'éther ; elle se dissout facilement dans les acides et les alcalis. Elle cristallise en longues aiguilles blanches, soyeuses, s'enchevêtrant facilement. Ces aiguilles sont elles-mêmes formées d'autres plus petites, groupées en étoiles. Lorsqu'elle cristallise par évaporation de sa solution ammoniacale, les petites aiguilles se disposent en rayons autour d'un centre commun et constituent une petite sphère.

Elle ne se sublime pas quand on la chauffe, ce qui la distingue de la *leucine*, et se décompose avec une odeur de corne brûlée.

La solution aqueuse de tyrosine n'est précipitée ni par l'acétate neutre, ni par le sous-acétate de plomb, mais seulement par le sous-acétate ammoniacal.

L'azotate mercurique versé dans une solution bouillante de *tyrosine* la précipite en flocons rouges, et la liqueur prend une coloration rose ; il faut verser avec prudence, car l'azotate mercurique contient toujours un excès d'acide azotique, et cet acide détruit la coloration. Il faut donc tout d'abord ne pas employer un azotate trop acide. Si l'on place dans une capsule un fragment de *tyrosine* avec une goutte d'acide sulfurique concentré et qu'on chauffe légèrement, la tyrosine se dissout ; on étend d'eau et on sature l'excès d'acide avec du carbonate de baryte, et on fait bouillir. Si ensuite au liquide filtré on ajoute quelques gouttes de perchlorure de fer, on obtient une belle coloration violette.

Préparation. — Le procédé le plus avantageux est le suivant, dû à Stœdeler ; il permet de préparer en même temps la *leucine* et la *tyrosine*.

On prépare un mélange de 1000 grammes d'acide sulfurique et de 4500 grammes d'eau, et on y ajoute 500 grammes de corne râpée. On fait bouillir le tout pendant dix-huit heures au moins dans une chaudière de cuivre, en remplaçant l'eau à mesure qu'elle s'évapore ; on étend ensuite la liqueur de deux fois son poids d'eau, et on la sature par un lait de chaux. On filtre, puis on lave le précipité à l'eau chaude. Le liquide filtré et les eaux de lavage sont ensuite évaporés, et on les débarrasse de la chaux qu'ils renferment au moyen de l'acide oxalique ou d'un courant d'acide carbonique ; on sépare par une nouvelle filtration le précipité d'oxalate ou de carbonate de chaux produit, et on concentre la liqueur. Par refroidissement et par repos, il se sépare de la *leucine* et de la *tyrosine*. Par concentration, les eaux-mères fournissent un nouveau dépôt. On réunit ces deux dépôts, et, en les traitant par une quantité d'eau bouillante suffisante, on les dissout entièrement. Par refroidissement, la *tyrosine*, peu soluble dans l'eau froide, se sépare en cristaux ; la *leucine* est obtenue en concentrant les eaux-mères.

Recherche de la tyrosine et de la leucine dans l'urine. — Il faut opérer sur de l'urine non albumineuse ; si elle l'était, on sépare l'albumine par coagulation.

On verse dans l'urine *fraîche* (autrement la leucine serait altérée) du sous-acétate de plomb ; on sépare le précipité produit, puis on fait passer un courant d'hydrogène sulfuré dans le liquide filtré, afin d'en séparer l'excès de sel plombique. On enlève le sulfure de plomb en filtrant le liquide, puis on concentre ; la *tyrosine* se dépose ; on la purifie en la dissolvant dans l'eau bouillante. Les eaux-mères qui ont déposé la tyrosine contiennent la *leucine* ; on les évapore à siccité, puis on traite le résidu par l'alcool très concentré, d'abord à froid, puis à chaud, tant qu'il se dissout quelque chose. Il reste un résidu d'où l'on peut encore retirer de la *tyrosine* (par l'eau bouillante). Les liquides alcooliques sont concentrés par distillation et évaporés en consistance de sirop épais. La *leucine* se sépare sous forme de petites *sphères jaunes*. Quand le dépôt n'augmente plus, on le comprime dans du papier buvard. Pour le purifier, on le dissout dans l'eau ammoniacale et on le précipite par le sous-acétate de plomb ; le précipité est ensuite mis en suspension dans l'eau et décomposé par un courant d'hydrogène sulfuré. La *leucine* reste en dissolution dans l'eau ; on filtre, et elle se dépose par refroidissement après concentration de la liqueur.

Ce mode de recherche est applicable à tous les liquides, à la condition d'en séparer d'abord l'albumine. Si les substances sont solides, on les coupe en petits morceaux, on les épuise par l'eau bouillante et l'on soumet au même traitement le liquide qui en résulte.

Urines grasses (laiteuses, chyleuses). — La présence de la graisse dans l'urine est un fait assez rare, car les urines qu'à première vue on caractérise de *laiteuses*, *chyleuses*, doivent le plus souvent leur opacité à du pus.

Une urine véritablement grasse tache le papier, et il reste transparent après dessiccation ; de plus, cette urine s'éclaircit lorsqu'on l'agite avec de l'*éther*, du *chloroforme*, de la *benzine*, et ces dissolvants abandonnent par évaporation la matière grasse dont ils se sont emparés.

La graisse existe dans l'urine sous forme d'émulsion, et cette émulsion est parfois très stable, ce qui tient à ce que la majorité, sinon la totalité des urines grasses, renferment de l'albumine.

A part l'agitation de l'urine avec l'éther, un des meilleurs moyens pour reconnaître les matières grasses est sans contredit l'examen microscopique. Les gouttelettes se présentent sous forme de disques aplatis avec contours obscurs et partie centrale brillante, car elles possèdent un pouvoir réfringent considérable ; à part ces gouttes, on voit des cellules graisseuses plus petites réunies ensemble et devenues polyédriques, par suite de la pression qu'elles exercent mutuellement les unes sur les autres.

Pour extraire et doser la matière grasse contenue dans une urine, on en mélange 100 à 200 grammes avec du sable fin bien lavé et on évapore à siccité au bain-marie ; on introduit alors dans une petite allonge en verre et on épuise par l'éther. Cet éther est ensuite évaporé dans une petite capsule de platine tarée, et le résidu de matière grasse desséché à 100 degrés.

Pour une recherche qualitative, il suffit d'agiter l'urine avec de l'éther et de décanter la couche qui vient surnager à la surface.

On connait encore peu de chose sur la signification d'une urine grasse : on sait seulement que c'est un signe de la dégénérescence graisseuse des reins ou d'une autre partie du système urinaire. L'émission d'une urine grasse indique peut-être aussi un excès de graisse dans le sang, car Claude Bernard a démontré que la graisse administrée en grande quantité avec les aliments passait dans l'urine.

CHAPITRE IV

II. — Éléments anormaux d'origine minérale.

COMPOSÉS AMMONIACAUX

La présence des composés ammoniacaux dans l'urine est excessivement fréquente. Nous en avons déjà parlé en traitant de la réaction de l'urine (page 40), et nous avons vu que le carbonate d'ammoniaque, qui, dans un très grand nombre de cas, communiquait à l'urine la réaction alcaline, provenait de la décomposition de l'urée, soit avant, soit après l'émission. L'origine de ce carbonate d'ammoniaque est donc très nette, et il ne peut y avoir aucun doute à cet égard : mais, à part cela, existe-t-il des sels ammoniacaux à l'état normal? La question, bien simple en apparence, est cependant difficile à résoudre. Il faut d'abord opérer sur de l'urine parfaitement normale, et en plus au moment même de l'émission. Même dans ces conditions, les résultats obtenus ne sont jamais d'une rigueur absolue, parce que les alcalis caustiques dont on doit faire usage pour mettre en liberté l'ammoniaque agissent également sur l'urée et en dégagent également ce gaz : la question de provenance reste donc toujours indécise. Aujourd'hui, on admet généralement qu'il n'y a pas de sels ammoniacaux dans l'urine. Neubauer soutient l'opinion contraire, mais

12.

les expériences sur lesquelles il s'appuie ne sont point exemptes de reproche. Pour ma part, je considère les composés ammoniacaux existant dans l'urine comme étant tous de provenance anormale ; mais il y a entre leur provenance et celle de tous les autres éléments anormaux dont nous venons de parler une grande différence ; ces derniers, en effet, étaient pris à l'économie et éliminés par l'urine à mesure que ce liquide était séparé par les reins, tandis que les composés ammoniacaux prennent naissance dans l'urine après sa formation, soit avant, soit après l'émission.

Nous connaissons déjà ces composés ammoniacaux ; nous nous bornerons à en dire un mot.

Carbonate d'ammoniaque. — Il provient de la décomposition de l'urée sous l'influence d'un ferment spécial, (voir page 68). Cette décomposition se fait très rapidement dans les urines renfermant du *mucus* ou du *pus*, et surtout lorsque la température est élevée ; elle peut également avoir lieu dans la vessie, notamment chez les sujets atteints de catarrhe vésical.

Phosphate ammoniaco-magnésien. — La formation de ce composé est consécutive à celle de carbonate d'ammoniaque ; il peut se former dans la vessie, où il constitue de la *gravelle*, des *plaques* et des *calculs phosphatiques* (voir *Sédiments* et *Calculs*).

Phosphate de soude et d'ammoniaque. — Nous en avons parlé plus haut (page 122).

Urate d'ammoniaque. — Nous avons indiqué son mode de formation (page 81).

Le *phosphate de soude et d'ammoniaque* reste toujours en solution dans l'urine ; l'*urate d'ammoniaque* accompagne très souvent les sédiments de *phosphate ammoniaco-magnésien*.

Dosage des sels ammoniacaux. — Comme on le voit par l'énumération qui précède, les sels ammoniacaux qui existent dans l'urine sont de deux sortes : l'un est volatil

à la température ordinaire ou par ébullition de l'urine :
c'est le *carbonate d'ammoniaque* ; les autres ne sont décom-
posables qu'à une température plus élevée et ne dégagent
leur ammoniaque que par l'action des alcalis fixes. Lorsqu'un dosage est nécessaire, on dose l'ammoniaque totale
sans se préoccuper de sa provenance, et on la dégage par
l'action d'un lait de chaux à froid ; si l'on opérait à chaud,
l'urée serait décomposée.

On suit avec avantage le procédé de Schlœsing modifié
par M. H. Sainte-Claire Deville ; voici en quoi il consiste :

On place un volume connu d'urine dans une petite capsule reposant au-dessus d'un vase à large ouverture (cristallisoir), renfermant de l'acide sulfurique titré ; le tout est
recouvert d'une cloche à douille dont les bords s'enfoncent

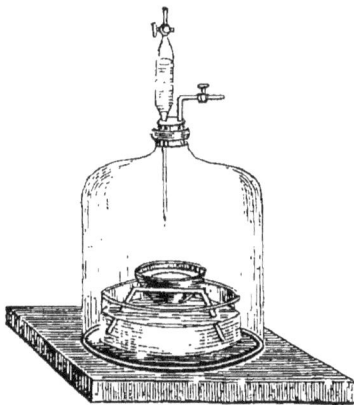

Fig. 22. — Appareil de Schlœsing.

dans une rigole creusée dans une plaque de marbre (cette
rigole est remplie de mercure) ; ou mieux dans un grand
cristallisoir dont le fond est rempli de mercure. La douille
est fermée par un bouchon à deux trous dont l'un donne
passage à un tube recourbé fermé par un robinet, et
l'autre à une pipette également fermée par un robinet.

Cette pipette est remplie d'un lait de chaux parfaitement divisé. L'appareil étant ainsi disposé, on ouvre le petit robinet du tube coudé, et on aspire un peu d'air de l'intérieur de la cloche; le mercure s'élève en dedans, et l'on obtient ainsi une fermeture hermétique. En ouvrant ensuite le robinet de la pipette, on fait tomber le lait de chaux dans l'urine, et au bout de quarante-huit heures toute l'ammoniaque dégagée a été absorbée par l'acide sulfurique titré. Un dosage alcalimétrique fait connaître la quantité ainsi dégagée.

On prépare de l'acide sulfurique titré à 1/10 en mélangeant 100 grammes d'acide sulfurique monohydraté avec assez d'eau pour obtenir après refroidissement un volume d'un litre. On détermine le titre exact au moyen de chlorure de baryum, par pesée ; on sait ainsi que 10 centimètres cubes de cet acide contiennent par exemple 0,943 d'acide monohydraté SO^2,HO.

D'autre part, on sait que 49 grammes de cet acide correspondent à 17 grammes d'ammoniaque; il est donc facile de calculer combien d'ammoniaque représentent 10 centimètres cubes d'acide titré. On détermine ensuite, au moyen d'une solution étendue de soude caustique, la quantité d'acide sulfurique restée libre (il faut opérer rapidement, pour éviter le dégagement d'ammoniaque, car on titrerait trop faible). Par différence, on a la quantité d'acide sulfurique, saturée par l'ammoniaque, provenant de l'urine, et par suite la proportion de cette ammoniaque.

Un procédé infiniment plus rapide et suffisamment exact est basé sur la décomposition des sels ammoniacaux par l'hypobromite de soude ou l'hypochlorite.

Si, en suivant le procédé que j'ai indiqué pour le dosage de l'urée (page 58), on traite par l'hypobromite de soude un volume connu d'urine, renfermant des sels ammoniacaux, on obtient l'azote provenant tant de l'urée que de ces sels ammoniacaux. Soit V ce volume.

On prend alors une quantité d'urine égale à la première, et on la fait bouillir avec du *carbonate de soude* ou de la *magnésie*, jusqu'à ce qu'il ne se dégage plus d'ammoniaque, puis on procède à un second dosage d'azote par l'hypobromite. Le nouveau volume V′ d'azote, obtenu dans ces conditions, est plus petit que le premier, et la différence V — V′ représente l'azote provenant des sels ammoniacaux.

Un volume d'azote représente 2 volumes d'ammoniaque ; il suffit donc de doubler le volume d'azote obtenu pour connaître la quantité de gaz ammoniac contenu dans la prise d'essai. Il faut corriger ce volume et le ramener à 0 et 760 au moyen de la formule indiquée (page 61).

Pour le convertir en poids, il suffit d'appliquer la formule connue P = VD, D étant la densité de l'ammoniaque gazeuse = 0,591.

Avec l'hypochlorite de soude, il faut opérer à chaud et faire les corrections. Avec l'hypobromite, on suit la marche indiquée pour le dosage de l'urée, et l'on évite les calculs en déterminant le volume d'azote fourni par un poids connu de sel ammoniacal dans les conditions où l'on opère.

On fait une solution titrée avec :

Sulfate d'ammoniaque...................	3,882
Eau distillée.......... Q. S. pour faire	500 c. c.

Dans ces conditions, 5 centimètres cubes de cette solution représentent *un centigramme* d'ammoniaque au poids, et le volume d'azote qu'ils dégagent sert de base pour le calcul.

Acide sulfhydrique et sulfures. — Dans des cas très rares, on peut rencontrer de l'acide sulfhydrique libre ou plutôt des sulfures alcalins (sulfhydrate d'ammoniaque) dans l'urine. Il suffit pour le mettre en évidence de verser dans cette urine un sel métallique, de plomb par exemple, pour obtenir un précipité noir, ou bien d'y plonger un papier réactif à l'acétate de plomb.

Si l'acide sulfhydrique est à l'état libre, l'urine en possède l'odeur caractéristique, et le papier réactif noircit quand on le plonge dans l'atmosphère dans un vase contenant de cette urine; avec un sulfure, le dégagement de gaz n'a lieu qu'après addition d'un acide.

LIVRE QUATRIÈME

SÉDIMENTS. — CONCRÉTIONS. — CALCULS

Les sédiments et concrétions, bien que constituant un fait *anormal*, peuvent être formés par des éléments *normaux* ou *anormaux*. Ils sont de nature *organique* ou *minérale*. Ils sont entraînés mécaniquement par l'urine, ou bien ils ont été primitivement en dissolution et se sont déposés par suite du refroidissement de ce liquide.

Les calculs sont d'abord des sédiments qui se déposent dans un point quelconque du trajet urinaire ou de la vessie, mais qui, n'étant pas expulsés avec l'urine, se fixent et s'accroissent par suite d'un dépôt continuel de substance de même nature qu'eux ou d'une nature autre. Lorsqu'ils se détachent avant d'avoir atteint une grosseur telle qu'ils ne puissent sortir par les voies naturelles, ils sont expulsés avec plus ou moins de difficulté et constituent la *gravelle*. Si leur volume s'oppose à leur expulsion, ils deviennent, selon leur forme ou leur volume, des *concrétions* ou des *calculs*.

Les sédiments se forment le plus souvent après l'émission de l'urine ; les concrétions et les calculs prennent naissance dans l'intérieur des voies urinaires.

Nous étudierons en premier lieu les sédiments et calculs formés par des substances de nature organique :

CHAPITRE PREMIER

SÉDIMENTS ET CALCULS ORGANIQUES

Sédiments et calculs formés de substances organiques :

- Existant normalement dans l'urine.
  - Acide urique et ses sels.
  - Acide hippurique.
- D'origine anormale.
  - Cystine.
  - Xanthine.
  - Tyrosine.
  - Indigo.
  - Cholestérine.

De tous ces éléments, celui qu'on rencontre le plus fréquemment, à l'état de *sédiment,* de *gravelle,* de *concrétion* ou de *calcul,* est sans contredit l'acide urique.

Acide urique. — Nous avons déjà parlé des sédiments d'*acide urique* et d'*urate de soude* (page 81); le plus souvent, ils ne constituent point un fait anormal. L'acide urique, sous forme de sédiment, se reconnaît toujours facilement même par les malades ; on doit donc les interroger pour savoir s'il a été expulsé *en même temps que l'urine*; même ce renseignement ne suffit pas : il faut encore connaître le volume de l'urine des vint-quatre heures et voir s'il n'est point inférieur à la moyenne normale, auquel cas l'acide urique se serait déposé, faute de quantité suffisante de liquide pour le dissoudre; en un mot, il faudra s'assurer s'il y a réellement production exagérée d'acide urique. Les sédiments d'acide urique sont désignés sous le nom de *sable* ou *gravelle urique*.

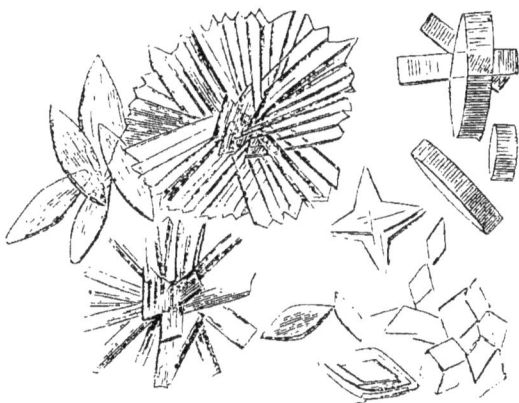

Fig. 23. — Acide urique.

Ils sont toujours colorés en *jaune, jaune orangé, rouge vif*, cristallisés, et présentent de nombreuses variétés de

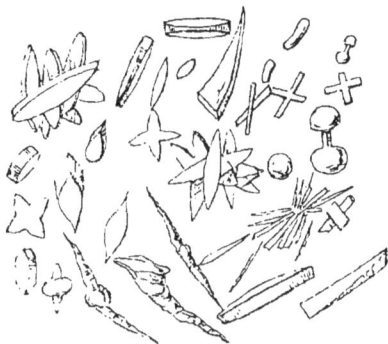

Fig. 24. — Acide urique.

formes, dont nous avons indiqué les principales pages 83 et suivantes.

L'acide urique est très souvent accompagné d'urates. Le plus fréquent est l'*urate de soude*, et dans certains cas de l'*urate d'ammoniaque* : l'urine est alors ammoniacal

Une simple élévation de température fait rentrer
urates en dissolution : c'est le moyen de séparer l'aci
urique.

Les concrétions d'acide urique présentent ordinairemel
la même coloration que les sédiments ; il est nécessaire
les caractériser par l'examen chimique. On opère comm
pour les calculs.

Les *calculs* d'acide urique se rencontrent assez fréquen

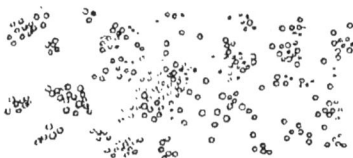

Fig. 25. — Urate de soude.

ment : ils sont formés par cet acide presque pur ou mé
langé d'*urates alcalins et terreux* (soude, ammoniaque, chaux
magnésie). L'*urate d'ammoniaque* existe souvent en forte pro
portion et parfois peut former à lui seul la masse entièr
du calcul.

La couleur des calculs d'acide urique varie du jaune au
jaune rougeâtre ; leur volume peut atteindre celui d'une
noix, et leur cassure est souvent rayonnée.

Rien de plus facile que de caractériser ces calculs. Il
suffit de faire la réaction de la *murexide* au moyen de
l'*acide azotique* (page 84) ou de l'*eau bromée* (page 85). On
peut aussi en dissoudre une petite quantité dans de la lessive alcaline, puis précipiter par l'acide chlorhydrique e
examiner la forme cristalline.

Ces calculs ne sont jamais formés exclusivement par de
l'acide urique ; ils renferment toujours un peu d'urates alcalins ou terreux ; aussi ils laissent à l'incinération des cendres dans lesquelles on peut constater la présence de la

potasse, de la *soude*, de la *chaux* et de la *magnésie*; l'ammoniaque disparaît pendant la calcination, et on peut en constater le dégagement. Par la calcination, toutes ces bases passent à l'état de carbonates. Les carbonates alcalins sont solubles : si donc on traite le résidu par de l'eau distillée, on dissout les *carbonates de potasse ou de soude*; la dissolution est *alcaline* et on caractérise la potasse par le *bichlorure de platine* ou l'*acide tartrique* et la soude par la coloration que donne à la flamme de l'alcool un fil de platine trempé dans la solution.

Les *carbonates de chaux et de magnésie* ne se dissolvent point dans l'eau distillée et restent comme résidu; ils ramènent au bleu le papier rouge de tournesol, car une légère

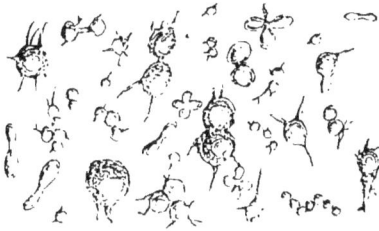

Fig. 26. — Urate d'ammoniaque.

proportion est toujours passée à l'état caustique si l'on a fortement calciné ; ils se dissolvent avec effervescence dans l'acide acétique; on caractérise et on précipite la chaux par l'*oxalate d'ammoniaque*; la magnésie reste dans la dissolution, et on peut la précipiter à l'état de phosphate ammoniaco-magnésien (voir page 141).

Les sédiments et les calculs d'*urate d'ammoniaque* sont assez fréquents : on trouve les premiers dans toutes les urines putréfiées et qui ont éprouvé la fermentation ammoniacale. Nous avons déjà indiqué page 81 la forme caractéristique de l'*urate d'ammoniaque*, et, comme on ne le rencontre que dans des urines ammoniacales, il est presque toujours accompagné de *phosphate ammoniaco-magnésien*, de phosphates terreux amorphes et souvent de *pus*.

Les calculs d'urate d'ammoniaque ne sont point rares. Cet urate donne toutes les réactions de l'acide urique et comme lui ne laisse point de résidu à la calcination. Pour différencier ces calculs de ceux qui sont formés par de l'acide urique pur, il est donc nécessaire de constater le dégagement d'ammoniaque. Il suffit pour cela de chauffer un fragment de la matière dans un petit tube de verre avec deux ou trois gouttes de lessive de soude. On constate facilement les caractères de l'ammoniaque, retour au bleu du papier rouge de tournesol, et production de fumées blanches par l'approche d'une baguette trempée dans l'acide chlorhydrique.

Il est nécessaire de toujours faire cet essai lorsqu'on examine des calculs d'acide urique, parce qu'on ne peut retrouver autrement l'ammoniaque.

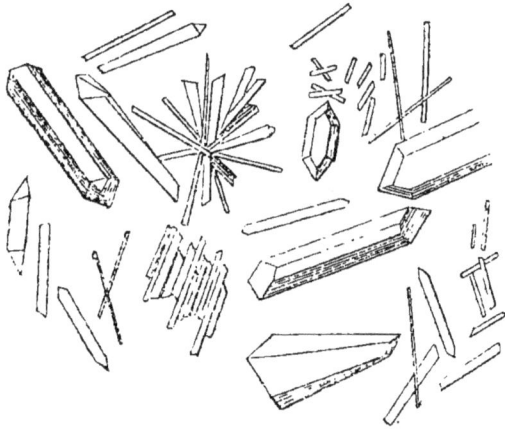

Fig. 27. — Acide hippurique.

Acide hippurique. — On rencontre, mais très rarement, dans l'urine, des cristaux d'*acide hippurique*. Nous en avons parlé page 94, et nous n'avons rien à ajouter de plus ici.

Cystine $C^6H^6AzS^2O^4$. — On a parfois rencontré la cystine en dissolution dans l'urine, mais très rarement. C'est presque toujours à l'état de sédiment (mélangée à l'urate de soude) et surtout à l'état de calcul qu'on la rencontre. Encore ces calculs sont-ils très rares. Ils sont jaunâtres, un peu translucides, de consistance cireuse et se laissant facilement rayer par l'ongle; leur structure est rayonnée comme celle de l'acide urique. — On a trouvé la *cystine* dans les reins et le foie.

Caractères et propriétés. — La *cystine* pure est incolore, inodore, entièrement transparente : sa densité est de 1,668 (Méhu); elle est insoluble dans l'eau, l'alcool, l'éther ; soluble dans les acides minéraux, alcalis et carbonates alcalins (sauf celui d'ammoniaque); elle est également insoluble dans l'acide acétique.

La cystine cristallise en lamelles ou tables hexagonales à six pans. On l'obtient facilement ainsi par évaporation lente de sa solution ammoniacale (l'acide urique peut présenter la même forme cristalline; mais on le différencie facilement par l'examen chimique). Si l'évaporation est rapide, on observe des formes variées, *prismes hexagonaux, plaques rectangulaires.* La cystine est remarquable par la grande proportion de soufre qu'elle renferme.

Si l'on chauffe suffisamment de la cystine sur une lame de platine, elle s'enflamme sans fondre et brûle avec une flamme bleue verdâtre en dégageant une odeur piquante rappelant un peu celle de l'acide prussique.

On met facilement en évidence le soufre qu'elle contient en la dissolvant dans la lessive de soude, faisant bouillir quelques instants et ajoutant ensuite un sel de plomb. On obtient un précipité noir, par suite de la formation de sulfure. Si l'on fait la même opération sur une lame d'argent, il se produit une tache noire. On constate la présence de l'azote en la chauffant dans un tube avec une pastille de potasse : il se dégage de l'ammoniaque.

La cystine se dissout à chaud dans l'acide azotique ; mais en se décomposant et par évaporation il reste un résidu rougeâtre qui ne se colore pas par les alcalis caustiques.

Extraction. — On peut retirer la *cystine* soit des calculs, soit des sédiments urinaires. Il suffit de traiter par l'ammoniaque caustique les calculs préalablement pulvérisés. Cette dissolution, filtrée, est exposée à l'air, pour que l'ammoniaque se vaporise, ou bien elle est additionnée d'acide acétique. Dans les deux cas, elle laisse déposer de la *cystine*, qu'on purifie par une nouvelle dissolution dans l'ammoniaque. Si le calcul renferme des phosphates, on commence par les dissoudre en traitant par l'acide acétique, on lave, puis on ajoute l'ammoniaque. Dans un sédiment, la cystine peut être mélangée d'*urates*; on enlève ces sels par un traitement à l'eau bouillante.

Tyrosine et leucine. — Ces substances, dont nous avons déjà parlé page 204, font quelquefois partie des sédiments urinaires. On les rencontre dans les cas d'atrophie aiguë du foie (Frenchs). Le sédiment qui se dépose alors est jaune verdâtre et parsemé de petites sphères jaunâtres constituées par des aiguilles de *tyrosine*.

Xanthine. — Nous en avons déjà parlé comme élément normal de l'urine (page 103). Quand elle existe en quantité notable, elle forme des sédiments et parfois des calculs de couleur brun clair, assez résistants. On les caractérise par les moyens que nous avons indiqués. Parfois on rencontre dans les sédiments la xanthine en cristaux qui ont la forme de pierres à aiguiser (deux ogives allongées réunies par la base).

Indigo. — On rencontre assez souvent, même dans des urines qui ne renferment aucun élément anormal, des cristaux ou plutôt des fragments de cristaux, des plaques transparentes d'indigo bleu (voir page 201). Ces fragments sont toujours très peu abondants. Bien plus rarement encore, on rencontre des aiguilles très bien cristallisées. On ne leur connait aucune signification. Le Dr Bloxans vient de trouver un calcul constitué par de l'*indigo*. Ce calcul a été rencontré dans une autopsie au niveau du bassinet du rein droit.

Cholestérine $C^{52}H^{44}O^2 + 2Aq$. — La cholestérine fait partie des éléments de la bile ; elle est très répandue dans le règne animal, et même on l'a trouvée dans les végétaux. Son individualité comme corps fut reconnue par Chevreuil en 1815, et sa fonction chimique fut fixée par M. Berthelot : c'est un alcool. On la trouve dans le sang, un grand nombre de liquides et d'organes (cerveau, moelle, foie et surtout lorsqu'il a subi la dégénérescence graisseuse). Signalons parmi les végétaux qui en contiennent le seigle, les pois, le blé, l'orge.

Propriétés et extraction. — Rien de plus facile que d'extraire la *cholestérine* des calculs biliaires, qui le plus souvent sont uniquement formés par cette substance ; il suffit de les pulvériser et de les traiter par l'*éther* ou le *chloroforme* ; on fait évaporer, et l'on purifie par dissolution et cristallisation dans l'alcool bouillant. La cholestérine cristallise en lamelles incolores et transparentes $C^{52}H^{44}O^2,2Aq$; mais à l'air elle perd ses deux équivalents d'eau et devient alors blanche et nacrée ; on la trouve pour ainsi dire toujours avec cet aspect. Elle est insoluble dans l'eau, peu soluble dans l'alcool froid et assez soluble 10 0/0 dans l'alcool bouillant : elle se dissout très facilement dans la benzine, l'éther, le chloroforme, le sulfure de carbone ; elle se dissout à chaud dans l'acide acétique cristallisable. Elle peut fondre vers 143°, se prend en masse cristalline par refroidissement, et se sublime en partie sans altération vers 350°, puis se décompose ; on peut la sublimer en totalité dans le vide ; sa densité est de 1047 ; elle dévie à gauche de — 32° le plan de la lumière polarisée.

Les alcalis ne la saponifient pas, et, si on la chauffe à 250° avec de la potasse caustique, elle se décompose en dégageant de l'hydrogène. On la caractérise au moyen des réactions suivantes :

Si l'on arrose avec de l'acide azotique un fragment de cholestérine et qu'on évapore à siccité dans une capsule de porcelaine, il reste un résidu jaune, qui passe au rouge orangé lorsqu'on le touche avec de l'ammoniaque ; mais les alcalis fixes ne font pas passer cette couleur au violet, comme cela arrive pour l'acide urique.

On prépare un mélange de 3 volumes d'*acide sulfurique* ou *chlorhydrique* avec 1 volume de *perchlorure de fer*, et on mouille la *cholestérine* avec une ou deux gouttes de ce mélange ; en évaporant à siccité, on obtient une belle coloration violette. On peut modifier le mode opératoire de la manière suivante : on dissout la cholestérine dans du chloroforme, puis on ajoute trois fois autant d'acide sulfurique concentré et quelques gouttes de perchlorure de fer ; il se fait un dépôt rouge, et la liqueur passe au violet et finalement au bleu.

Si l'on dissout un fragment de cholestérine dans du chloroforme et qu'on ajoute de l'acide sulfurique concentré, on obtient une coloration *rouge sang*, qui passe assez rapidement au *violet*, au *bleu*, au *vert*, et *disparaît*. Si l'acide sulfurique est additionné d'iode, la coloration développée est d'abord *violette*, puis vire au *bleu,* au *vert* et au *rouge*.

Toutes ces réactions caractérisent très nettement la cholestérine ; sa présence dans des sédiments urinaires est assez rare : on la rencontre dans les cas de dégénérescence graisseuse des reins.

CHAPITRE II

Les bases que l'on rencontre dans les sédiments et calculs sont les mêmes que celles dont nous avons parlé en traitant des éléments normaux de l'urine (page 134) ; ce sont : la *potasse, soude, chaux, magnésie, ammoniaque* ; mais, dans les sédiments, ces bases sont combinées avec des acides qui forment avec elles des sels insolubles ; c'est exactement l'inverse de ce qui a lieu quand elles sont en dissolution dans l'urine normale.

La *potasse*, la *soude*, la *chaux*, la *magnésie*, l'*ammoniaque* se rencontrent unies à l'*acide urique* ; tous les urates étant très peu solubles, nous en avons parlé page 81.

L'*ammoniaque* se rencontre combinée à l'*acide phosphorique* sous forme de *phosphate ammoniaco-magnésien*.

La *chaux* peut être combinée à l'*acide oxalique, carbonique* et *phosphorique*.

La *magnésie* est combinée à l'acide phosphorique (*phosphate ammoniaco-magnésien, phosphate de magnésie*) ou à l'acide carbonique.

Nous connaissons déjà les caractères et les modes de recherche de ces bases, qui ont été étudiées en détail pages 134 et suivantes. Nous ne nous occuperons ici que des sels insolubles que nous venons d'énumérer.

13.

Sédiments et calculs phosphatiques. — Il résulte de ce que nous avons dit en parlant des phosphates (page 125) que les sédiments phosphatiques à bases terreuses ne peuvent se former que dans une urine dont la réaction est alcaline ou tout au moins neutre.

Il n'y a d'exception que pour le *phosphate bibasique de chaux* $2CaO,HO,PhO^5$, que l'on peut rencontrer dans des urines offrant une légère réaction acide. Mais il suffit de chauffer légèrement ces urines pour dégager l'acide carbonique qui retient en dissolution ce phosphate, et l'on obtient immédiatement un dépôt. Celui qui s'est déposé spontanément est cristallin : il se présente sous forme d'aiguilles ou de cristaux aciculaires groupés en étoiles. On peut le recueillir et constater la présence de l'acide phosphorique et de la chaux. Sa forme cristalline le différencie suffisamment du *phosphate tribasique de chaux*, qui est toujours amorphe. De plus, le phosphate bibasique *est fusible au chalumeau*. On le rencontre assez souvent dans l'urine des personnes qui absorbent comme médicament du phosphate de chaux en solution ou qui sont soumises au régime lacté ; on rencontre également ce sel dans le *sperme*.

Phosphates de chaux et de magnésie tribasiques. — Le mélange de ces deux sels se précipite sous forme de sédiment amorphe, toutes les fois que l'urine devient alcaline ; le sel de chaux est toujours en bien plus grande quantité. Lorsque l'urine est neutre, ils peuvent rester en dissolution à la faveur de l'acide carbonique, se précipitent par l'action de la chaleur, et le trouble qu'ils produisent ainsi disparaît par l'addition d'acide acétique ; il n'y a donc pas possibilité de les confondre avec de l'albumine. Pour que ces phosphates terreux se rencontrent dans l'urine à l'état de sédiment et pour qu'ils s'y maintiennent, il faut que la réaction alcaline de ce liquide soit due à des *carbonates alcalins*, car, si elle est due à du *carbonate d'amoniaque*, ce sel réagit sur les phosphates terreux, et il se forme du *phosphate ammoniaco-magnésien.*

Ce phosphate ammoniaco-magnésien est celui que l'on rencontre le plus fréquemment, et toutes les urines normales ou non finiront par en renfermer si on les conserve un temps suffisant après leur émission. Si ce phosphate triple ne pouvait se former dans l'urine que dans ces conditions, c'est-à-dire après l'émission, il n'aurait absolument aucune importance clinique ; mais il n'en est pas ainsi : l'urine peut devenir ammoniacale dans la vessie et le phosphate ammoniaco-magnésien y prendre naissance et constituer des plaques et calculs phosphatiques qui s'accroissent avec rapidité ; une fois formés, ils sont une cause continuelle d'irritation, enflamment les parois de la vessie et entretiennent constamment la formation de l'urine ammoniacale ; une fois l'impulsion donnée, l'accroissement ne s'arrête pas. Le *phosphate ammoniaco-magnésien*, bien que formé d'éléments normaux, constitue donc un produit anormal ; c'est pourquoi nous avons attendu jusqu'ici pour en parler avec détails.

Phosphate ammoniaco-magnésien, phosphate triple

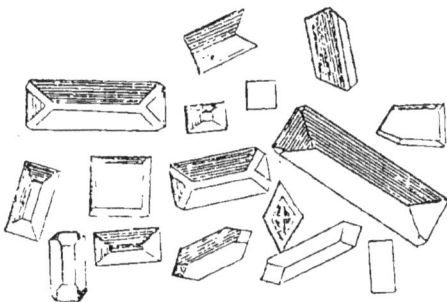

Fig. 28. — Phosphate ammoniaco-magnésien.

$2MgO, AzH^4O, PhO^5 + 12Aq$. — Ce sel cristallise en magnifiques cristaux, volumineux (fig. 28) ; ce sont de gros prismes droits à base rhomboïdale ; posés à plat, ils ressemblent à un catafalque, d'où le nom de *sel en tombeaux* qu'on leur a donné. Il affecte surtout cette forme lorsqu'il se dépose spontanément et lentement dans une urine devenue ammoniacale. Mais lorsqu'on le précipite artificiellement, par exemple dans un dosage d'acide phosphorique, il cristallise en aiguilles qui se réunissent pour former des étoiles ou des arborisations plus ou moins compliquées.

Ce sel est insoluble dans l'eau et surtout dans l'eau ammoniacale ; c'est pour cette raison qu'il faut toujours ajouter un grand excès d'ammoniaque lorsqu'on veut en déterminer la formation (voir page 127). Il est soluble dans les acides minéraux et acétique ; les alcalis et surtout l'ammoniaque le précipitent de ses dissolutions. Par l'action de la chaleur, il perd ses éléments volatils eau et ammoniaque et se transforme en pyrophosphate de magnésie. Les alcalis caustiques en dégagent de l'ammoniaque.

Il arrive très souvent que le *phosphate ammoniaco-magnésien* est mélangé à du phosphate de chaux ; rien de plus facile que de caractériser ces deux sels. On procède d'abord à l'examen microscopique, puis on constate le dégagement d'ammoniaque en traitant par la soude caustique.

On dissout ensuite une partie du sédiment dans l'acide chlorhydrique, on filtre et on ajoute de l'ammoniaque jusqu'à formation d'un léger précipité ; on le redissout par un excès d'acide acétique et on précipite la chaux par l'oxalate d'ammoniaque. Le liquide filtré retient la magnésie ; on la précipite à l'état de phosphate ammoniaco-magnésien (voir page 141). On suit la même marche pour le dosage. Avec une nouvelle prise, on met en évidence l'acide phosphorique et on le dose comme il a été indiqué page 127.

Le phosphate ammoniaco-magnésien forme souvent des agrégations plus ou moins volumineuses qui adhèrent aux parois de la vessie et qu'on désigne sous le nom de plaques phosphatiques. Il forme également des calculs qui parfois peuvent atteindre le volume d'un œuf.

Ces calculs sont souvent mélangés avec des calculs d'une autre nature qui forment le noyau (urates, etc.). Ce noyau a seul existé tout d'abord ; par sa présence, il a irrité la vessie, et l'urine est devenue ammoniacale : il s'est alors formé du phosphate ammoniaco-magnésien, qui s'est déposé sur lui et l'a englobé.

Les calculs de phosphate ammoniaco-magnésien sont légers, poreux et assez mous si ce sel domine ; ils *fondent facilement*, et par refroidissement ils se prennent en une plaque blanchâtre ; on les désigne parfois sous le nom de *calculs fusibles*.

Carbonates de chaux et de magnésie. — On rencontre assez rarement chez l'homme des sédiments ou des calculs qui renferment des carbonates de chaux et de magnésie, et le plus souvent ces sels sont associés aux phosphates des mêmes bases. On constate facilement leur présence en les traitant par un acide ; il y a dissolution avec effervescence par suite du dégagement d'acide carbonique. Il faut bien se garder de calciner le calcul avant de le soumettre à cet essai ; car on serait induit en erreur si le calcul renfermait en même temps des *urates*, puisque ces sels se transforment en carbonates par la calcination. On caractérise l'acide carbonique qui se dégage en le faisant barboter dans l'eau de chaux. Pour mettre en évidence la chaux et la magnésie, on suit la marche indiquée déjà plusieurs fois.

Oxalate de chaux $C^4Ca^2O^5 + 2Aq$. — L'acide oxalique que l'on rencontre dans l'économie à l'état d'oxalate de chaux, est assez répandu dans le règne végétal. Il existe dans un très grand nombre de plantes de la famille des polygonées, sous forme de sel de soude ou de potasse. C'est lui qui donne le goût acide à l'oseille, aux divers rumex ; il existe dans la rhubarbe à l'état d'oxalate de chaux. Il est bon de le savoir, car, à la suite de l'ingestion de l'oseille comme aliment, ou de l'administration prolongée de la rhubarbe comme purgatif, on rencontre de l'oxalate de chaux dans l'urine. On retrouve toujours ce sel dans l'urine, sous quelque forme qu'ait été ingéré l'acide oxalique.

On obtient très facilement l'oxalate de chaux en précipitant un sel soluble de chaux par l'acide oxalique ou un oxalate alcalin ; mais, dans ces conditions, le précipité est complètement amorphe. Celui qu'on rencontre dans l'urine est toujours cristallisé en octaèdres brillants très réguliers, transparents et réfractant fortement la lumière. Les angles sont très accusés, et ces cristaux, vus perpendiculairement, ressemblent à une enveloppe à lettre ; quelquefois ils affectent la forme d'un losange (fig. 29).

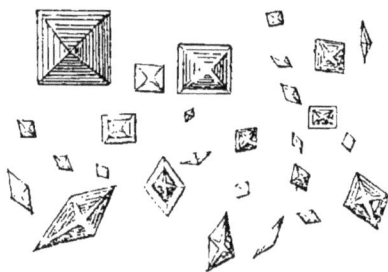

Fig. 29. — Oxalate de chaux.

Ces cristaux sont, avec ceux de phosphate ammoniaco-magnésien, tout à fait caractéristiques et ne peuvent être confondus avec aucun autre.

Ces cristaux sont insolubles dans l'acide acétique, solubles dans les acides minéraux ; aussi l'emploi de l'acide acétique permet de les séparer facilement des phosphates auxquels ils sont mélangés.

Caractères. — On caractérise facilement l'oxalate de chaux par sa forme cristalline quand il existe comme sédiment. Mais, dans les calculs, il est amorphe ; on a recours à l'essai chimique suivant :

Dans un petit tube à essai, on place un fragment du

calcul avec deux fois son poids d'acide sulfurique, et on
chauffe ; l'oxalate est décomposé en acide carbonique et
oxyde de carbone ; c'est le moyen classique employé pour
préparer ce dernier gaz :

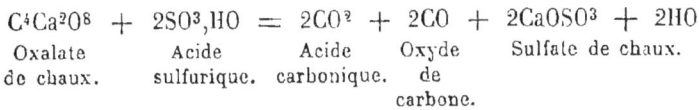

$$C^4Ca^2O^8 + 2SO^3,HO = 2CO^2 + 2CO + 2CaOSO^3 + 2HO$$

Oxalate   Acide   Acide   Oxyde   Sulfate de chaux.
de chaux.   sulfurique. carbonique.   de
                                      carbone.

On fait la réaction dans un tube à essai muni d'un tout
petit tube à dégagement, et l'on recueille le gaz dans un
petit tube plein d'eau de chaux et renversé dans un
verre à pied également plein d'eau de chaux ; l'acide carbonique est absorbé et indique sa présence par la formation
de carbonate de chaux insoluble ; l'oxyde de carbone se
réunit dans le tube ; on le caractérise en l'enflammant :
il brûle avec une flamme bleue ; l'acide carbonique est le
produit de cette combustion ; on peut le déceler en versant
un peu d'eau de chaux dans le tube où elle s'est effectuée
et en agitant.

Recherche de l'oxalate de chaux. — L'oxalate de chaux,
étant insoluble, se trouve à l'état de sédiment ; on le
caractérise par sa forme microscopique ; c'est le mode de
recherche le plus simple, et il est parfaitement concluant.
Cependant l'oxalate de chaux, avant de se trouver à l'état de
sédiment, a été primitivement dissous dans l'urine ; en effet,
Lehmann a constaté que ce sel est soluble en assez forte
proportion dans le *phosphate acide de soude* (comme l'acide
urique). Il peut donc arriver que, si l'oxalate de chaux est
peu abondant, il soit retenu en solution dans l'urine, en
partie ou même en totalité, à la faveur du phosphate acide
de soude. Dans ces conditions, on en favorise la précipitation de la manière suivante, et c'est en même temps le
mode de recherche de cette substance.

On ajoute à l'urine un léger excès d'ammoniaque, puis

une petite quantité d'une dissolution de chlorure de calcium ; on verse ensuite assez d'acide acétique pour redissoudre les précipités formés, et, une fois l'urine éclaircie, on la laisse reposer en lieu frais. Au bout de vingt-quatre heures, tout l'oxalate de chaux s'est déposé à l'état cristallin.

Parfois même, il suffit de verser dans l'urine quelques gouttes d'acide acétique pour déterminer la précipitation de l'oxalate de chaux.

Dosage. — On suit le procédé que nous venons d'indiquer pour la recherche. L'urine contient le plus souvent un sédiment d'oxalate de chaux ; il faut commencer par le redissoudre en ajoutant de l'acide chlorhydrique, puis on filtre ; on ajoute alors un léger excès d'ammoniaque, puis du chlorure de calcium et enfin assez d'acide acétique pour redissoudre le précipité et communiquer une réaction légèrement acide. Au bout de vingt-quatre heures, tout l'acide oxalique est précipité sous forme d'oxalate de chaux. On jette sur un filtre, on lave à l'eau, et l'on termine comme nous avons indiqué pour le dosage de la chaux (voir page 136). 100 parties de carbonate de chaux correspondent à 135 d'oxalate de chaux cristallisé.

L'acide oxalique que l'on trouve dans l'urine peut provenir de deux sources tout à fait différentes et sur lesquelles il importe d'être bien renseigné. Il peut provenir de l'alimentation ayant pour base l'oseille, les tomates, d'une consommation exagérée de sucre, de l'usage fréquent et longtemps prolongé de la rhubarbe. Dans ces cas, son apparition dans l'urine n'a aucune signification pathologique.

On le voit apparaître dans l'urine dans tous les cas où l'hématose, la respiration ne s'effectuent pas librement, dans la dyspepsie, dans la convalescence de certaines maladies aiguës. L'acide oxalique est un des produits de la métamorphose d'un bon nombre de substances organiques; il prend naissance dans l'oxydation de l'*acide urique*, de la

créatine, du *sucre*, de l'*amidon*; sa formation dans l'économie n'a donc rien de bien surprenant.

La première chose à faire lorsqu'on le rencontre dans
l'urine, c'est de s'enquérir de l'alimentation du sujet et si
rien de ce côté ne justifie la présence de l'oxalate de
chaux; il faut ensuite s'assurer si cette production est acci-
dentelle ou si elle persiste pendant un certain temps; elle
constitue alors ce que l'on appelle l'*oxalurie* : elle indique
des troubles de la respiration ou de la circulation, une
grande dépression nerveuse ou un état catarrhal de l'intestin. Si cet état se prolonge, on remarque à part l'affaiblissement général, une sorte d'empoisonnement par l'oxalate
de chaux. De plus, on doit craindre qu'il ne s'accumule
dans quelque endroit des voies urinaires et n'y forme des
calculs.

Calculs d'oxalate de chaux ou mûraux. — Les calculs
d'oxalate de chaux sont très durs et les plus résistants de
tous les calculs aux moyens de dissolution habituellement
employés. A cause de cette dureté, ils ne s'arrondissent
point dans la vessie; ils sont couverts d'aspérités mamelonnées à la surface : d'où leur nom de calculs *mûraux*, à
cause de leur ressemblance avec une mûre. Ils sont toujours assez fortement colorés en brun, car leurs nombreuses
aspérités finissent toujours par blesser la vessie et déter-
minent des hémorrhagies; dès lors, ils fixent la matière
colorante du sang : tant qu'ils restent petits et lisses, ils
sont blanchâtres, car cette cause de coloration n'existe pas
encore. Lorsqu'on calcine des calculs mûraux, ils ne fondent
point et laissent un résidu de carbonate de chaux plus ou
moins mélangé de chaux caustique et font effervescence
avec les acides.

Pour analyser un calcul d'*oxalate de chaux*, on le pulvérise et on le traite par l'acide chlorhydrique. Cet acide
dissout l'oxalate et les phosphates qui peuvent se trouver
mélangés; les urates sont décomposés, et l'acide urique se dé-

pose : on sépare par décantation et filtration. On traite par l'ammoniaque, qui précipite l'oxalate de chaux et les phosphates ; le précipité mixte est traité par l'acide acétique, qui dissout seulement les phosphates ; on les dose à part : l'oxalate de chaux est recueilli sur un filtre, lavé et pesé après calcination.

CHAPITRE III

SÉDIMENTS ORGANISÉS

Une urine parfaitement normale, claire et transparente au moment de l'émission, se remplit toujours, en se refroidissant, d'un nuage floconneux plus ou moins dense, qui reste en suspension ou se rassemble au fond du vase. On donne généralement à ce nuage le nom de *mucus de la vessie*. Cette dénomination est impropre, dans ce sens qu'il n'est point nécessaire que l'urine renferme de la *mucine* pour que ce nuage se forme. En effet, l'urine entraîne toujours avec elle une quantité plus ou moins considérable de cellules épithéliales de la vessie; pendant le refroidissement de l'urine et le repos, ces cellules se rassemblent; en même temps, il se fait un dépôt d'urates, d'acide urique, quelquefois d'oxalate de chaux, qui se fixent sur ces cellules, et autres détritus organiques. C'est tout cet ensemble qui forme le nuage en question. Il n'y a donc là absolument rien d'anormal. Nous engageons le lecteur à consulter sur ce sujet le travail du Dr Méhu, paru dans le *Bulletin de thérapeutique*, août 1876.

Mucus. — A part le nuage dont nous venons de parler, l'urine peut contenir du *mucus* provenant de la vessie. Ce mucus est analogue à celui sécrété par toutes les membranes muqueuses et contient de la *mucine*.

La **mucine**, dont nous avons déjà dit quelques mots page 187, est une matière albuminoïde qui communique une consistance visqueuse et filante à tous les liquides qui en renferment. Cette substance est en réalité insoluble dans l'eau; mais, si elle est en contact avec une grande quantité de ce liquide, elle s'y gonfle, s'y dissémine tellement qu'elle peut traverser le filtre et simule une véritable dissolution. Maintenant que nous sommes fixés sur la nature exacte de ce phénomène, nous continuerons à le distinguer sous le nom de dissolution.

Caractères. — *La mucine est précipitée par l'acide acétique, et le précipité ne se redissout pas dans un excès de cet acide.* Cette propriété la différencie très nettement de l'albumine et permet de les séparer lorsqu'elles se rencontrent dans la même urine. L'alcool la précipite également; mais le précipité peut se redissoudre dans l'eau, tandis que celui produit par l'acide acétique reste insoluble dans l'eau pure et ne l'est que dans l'eau légèrement *alcalinisée*, car les alcalis dissolvent la mucine avec facilité. Les acides minéraux chlorhydrique et azotique précipitent la *mucine;* mais un excès de ces acides dissout le précipité, ce qui la différencie encore de l'albumine. Le sulfate de magnésie, le bichlorure de mercure, l'acétate neutre de plomb et le sous-acétate la précipitent également. Elle n'est point coagulée par la chaleur : le nitrate acide de mercure la colore en rose à chaud.

Il arrive assez fréquemment que l'urine entraîne du *mucus* de la vessie et par conséquent contienne de la *mucine.* Cette dernière, disséminée dans tout le liquide, donne un peu plus de cohésion au nuage formé par les débris épithéliaux dont nous avons parlé tout à l'heure.

Si l'on examine au microscope une urine qui contient du *mucus,* il est à peu près impossible de distinguer la mucine, bien qu'elle ne soit pas dissoute; elle est tellement diluée et transparente qu'elle ne modifie pas la lumière transmise ; mais, si avant de l'examiner on ajoute de l'acide acétique, qui la coagule ou plutôt la condense, elle devient visible et constitue des masses fibreuses, déliées, que la teinture d'iode colore. Du reste, le mucus contient encore un élément très facilement reconnaissable : ce sont les *cellules épithéliales*. Nous en parlerons plus loin.

A part ces caractères microscopiques, on peut caractériser chimiquement la mucine. Si en effet, après avoir filtré l'urine, on y verse de l'acide acétique, on obtient un louche plus ou moins abondant; ce louche, insoluble dans un excès d'acide acétique, disparaît par l'addition d'un acide minéral.

Une urine dans laquelle les flocons nuageux seraient très abondants et qui ne donnerait pas de louche par l'acide acétique ne contiendrait pas de *mucine*.

La présence d'une petite quantité de mucus dans l'urine n'a pas de grande signification; mais il devient très abondant dans le catarrhe vésical et la cystite; en un mot, il indique une inflammation des muqueuses, locale ou généralisée. On constate une augmentation de mucus dans la fièvre typhoïde, la pneumonie, la pleurésie.

Pus. — Dans un grand nombre de cas, la *mucine* est accompagnée de pus dans l'urine : les muqueuses, d'abord enflammées, sécrètent une proportion plus considérable de mucus, puis du pus.

Le *pus* est une matière de consistance *crémeuse*, blanchâtre ou jaune verdâtre, qui se produit dans *tous les tissus* qui sont le siège d'une inflammation. Lorsque, pour une cause quelconque, une partie du système urinaire, depuis les reins jusqu'à l'urèthre, est irritée, enflammée, il se produit du pus qui se mélange à l'urine et est expulsé avec elle.

De même que le sang, le pus est formé de deux parties, une liquide ou *plasma*, et l'autre solide, constituée par des globules opaques ou blanchâtres et qui lui donnent son aspect caractéristique.

Le *plasma* du pus peut être séparé par filtration; c'est un liquide clair, de couleur ambrée, alcalin et coagulable par la chaleur (il est bon de le neutraliser avant de le chauffer). Il renferme en effet plusieurs matières albuminoïdes, *globuline, sérine, myosine* et *pyine*. Cette dernière est *précipitée par l'acide acétique*, exactement comme la *mucine*; mais, ainsi précipitée, elle peut se redissoudre dans l'eau, ce qui la distingue de la mucine, qui, dans les mêmes conditions, ne se redissout pas dans l'eau. Après avoir précipité la pyine de cette manière et filtré, on peut déterminer la précipitation des autres matières albuminoïdes en saturant le plasma par le sulfate de magnésie.

Le point important pour nous est le suivant : c'est que le pus renferme des matières albuminoïdes coagulables par la chaleur ; lors donc qu'une urine renfermera du pus, on pourra isoler les globules du pus par filtration ou par repos prolongé; ils se rassemblent alors au fond du vase, et le liquide filtré renfermera les matières albuminoïdes et donnera un louche par l'action de la chaleur.

L'élément le plus caractéristique du pus est constitué par les *globules* ou *leucocytes*.

Leucocytes ou **globules du pus.** — Ces globules (fig. 30) sont d'un blanc grisâtre, circulaires, aplatis, d'un diamètre un peu plus considérable que ceux du sang (8 à 10 millièmes de millimètre). Ils renferment de un à quatre noyaux dans leur intérieur ; ils sont très finement granulés, ce qui leur donne un aspect tout à fait caractéristique. Il faut constater ces caractères dans l'urine assez récente, car, par un séjour prolongé dans l'eau ou dans l'urine, les leucocytes se gonflent, les granulations s'effacent, et les noyaux deviennent plus nets. L'acide acétique les distend beaucoup, les rend transparents, et permet d'apercevoir les noyaux qui étaient masqués par les granulations ;

puis les leucocytes ainsi gonflés finissent par crever. Les alcalis caustiques les dissolvent assez facilement.

Le *pus*, au contact des alcalis caustiques, se gonfle et prend une consistance de gelée visqueuse, adhérant forte-

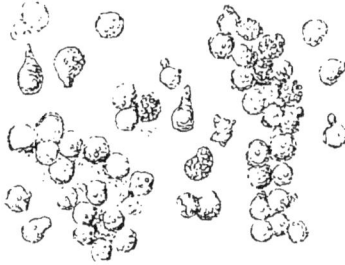

Fig. 30. — Leucocytes.

ment aux parois du vase. On se sert ordinairement d'ammoniaque pour produire cette action, et c'est un bon moyen de reconnaître le pus dans l'urine et de le différencier du mucus, qui, lui, se liquéfie et se dissout dans les alcalis.

Si donc une urine doit sa consistance visqueuse à du *mucus*, elle devient fluide par l'addition d'ammoniaque ; si au contraire elle renferme du pus, elle s'épaissit et devient parfois tellement gluante qu'on peut renverser le vase sans rien faire tomber. Pour faire cet essai, on place l'urine dans un verre à pied, on y ajoute environ 1/3 de son volume d'ammoniaque et l'on bat avec une baguette de verre.

Le plus souvent, le *mucus* accompagne le *pus* dans l'urine. Par refroidissement et repos, les leucocytes se rassemblent au fond du vase, sont englobés dans le réseau formé par la *mucine* et constituent ainsi le dépôt glutineux qu'on désigne sous le nom de *muco-pus*. Très souvent, les urines purulentes présentent une consistance visqueuse pour les causes suivantes : ces urines subissent très rapidement la fermentation ammoniacale (décomposition de l'urée), et le carbonate d'ammoniaque produit agit sur les globules de pus et produit l'action que nous venons d'indiquer.

Toutes les fois que l'on obtient dans une urine un léger trouble avec l'acide acétique, et qu'à l'examen microscopique on constate la présence des leucocytes, on est en droit d'y trouver de l'albumine, et par suite de conclure à la présence du *pus* dans cette urine.

Epithélium. — Dans le dépôt nuageux qui se forme dans l'urine normale, on rencontre des cellules épithéliales provenant le plus souvent de la vessie ; ces cellules sont encore beaucoup plus nombreuses lorsqu'il y a du mucus vésical, car la desquamation est alors abondante.

Cette desquamation peut avoir lieu depuis les reins jusqu'à l'urèthre, et les cellules qui en proviennent ont parfois une forme spéciale qui permet de reconnaître leur origine.

Nous parlerons des cellules épithéliales des reins, en même temps que des tubes urinaires.

Les cellules épithéliales que l'on rencontre le plus fré-

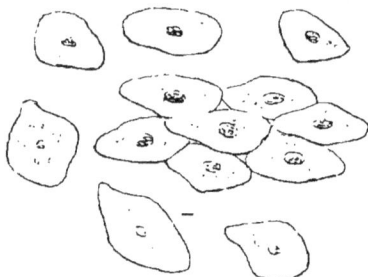

Fig. 31. — Cellules épithéliales de la vessie et du vagin.

quemment sont celles de la vessie. Elles se présentent sous forme de plaques transparentes, rectangulaires, à angles arrondis ou elliptiques, à bords plus ou moins contournés, mais ayant toujours à leur centre un noyau très apparent et plus fortement accentué que les bords de la cellule (fig. 31). Elles sont isolées ou réunies en plaques plus ou moins larges et constituant un réseau. Ces cellules se rencontrent dans l'urine de la femme aussi bien que dans celle de l'homme. Dans l'urine de femme, on trouve des cellules épithéliales provenant du vagin. Souvent même, elles sont abondantes, lorsqu'il existe un état inflammatoire de cette cavité. Elles présentent la même forme que les cellules épithéliales de la vessie, mais sont *plus grandes*, à bords *plus minces*, et le noyau central est *plus petit* (bas de la figure 31).

Les cellules épithéliales qui proviennent des uretères et des bassinets sont plus petites que les précédentes, en forme de *massue* ou de *fuseau*, et ayant le noyau dans la partie renflée.

L'épithélium de l'urèthre est pavimenteux.

La présence dans le sédiment de l'urine de quelques cellules épithéliales n'a aucune importance; mais, si elles sont très abondantes, cela indique une desquamation considérable, et par suite une inflammation de tel ou tel point du système urinaire. Si la forme de la cellule est caractéristique, on peut connaître l'endroit qui est le siège de cette inflammation. La desquamation épithéliale abondante est presque toujours accompagnée de production de *pus*, et par conséquent l'examen microscopique montre des leucocytes à côté de ces cellules.

Urines sanguinolentes. — On rencontre assez souvent des urines sanguinolentes; suivant la proportion de sang extravasé, la couleur de l'urine varie du rose au rouge et même au noir.

Le sang étant composé de deux parties, une liquide (sérum) et l'autre solide (fibrine, globules), on retrouve dans l'urine tous les éléments qui le composent.

Le sérum renfermant de l'albumine, toute urine sanguinolente est en même temps albumineuse; mais il arrive fréquemment que la quantité d'albumine est hors de proportion avec celle du sang extravasé, et dès lors elle provient en même temps d'une autre source.

Il ne faut pas oublier que l'urine de la femme contient toujours des traces de sang pendant les quelques jours qui suivent les règles et qu'on y rencontre encore des hématies, alors même qu'elle ne présente plus de coloration rosée sensible.

Ce qui caractérise le plus nettement l'extravasion du sang dans l'urine, c'est la présence des *hématies* ou *globules sanguins.*

Les hématies (fig. 32) se présentent sous forme de dis-

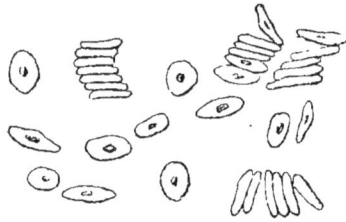

Fig. 32. — Hématies.

ques légèrement bi-concaves, d'un diamètre de six à sept millièmes de millimètre, avec une épaisseur de deux millièmes. Vus en masse, les globules du sang paraissent rouges ; ils sont jaunâtres par transparence ; la dépression centrale paraît plus foncée et simule un noyau. Ces globules sont très élastiques et passent facilement à travers les pores du papier. Ils se déforment très facilement ; l'addition de sulfate de soude, en grande quantité, dans le sang lui-même ou dans le liquide qui en renferme, prévient cette déformation, leur conserve leur couleur et leur fermeté et permet de les séparer par le filtre.

Pour bien constater la forme des globules sanguins, il faut les examiner dans une urine récente, car ils se déforment, se gloufient à la suite d'un séjour prolongé dans ce liquide, surtout lorsqu'il devient ammoniacal.

Une urine peut renfermer les éléments du sang de deux manières et sous deux formes différentes.

1° Il y a seulement extravasion du sang peu de temps avant l'émission et simple mélange des deux liquides. On retrouve alors dans l'urine les globules du sang non altérés, et par repos dans un verre conique ils se rassemblent au fond de ce vase. Il suffit alors d'enlever ce dépôt avec un tube effilé et de l'examiner au microscope ; si la quantité en est assez considérable, on le fait chauffer dans un tube avec une pastille de potasse caustique, et on obtient une coloration brune, avec reflets verts par réflexion ; cette coloration est due à l'hématine qui prend naissance dans ces conditions. On peut faire cette réaction sur l'urine même, sans attendre qu'elle ait déposé, si elle renferme une quantité assez considérable de sang. Dans l'urine filtrée, en recherche l'albumine : on a dès lors les deux principaux caractères du sang.

2° Si le sang est extravasé dans l'urine longtemps avant l'émission, ou qu'on ne puisse examiner l'urine que longtemps après l'émission, alors qu'elle est déjà décomposée, on ne peut plus retrouver des globules. On constate seulement par le repos la formation d'un dépôt rougeâtre plus ou moins abondant. Cela arrive toutes les fois qu'une urine sanguinolente est devenue ammoniacale dans la vessie. Dans ces conditions, la matière colorante du sang, l'*hémoglobine*, est mélangée à l'urine et dissoute dans ce liquide, et dès lors ces urines ne s'éclaircissent pas par le repos. On ne peut alors caractériser le sang que par l'examen spectroscopique.

Voici en quoi consiste ce mode d'analyse. Devant un spectroscope disposé comme l'indique la figure 33, on dispose à la place de la lampe M une petite cuve de verre renfermant de l'eau teintée de sang ou de l'urine sanguinolente.

Au lieu du spectre continu que donnerait la flamme M′ si elle était seule, l'observateur, en regardant par la lunette A, voit un spectre interrompu par deux bandes noires, qu'on désigne sous le nom de spectre d'absorption de l'hémoglo-

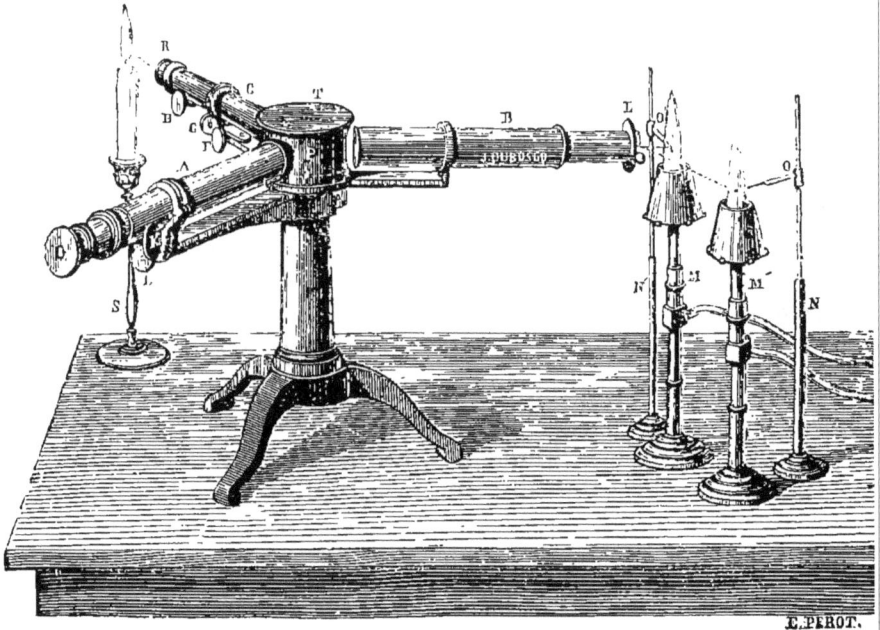

Fig. 33. — Spectroscope.

bine ; l'une de ces bandes est située dans le *jaune* et l'autre dans le *vert*. Hoppe-Seyler, qui a découvert et étudié ces bandes, prétend qu'elles sont encore visibles lorsqu'on opère sur une dilution de sang à un dix-millième. Ce spectre est désigné sous le nom de : spectre de l'hémoglobine oxygénée.

Si, dans la solution aqueuse de sang, on verse quelques gouttes de sulfhydrate d'ammoniaque, on prive l'hémoglobine de l'oxygène qu'elle contient, et dès lors son spectre est modifié. Au lieu de deux bandes d'absorption, on n'en observe plus qu'une seule, beaucoup plus large et occupant tout l'espace des deux bandes de l'hémoglobine oxygénée et l'intervalle qu'elles laissaient entre elles.

On peut faire cette expérience avec l'urine sanguinolente ; on y verse quelques gouttes de sulfhydrate, et au lieu de deux bandes on n'en observe plus qu'une seule.

Ces deux essais sont parfaitement probants et suffisants pour la clinique.

Fibrine. — Lorsqu'une urine renferme du sang en forte proportion, elle renferme également de la fibrine, qui en se coagulant englobe les globules sanguins et autres sédiments. La fibrine qui provient ainsi du sang épanché en *nature* forme toujours des caillots assez volumineux et caractérisés par les hématies qu'ils renferment.

Cette fibrine devient assez souvent le noyau de calculs, puis elle se résorbe à la longue : on explique ainsi la formation de cavités qu'on rencontre dans certains calculs. Très rarement, on rencontre dans l'urine de la *fibrine*, qui provient d'une transsudation du plasma du sang (en l'absence de globules). Une telle urine se remplit de coagula par refroidissement ; parfois, elle se prend tout entière en gelée ; ces faits sont à peu près totalement inconnus en France.

C'est encore la fibrine qui, sous forme de coagula microscopiques, constitue certains dépôts qu'on désigne sous le nom de *tubuli, tubes urinaires*, et qui proviennent d'une exsudation des canalicules du rein, la fibrine constituant un tube qui reproduit à sa surface la partie interne du canalicule qui lui a servi de moule.

Tubes du rein, tubuli, cylindres urinaires. — On désigne sous ce nom des éléments anatomiques provenant des reins, d'où ils se détachent ou bien dans lesquels ils prennent naissance par suite des exsudations fibrineuses dont nous venons de parler. — Ces éléments ne sont pas toujours d'origine pathologique ; ils affectent une forme cylin-

14.

drique ou tubulaire, d'où leur nom. Il est souvent impossible de déterminer exactement leur valeur pathologique ;
c'est surtout la persistance de leur apparition qui en fait
l'importance. Du reste, on ne peut retrouver dans l'urine
qu'une partie des tubes du rein, attendu que le diamètre de
l'anse descendante des canaux de Henle est trop faible
pour laisser passer les épithéliums des tubes contournés,
qui sont une des parties les plus importantes du rein.

1º Tantôt les tubes qu'on rencontre dans l'urine sont con-

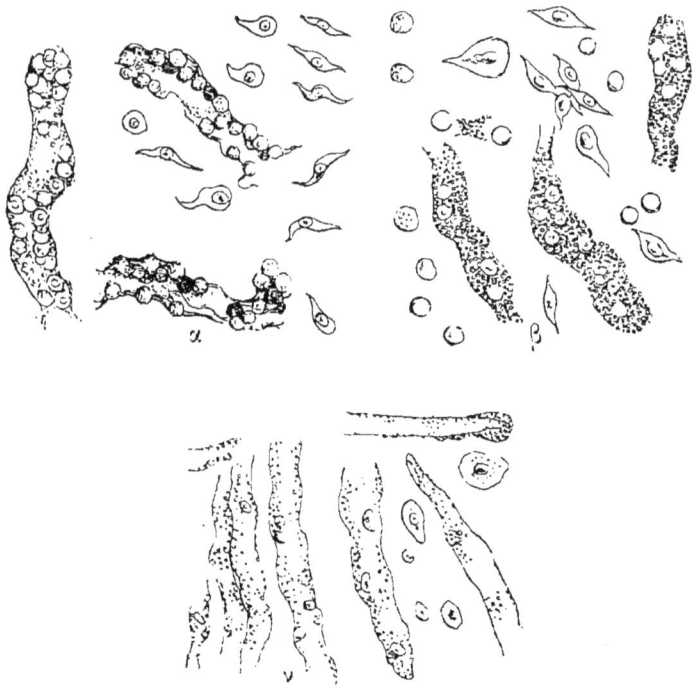

Fig. 34. — Tubes du rein.

stitués par la couche épithéliale des tubes de Bellini, qui
s'est détachée sur une certaine longueur et a été entraînée
par l'urine. En se détachant ainsi, elle entraîne, adhérentes
à sa surface, les cellules propres de ces tubes, qui sont mu-

nies de leur noyau : ce sont les *tubes non desquamés*. — Assez souvent, les tubes ont perdu tout ou une partie de ces cellules : ce sont alors des *tubes desquamés*; parfois, ces tubes sont en outre incrustés de granulations graisseuses : ce sont alors des tubes *desquamés et graisseux* (affections aiguës des reins, empoisonnement par le phosphore) (fig. 34, α).

2° On rencontre aussi des cylindres qui sont le produit d'une exsudation des tubes de Bellini; ces cylindres sont constitués par de la fibrine et se sont moulés sur la paroi interne du tube comme dans un moule. Très souvent, ils sont pleins, de couleur jaunâtre et comme cireux; souvent aussi, ils renferment des hématies et des leucocytes (maladie de Bright) (fig. 34, β).

3° **Tubes hyalins.** — On donne ce nom à une troisième variété de tubes qu'on rencontre dans la maladie de Bright chronique; ils sont creux, formés par une membrane très mince et tellement transparente que leurs bords seuls sont nettement visibles; encore faut-il faire varier convenablement l'éclairage (fig. 34, ν).

Pour rechercher plus facilement les tubes, on laisse déposer l'urine dans un verre conique, et l'on aspire le dépôt au moyen d'un tube effilé. On peut colorer la préparation avec une goutte de solution de fuchsine; cette matière se fixe avec énergie sur les tubes et cellules épithéliales et les rend facilement visibles.

Cellules épithéliales du rein. — On trouve souvent avec la première variété de tubes des cellules épithéliales du rein (voir la figure 34) qui se sont détachées des canalicules; ces cellules sont lenticulaires avec un noyau assez volumineux; les cellules qui proviennent des calices ou des bassinets sont munies d'une queue.

Sperme. — La présence du sperme dans l'urine est assez fréquente; comme le *sang* et le *pus*, le sperme est composé de deux parties : des éléments solides en suspension dans un liquide. Toutes deux se mélangent à l'urine. La partie liquide renferme une matière albuminoïde, la *spermatine*, qui est précipitée par l'acide acétique, mais est soluble dans un excès de cet acide, ce qui la différencie de la mucine. — La partie solide renferme des *spermatozoïdes*, des *leucocytes* et des *sympexions*.

On retrouve ces divers éléments dans les sédiments de l'urine.

Spermatozoïdes. — Le spermatozoïde (fig. 35) se compose

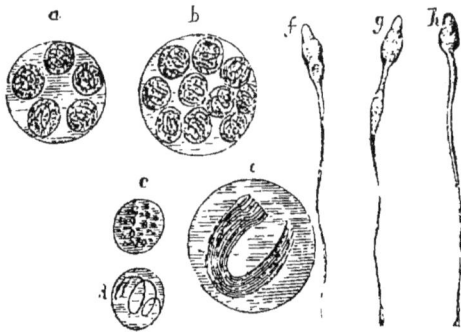

Fig. 35. — Spermatozoïde.

de deux parties, la tête et la queue ; la forme générale rappelle celle du têtard de grenouille ; la tête est triangulaire, allongée, à angles émoussés. La queue est très effilée ; sa longueur est dix à douze fois plus considérable que celle de la tête, parfois davantage. On rencontre assez souvent des spermatozoïdes incomplètement développés ou dont la queue est brisée.

Les leucocytes sont les mêmes que ceux que nous avons déjà décrits ; enfin les *sympexions* sont des corps assez singuliers, transparents, très minces, friables ; leur forme est arrondie, régulière ou non ; ils se réunissent assez souvent et forment de petites masses qui englobent les spermatozoïdes.

Pour rechercher les spermatozoïdes dans l'urine, il suffit de la laisser déposer dans un verre conique.

Au bout de douze heures, tous les spermatozoïdes sont réunis dans le dépôt avec les autres substances en suspension. Si la quantité de spermatozoïdes est assez considérable, l'acide acétique peut donner lieu à la production d'un louche; mais la recherche, la constatation du spermatozoïde est plus probante encore. M. Rouvier a indiqué le procédé suivant pour rechercher les spermatozoïdes dans une urine qui n'en renferme que très peu. On réunit la totalité de l'urine dans un grand vase et on laisse le dépôt s'effectuer. Au bout de douze heures, on décante, et le dépôt est transvasé dans un tube à essais et agité avec de l'éther sulfurique. Au bout de quelques instants, cet éther se sépare et vient surnager sous forme de couche gélatineuse; on l'enlève à l'aide d'un tube effilé, et on le fait tomber dans un verre à précipiter; on ajoute quelques gouttes d'eau distillée; l'éther évaporé, les spermatozoïdes se retrouvent dans l'eau distillée. L'éther agit en dissolvant les matières grasses et mucosités contenues dans l'urine et entraîne en même temps les spermatozoïdes qui sont adhérents à ces mucosités.

La présence des spermatozoïdes dans l'urine est très fréquente, et on les rencontre indifféremment dans l'urine d'homme ou de femme après le coït. A part ces conditions, la présence des spermatozoïdes dans l'urine de l'homme est un signe de pollutions ou de spermatorrhée. On rencontre très souvent dans l'urine des spermatozoïdes incomplètement formés.

Kyestéine. — On désigne sous ce nom la substance qui forme la pellicule blanchâtre, et irisée si elle est mince, qui apparaît à la surface de certaines urines, si on les conserve quelque temps. On remarque surtout cette pellicule sur l'urine des femmes enceintes, et on lui accordait autrefois une certaine valeur au point de vue du diagnostic de la grossesse. Il n'en est rien, car on peut rencontrer la kyestéine dans l'urine de toutes les femmes et même dans celle de l'homme. Elle n'est point constituée par une matière spéciale, mais bien un mélange de matières grasses, de vibrions, de phosphate ammoniaco-magnésien.

Cette substance n'offre donc aucun intérêt ni au point de vue chimique ni au point de vue clinique.

Champignons et ferments. — L'apparition de ces corps dans l'urine normale est un fait constant, lorsqu'on la conserve un certain temps. Nous avons vu (p. 40) qu'elle éprouve d'abord la *fermentation acide*, puis la *fermentation ammoniacale*. A chacune de ces deux phases correspond un ferment spécial.

On a assez rarement occasion d'observer le ferment de la fermentation acide, puisqu'il n'y a que les urines normales qui éprouvent cette fermentation si on les conserve un temps suffisant, et le plus souvent on rejette une urine lorsqu'on s'est assuré qu'elle ne renferme aucun élément anormal.

Ce champignon est constitué par de petites cellules sphériques ou elliptiques. Ces cellules présentent un noyau à leur centre et se réunissent en chapelets à la manière des ferments.

On observe beaucoup plus fréquemment le champignon de la fermentation ammoniacale, puisque toutes les urines et surtout celles qui renferment des éléments anormaux sont susceptibles de l'éprouver. Ce ferment, d'après MM. Pasteur et Van Tieghem, est une algue (Torulacée), analogue au *Torula Cerevisiæ*, mais beaucoup plus petite, 0 millim. 0015. Ces cellules se développent par bourgeonnement et dans l'intérieur de l'urine. Elles sont surtout abondantes dans le dépôt blanchâtre mélangé de phosphate ammoniaco-magnésien qui se rassemble au fond du vase. Nous avons vu (p. 68) comment on pourrait isoler ce ferment et lui faire décomposer rapidement l'urée.

Champignons de l'urine sucrée. — Ce champignon est analogue à celui de la levure de bière. On peut le rencontrer dans une urine qui ne renferme pas de sucre ; mais c'est surtout dans l'urine qui en renferme qu'il apparaît et se développe avec rapidité, surtout pendant les chaleurs. Il décompose le sucre en *alcool* et en *acide carbonique*. Ce ferment se développe après l'émission de l'urine et, comme tous les spores, provient de l'extérieur. Si l'on en rencontre dans l'urine au moment de l'émission, il faut admettre qu'il s'est introduit de l'extérieur jusque dans la vessie et développé dans ce réservoir.

Ce ferment est le plus volumineux de ceux que nous signalons ici. Les cellules sont rondes ou légèrement elliptiques; le diamètre varie de 0 millim. 005 à 0 millim. 007. Il se multiplie par bourgeonnement et est toujours disposé en chapelets. Ces cellules sont brillantes et ne renferment point de noyau, ce qui permet de les reconnaître lorsqu'elles sont isolées.

Sarcine. — La *sarcine* est une algue que l'on rencontre très rarement dans l'urine : Munk l'a rencontrée dans une urine un peu albumineuse, au moment de l'émission ; pour ma part, je l'ai observée une seule fois dans un sédiment d'urine albumineuse et renfermant des tubes, que j'avais conservée pour préparation microscopique. Elle s'y est développée au bout d'un certain temps, car je ne l'avais pas rencontrée dans l'urine récente. M. Méhu l'a trouvée dans un liquide céphalo-rachidien. Elle est constituée par de petits granules sphéroïdes qui se réunissent entre eux, de façon à former des cubes extrêmement réguliers et dont toutes les arêtes sont arrondies ; la grosseur de ces cubes varie : on en rencontre qui sont composés de plus de 500 petites sphères.

Infusoires. — On rencontre des infusoires dans toutes les urines même normales, si on les conserve un temps suffisant pour qu'ils puissent se développer; dans les urines qui renferment des éléments anormaux, surtout de l'albumine, ils peuvent apparaître très rapidement, et même exister au moment de l'émission. Dans ce cas, leur présence a une signification importante, car elle montre que l'urine s'altère dans l'intérieur des voies urinaires. Après l'émission, ils peuvent se développer très rapidement, surtout si l'on conserve l'urine dans des vases malpropres.

On rencontre deux sortes d'infusoires : les *monades*, sous forme de granules très fins (diamètre 0 millim. 001), animés du mouvement brownien ; et des *bactéries* ou *bâtonnets* très minces, mais d'une longueur variant de 0 millim. 004 à 0 millim. 008 : elles sont cloisonnées et comme formées par une agglomération de monades réunies en chapelets ; elles sont animées d'un mouvement de reptation très rapide.

On rencontre ces infusoires dans toutes les urines, aussi bien acides qu'alcalines. Ces urines sont toujours louches et ne s'éclaircissent ni par repos ni par filtration, les bactéries traversant les pores du papier.

Substances accidentelles. --- On peut trouver dans l'urine un assez grand nombre de substances accidentelles et dont la présence est souvent fort embarrassante.

Fibres végétales. — On rencontre très souvent des fibres végétales provenant soit de la chemise et des vêtements, ou de toute autre cause ; ces fibres ne pourraient être confondues qu'avec les tubes du rein ; mais, avec un peu d'attention, on les en distingue facilement ; leurs contours sont très accentués ; elles sont plus volumineuses et marquées de nombreuses lignes longitudinales et parallèles. On rencontre également des poussières venant de l'atmosphère, des débris, qu'il est entièrement impossible de caractériser.

On trouve très fréquemment des grains d'*amidon* et de *fécule;* ces derniers se reconnaissent facilement à leur grosseur et à leur forme : le hile est toujours visible. Les grains d'amidon de *blé* ou de *riz*, souvent très abondants dans l'urine de femme, peuvent quelquefois embarrasser, car ils sont sphériques et souvent très petits.

On devra, en cas de doute, faire glisser sous la lamelle de verre une goutte d'eau iodée : immédiatement, l'amidon, quelle que soit sa provenance, se colorera en bleu, et aucune confusion ne sera possible ; on peut encore faire l'examen à la lumière polarisée, et tous les grains d'amidon se teinteront d'une belle croix de Saint-André, noire sur un fond blanc lorsqu'on aura obtenu le maximum d'extinction. Le centre de cette croix correspond au hile.

On trouvera également du *lycopode*, employé aux mêmes usages que la poudre de riz ou d'amidon.

J'ai enfin trouvé des *sarcoptes de la gale* et plusieurs fois le sarcopte du fromage, des vieilles farines, celui que Galés avait d'abord cru être cause de la gale. Il diffère du sarcopte de la gale par la longueur de ses pattes, qui atteignent le diamètre du corps et qui sont terminées par des crochets, comme les pattes antérieures du pou du pubis, tandis que les pattes du sarcopte de la gale sont constituées par de gros et courts tubercules terminés par une longue soie garnie d'une ventouse. Ce sarcopte peut provenir de vases malpropres, de l'usage pour les soins de la toilette de vieilles farines ou poudres de riz et d'amidon, et peut-être même se développer dans les matières sébacées qui s'accumulent dans les replis des petites lèvres et qui séjourneraient longtemps chez les femmes peu habituées aux soins de la toilette.

LIVRE CINQUIÈME

MANIÈRE D'OPÉRER

CHAPITRE PREMIER

MARCHE A SUIVRE POUR L'EXAMEN D'UNE URINE

Une analyse complète de l'urine doit comprendre quatre parties : *caractères généraux, examen microscopique, éléments normaux, éléments anormaux.*

Le premier renseignement à demander est de s'informer si l'urine provient d'un homme ou d'une femme [1], puis ensuite de connaître le volume émis dans les vingt-quatre heures ; on procède ensuite à l'examen dans l'ordre que nous venons d'indiquer.

1° CARACTÈRES GÉNÉRAUX.

Volume de l'urine. — Ce renseignement doit être fourni par le malade ou son entourage ; il doit être inscrit en tête du rapport, et nous insistons pour la dernière fois sur son importance. Non seulement il permettra de comparer les résultats obtenus avec l'urine de différents sujets,

---

1. Ce renseignement est utile pour fixer quelques moyennes et souvent prévient des indiscrétions.

mais encore de suivre chez le même individu la variation d'un élément normal ou anormal. Cette quantité
doit être exprimée soit en volume, soit en poids ; dans le
courant de l'analyse, il faudra tout rapporter à l'unité
adoptée ; comme il est plus commode de mesurer que de
peser, on peut tout exprimer en volume : on prendra donc
comme unité le centimètre cube.

Cela fait, on procédera à la constatation des caractères
suivants :

Couleur (page 4). — On appréciera la couleur de l'urine,
qu'on caractérisera par les expressions *incolore, paille, citrin, ambré léger, ambré, jaune, jaune foncé, jaune brun,
brun, brun foncé, brun rouge, rouge, rouge acajou, rouge
noirâtre, noirâtre.*

Aspect. — J'ai supposé que le volume de l'urine avait
été déterminé par le malade ; s'il ne l'est pas et si l'on remet
seulement la totalité des urines des vingt-quatre heures, il
faudra commencer par examiner l'*aspect* et le *dépôt* de cette
urine avant de la *mesurer*, puisqu'il faut l'agiter pour faire
cette dernière opération.

On indiquera donc si cette urine est transparente, louche
ou très trouble. Il y a là encore une précaution à prendre
et un renseignement à demander au malade. Les huit
dixièmes des urines sont transparentes au moment de
l'émission et se troublent par refroidissement ; puis, si cette
urine a été longtemps laissée en repos, elle s'éclaircira de
nouveau ; mais il se fera en même temps un dépôt au fond
du vase.

C'est dans ces conditions que l'on doit normalement
examiner une urine, puisque l'on procède à l'examen toujours un certain temps après l'émission. On devra donc
s'informer si l'urine était *transparente* ou *trouble au moment
même de l'émission.*

Si l'urine a été agitée pendant le transport, le précipité
rentre en suspension et trouble de nouveau la transpa-

rence du liquide ; avant de se prononcer, il faut donc la
laisser reposer et voir si elle s'éclaircit. Si l'on est pressé,
on peut chauffer un peu d'urine au bain-marie, dans un
tube à essai, porter sa température vers 35 degrés et
noter si elle devient transparente. Du reste, la détermination du poids des matériaux dissous renseignera toujours
sur ce point.

Dépôt. — On doit noter la couleur du dépôt ; s'il est
amorphe, cristallin ou parsemé de gros cristaux ; s'il est
dense et bien réuni au fond du vase ; s'il est floconneux et
forme une couche spongieuse qui flotte en partie ou en totalité dans l'urine.

Consistance. — On notera ici la consistance de l'urine.

Odeur (page 7). — L'odeur peut être normale, aigre,
ammoniacale, fétide, ou anormale, provenant de l'ingestion
de médicaments ou aliments.

A ce moment, on prélèvera une partie du dépôt au
moyen d'un tube effilé, et ce dépôt servira à l'examen microscopique.

Réaction (page 36). — Avant de déterminer la réaction
de l'urine, on devra bien la mélanger, afin d'éviter la cause
d'erreur que nous avons signalée (page 40), puis on procédera à la détermination de la réaction et à l'évaluation
de l'acidité, si cela est nécessaire ; si la réaction est alcaline,
il faudra rechercher à quelle cause est due cette alcalinité ;
si l'urine est ammoniacale, il faudra s'enquérir si elle était
telle au moment de l'émission ou si elle l'est devenue
après.

Densité (page 17). — On détermine ensuite la densité
de l'urine, soit au moyen du densimètre, soit par la balance
si l'on doit en même temps rechercher la proportion des
matériaux dissous.

Poids des matières fixes. — On déterminera ensuite le
poids des matières fixes dissoutes dans un litre d'urine, en
suivant la marche que nous avons indiquée (page 20).

Il faudra faire cette opération avec beaucoup de soin, car elle est assez délicate.

Résidu minéral. — Le résidu de l'opération précédente sera ensuite incinéré et fera connaître le poids des éléments minéraux; cette opération sera faite comme nous avons indiqué (page 26).

Résidu organique. — On l'obtient par différence, en retranchant du poids total des substances dissoutes celui des éléments minéraux.

Le calcul donnera la proportion contenue dans un litre d'urine. Il faudra multiplier par le volume des vingt-quatre heures le poids qu'on aura trouvé, et on indiquera les deux chiffres. Cette observation s'applique à tous les dosages des divers éléments en particulier.

2° EXAMEN MICROSCOPIQUE.

On procède ensuite à l'examen microscopique du sédiment. Il y a un grand avantage à faire cet examen tout d'abord, parce que l'existence de certains éléments indiquera de suite de quel côté on doit plus particulièrement diriger les recherches chimiques.

La présence de leucocytes fera rechercher avec soin des traces d'albumine, de mucine; l'existence de cristaux d'oxalate de chaux conduira à doser l'acide oxalique, etc. Tant qu'à l'examen microscopique en lui-même, il n'y a aucune règle à observer. Il suffit de noter ce que l'on voit. Il est bon de faire au moins cinq à six préparations, afin d'être bien certain des résultats.

On classera les éléments trouvés en *minéraux, organiques* et *organisés.*

3° ÉLÉMENTS NORMAUX.

On dosera d'abord les éléments de nature organique, puis ceux d'origine minérale :

Éléments organiques.

Urée. — On dose l'urée par le procédé indiqué page 58. Dans une recherche clinique, on pourra se borner à calculer le poids de l'urée en divisant par 4 le nombre de divisions obtenues dans la décomposition de 1 centimètre cube d'urine. Si l'on veut une précision plus grande, il sera nécessaire de déterminer préalablement le volume d'azote fourni par la décomposition de 1 centigramme d'urée.

Acide urique. — Dosage par précipitation et pesée (voir page 85). On devra toujours, avant d'entreprendre ce dosage, s'assurer que l'urine ne contient pas d'albumine, et, si elle en renferme, agir en conséquence.

Acide hippurique. — Pourra être dosé sur indication spéciale ; on suit le procédé page 93.

Créatine, créatinine. — On les dosera seulement sur indication spéciale (voir page 102).

Éléments minéraux.

Nous avons, pour tous ces corps, indiqué deux modes de dosage ; pour les recherches cliniques, on pourra suivre les procédés volumétriques. Pour des recherches de laboratoire, il est préférable d'employer la balance.

Acide sulfurique. — On le dose d'après les indications pages 115 et suivantes ; on exprime le poids en acide sulfurique anhydre.

Acide chlorhydrique. — On suit les procédés décrits à la page 109 ; on exprime le poids trouvé en *chlore* et en *chlorure de sodium*. Il est bon de donner ces deux indications.

Acide phosphorique. — On dose généralement l'acide phosphorique *total* (voir page 126) ; sur indications spéciales, on pourra déterminer séparément l'acide combiné aux *alcalis*, et celui des phosphates *terreux* (voir page 126).

Bases.

Chaux. — Voir page 136.

Magnésie. — Voir page 141.

Sur indications spéciales, on pourra rechercher la *potasse* et le *fer*.

4° ÉLÉMENTS ANORMAUX.

On commencera par rechercher et doser ceux qui sont de nature *organique*, puis ceux de nature *minérale*.

Éléments de nature organique.

On doit commencer par rechercher l'*albumine*, pour cette raison que sa présence gêne la recherche du sucre et que l'inverse n'a pas lieu.

Mucine. — On filtre l'urine et on l'additionne d'acide acétique; s'il y a un précipité de *mucine*, on le sépare par le filtre, ou mieux on fait une nouvelle prise d'essai et acidifie l'urine avant de la filtrer (voir page 155).

Albumine. — On procède ensuite à la recherche et au dosage de l'albumine, en prenant bien toutes les précautions que nous avons indiquées pages 156 et suivantes.

Sur indications spéciales, on recherchera :

La **leucine** (page 203);

La **tyrosine** (page 205).

Sucre. — On commence ensuite la recherche et le dosage du sucre, en opérant sur l'urine, préalablement privée d'*albumine* si elle en contenait; suivant les cas, on fera le dosage par la liqueur de Fehling ou par les procédés optiques (voir page 173).

Inosite. — On la recherchera sur indications spéciales (voir page 185).

Pigments et acides biliaires. — Pour ces recherches, on se conformera aux indications que nous avons détaillées pages 196 et suivantes.

On pourra rechercher à cet endroit diverses matières colorantes : l'*indican*, le *pigment rouge hépatique*, les matières colorantes passant accidentellement dans l'urine.

Matières grasses. — On terminera par la recherche des matières grasses et leur dosage si elles existent en quantité suffisante (voir page 207).

Éléments de nature minérale.

Acide oxalique. — On rencontre assez souvent cet acide dans l'urine ; nous avons indiqué page 230 comment on devait le rechercher et le doser.

On pourra rechercher ensuite :

Les **composés ammoniacaux** (page 208) ;

Les **sulfures** (page 212).

Tous ces dosages étant terminés, on fera le rapport *très clair* et aussi *bref* que possible ; nous insistons tout particulièrement sur ce dernier point. Il faut que le médecin puisse l'embrasser d'un coup d'œil. Il ne faut pas que le mode de recherche et de dosage d'un élément soit noyé dans des détails qui seraient tout au moins inutiles.

Un tableau comparatif réunit tous les résultats, et on devra les placer en regard des quantités moyennes éliminées normalement. Enfin, un résumé de quelques lignes fera connaître l'appréciation du chimiste.

Toutes les analyses devront être faites sur un registre spécial et porter un numéro d'ordre. On les conservera de telle sorte que, si l'on examine plusieurs fois l'urine du même sujet, on puisse suivre et indiquer les variations des divers éléments.

Voici, du reste, un modèle de rapport fait dans cet ordre d'idées :

Renseignements fournis par le sujet :

Volume des vingt-quatre heures, 1 litre 800. Cette urine

provient d'un homme et était transparente au moment de l'émission.

Numéro d'ordre, ***.
Pour monsieur ***.
Nom du médecin, ***.

ANALYSE D'URINE

1° Caractères généraux.

Volume. — Le volume de l'urine indiqué par le malade est de 1 lit. 800.

> *Volume :* 1 lit. 800.

Couleur. — La couleur de cette urine est d'un jaune un peu brun.

> *Couleur :* jaune brun.

Aspect. — Après un repos suffisant, cette urine s'éclaircit et devient transparente.

> *Aspect :* transparent.

Dépôt. — En même temps, il s'est fait un dépôt floconneux, de couleur rougeâtre, parsemé de cristaux fortement colorés en rouge brique et qu'au premier abord on reconnaît pour de l'*acide urique.*

> *Dépôt :* floconneux, rougeâtre, parsemé de cristaux d'acide urique.

Consistance. — Cette urine offre la fluidité normale et filtre facilement.

> *Consistance :* fluide.

Odeur. — L'odeur ne présente rien de particulier à signaler : elle est normale.

> *Odeur :* normale.

Réaction. — La réaction est franchement acide.

> *Réaction :* franche-ment acide.

Densité. — La densité, déterminée au moyen de la balance, a été trouvée égale à 1027.

> *Densité :* 1027.

DÉTERMINATION DES SUBSTANCES DISSOUTES.

Matériaux fixes. — 20 centimètres cubes d'urine ont été évaporés au bain-marie, puis desséchés à l'étuve jusqu'à ce que le poids du résidu soit devenu constant. La proportion trouvée est de 38 gr. 20 par litre : ce qui la porte à 68 gr. 76 pour les 24 heures.

> *Matériaux fixes.*
> Par litre... 38 gr. 20
> Par 24 h... 68 gr. 76

Résidu minéral. — Le résidu de l'opération précédente a été incinéré ; et son poids fait connaître la proportion d'éléments minéraux contenus dans un litre d'urine : il est de 7 gr. 10 : ce qui porte à 12 gr. 78 pour les 24 heures.

Résidu minéral.
Par litre...   7 gr. 10
Par 24 h... 12 gr. 78

Partie organique. — Par différence, on obtient la proportion des éléments organiques contenus dans cette urine.

Éléments organiques.
Par litre... 31 gr. 10
Par 24 h... 55 gr. 98

2° Examen microscopique.

Leucocytes assez nombreux, quelques *cellules épithéliales à noyau* provenant de la vessie.

Quelques cristaux d'*oxalate de chaux*, sédiment abondant d'*urate de soude*, cristaux assez volumineux d'*acide urique*, forme fer de lance, isolés ou réunis en rosace ; *quelques champignons* de l'urine sucrée.

3° Éléments normaux.

MATÉRIAUX AZOTÉS.

Urée. — Le dosage de l'urée a été fait par décomposition au moyen de l'hypobromite de soude : et après corrections la quantité trouvée égale à 17 gr. 67 par litre, ce qui porte à 31 gr. 80 pour les 24 heures.

Urée.
Par litre... 17 gr. 67
Par 24 h... 31 gr. 80

Acide urique. — Un essai rapide montre que cette urine renferme de l'*albumine ;* l'acide urique a dû être précipité par l'acide acétique concentré, et, pesé après lavage et dessiccation, la proportion trouvée est de 0,37 par litre et 0,66 par 24 heures.

Acide urique.
Par litre... 0 gr. 37
Par 24 h... 0 gr. 66

ÉLÉMENTS MINÉRAUX.

Acide sulfurique. — A été dosé par pesée à l'état de sulfate de baryte ; la proportion est de 1 gr. 60 par litre et 2 gr. 88 pour les 24 heures.

Acide sulfurique.
Par litre... 1 gr. 60
Par 24 h... 2 gr. 88

Chlore et chlorure de sodium. — Le chlore a été pesé à l'état de chlorure d'argent. La proportion par litre est de 3 gr. 80, correspondant à 6 gr. 30 de chlorure de sodium.

Chlore.
Par litre... 3 gr. 80
Par 24 h... 6 gr. 30

Chlorure de sodium.
Par litre... 6 gr. 84
Par 24 h... 11 gr. 84

Acide phosphorique. — L'acide phosphorique a été pesé à l'état de *pyrophosphate de magnésie,* après avoir été précipité sous forme de phosphate ammoniaco-magnésien. La proportion trouvée par litre est de 1 gr. 15, ce qui fait pour 24 heures 2 gr. 07.

Acide phosphorique.
Par litre... 1 gr. 15
Par 24 h... 2 gr. 07

Chaux. — La chaux a été pesée sous forme de carbonate de chaux, après avoir été précipitée à l'état d'oxalate de chaux. La proportion par litre s'élève à 0 gr. 185 et pour les 24 heures à 0 gr. 333.

Chaux.
Par litre... 0 gr. 185
Par 24 h... 0 gr. 333

Magnésie. — La magnésie a été pesée à l'état de pyrophosphate de magnésie, après avoir été précipitée sous forme de phosphate ammoniaco-magnésien. La quantité est de 0 gr. 123 par litre, ce qui fait 0 gr. 221 pour les 24 heures.

Magnésie.
Par litre... 0 gr. 123
Par 24 h... 0 gr. 221

4° Éléments anormaux.

Mucine. — Après filtration, cette urine a été additionnée d'acide acétique ; et il ne se produit aucun louche. Donc :

Mucine : néant.

Albumine. — Elle est ensuite chauffée dans un tube à essai et se trouble d'une façon très marquée.

L'addition d'acide azotique ne fait point disparaître ce trouble.

Ce même acide versé dans l'urine y produit un trouble très net.

Avec les réactifs plus sensibles, tels que la solution d'iodure double de potassium et de mercure et surtout la solution acéto-alcoolique d'acide phénique, il se produit un coagulum très appréciable.

Donc : il y a de l'*albumine*. La proportion en a été déterminée par pesée, après coagulation par la chaleur, et la quantité trouvée égale à 0 gr. 320 par litre, ce qui fait 0 gr. 576 pour les 24 heures.

Albumine.
Par litre... 0 gr. 320
Par 24 h... 0 gr. 576

Sucre. — Après coagulation de l'albumine par la chaleur et filtration, cette urine est chauffée avec de la potasse caustique et se colore en brun d'abord, puis en noir ; elle réduit très facilement à chaud la liqueur cupro-potassique. Donc, elle renferme du sucre.

Le dosage en a été effectué au polarimètre après défécation par 1/10 de sous-acétate de plomb ; on décolore ainsi l'urine en même temps qu'on lui enlève l'albumine.

La déviation observée a été de 6°,4 ; on multiplie par 2,25, et on ajoute 1/10 pour tenir compte de la dilution de l'urine, l'observation ayant été faite dans un tube de 0 m. 20 :

$$6,4 \times 2,25 = 14\,\mathrm{gr}.\,40 + 1,44 = 15,84.$$

Sucre.
Par litre... 15 gr. 84
Par 24 h... 28 gr. 51

Pigments biliaires. — Je n'ai obtenu aucune réaction colorée avec l'acide azotique nitreux. Donc :

Pigments biliaires : néant.

Matières grasses. — L'examen microscopique ne montrant aucun globule de matière grasse, il n'y a pas lieu de procéder à leur recherche.

Acide oxalique. — L'examen microscopique montre quelques cristaux d'oxalate de chaux ; la proportion n'en est pas assez considérable pour permettre un dosage.

TABLEAU COMPARATIF

Caractères généraux.

Eléments.	Urine normale d'homme.	Urine de M. ***.
Volume des 24 h.	1,400 à 1,500 c. c.	1,800 c. c.
Couleur	Jaune citrin.	Jaune brun.
Aspect.........	Transparent.	Transparent.
Dépôt	Nul ou presque nul.	Floconn., rougeâtre, avec cristaux d'acide urique.
Consistance	Fluide.	Fluide.
Odeur.........	*Sui generis.*	Normale.

Réaction.......	Franchement acide.		Franchement acide.	
Densité........	1018 à 1022.		1027.	

	Par litre.	Par 24 h.	Par litre.	Par 24 h.
Mat. organiques.	26 gr. 27	36 à 38 gr.	31 gr. 10	55 gr. 98
Mat. minérales..	8,5 à 10	12 à 14	7 gr. 10	12 gr. 78
Total des éléments dissous.	34 à 37	48 à 52	38 gr. 20	68 gr. 76

Examen microscopique.

Leucocytes assez nombreux. — Cellules épithéliales de la vessie. — Oxalate de chaux. — Urate de soude. — Acide urique. — Quelques champignons de l'urine sucrée.

Éléments normaux.

	Par litre.	Par 24 h.	Par litre.	Par 24 h.
Urée..........	18 à 24	25 à 38 gr.	17 gr. 67	31 gr. 80
Acide urique...	0,30 à 0,40	0,50 à 0,70	0,37	0,66
Acide sulfurique.	2	3 gr.	1 gr. 60	2 gr. 88
Chlore	4 à 5	6 à 8 gr.	3 gr. 80	6 gr. 30
Chlorure de sod.	6,6 à 8	10 à 12 gr.	6 gr. 84	11 gr. 84
Acide phosphor.	1,66	2,50	1,15	2 gr. 07
Chaux.........	0,20 à 0,30	0,35 à 0,45	0,185	0,333
Magnésie	0,10 à 0,13	0,15 à 0,20	0,123	0,221

Éléments anormaux.

	Par litre.	Par 24 h.	Par litre.	Par 24 h.
Mucine.........	»	»	»	»
Albumine......	»	»	0,320	0,576
Sucre	»	»	15 gr. 84	28 gr. 51
Pigments biliai.	»	»	»	»
Acide oxalique.	»	»	traces indosables.	

Résumé. — Urine renfermant comme élément anormal du *sucre* et de l'*albumine*. La proportion de sucre n'est pas exagérée, 28 gr. 51 par vingt-quatre heures; celle de l'albumine est très notable, 0 gr. 576.

Il y a à peine polyurie, 1800 centimètres cubes au lieu de 1500, et la proportion des éléments azotés, *urée* et *acide urique*, est normale. L'examen microscopique montrant des leucocytes et l'analyse chimique décelant de l'*albumine*, cette urine renferme du *pus*.

CHAPITRE II

Nous avons étudié séparément les diverses substances qui peuvent constituer un calcul, et indiqué pour chacune les caractères, la recherche et le dosage. Mais il n'arrive pour ainsi dire jamais qu'une concrétion ou un calcul soit constitué par une substance unique. A part celle qui forme la base, qui donne son nom au calcul, il y a toujours des éléments que l'on rencontre constamment, de l'*eau*, des *matières grasses*, du *mucus coagulé*, de l'*albumine*, des *acides et pigments biliaires*, des *matières extractives*, des *sels solubles* de l'urine, qui à un certain moment se trouvent englobés, puis protégés contre une dissolution ultérieure.

Pour déterminer la nature de concrétions ou de calculs, on commence par les diviser en deux grands groupes :

1º Ceux qui sont constitués par des substances organiques et qui ne laissent pas de résidu à l'incinération ;

2º Ceux qui sont formés par des substances minérales.

Jamais, d'après ce que nous avons dit, un calcul ne rentre exclusivement dans un de ces deux groupes ; ceux de nature organique laissent toujours un résidu plus ou moins considérable lorsqu'on les incinère, de même que ceux qui sont constitués par des substances minérales noircissent toujours et perdent de leur poids à l'incinération.

Nous allons passer successivement ces deux groupes en revue, en faisant connaître les moyens de séparation; pour doser chaque élément, il suffira d'appliquer le procédé indiqué à chacun d'eux dans le cours de cet ouvrage.

1° **Calculs ne laissant pas ou laissant un résidu insignifiant à l'incinération**. -- Ces calculs peuvent renfermer : de l'*acide urique*, de l'*urate d'ammoniaque*, de la *xanthine*, de la *cystine*, de la *fibrine*, des *matières grasses* et des *détritus organiques*.

De tous ces corps, celui qu'on rencontre le plus fréquemment est l'*acide urique* et l'*urate d'ammoniaque*.

On commencera par les rechercher tout d'abord, en faisant la réaction de la murexide (voir page 84), cette réaction étant commune à l'acide urique et à l'urate d'ammoniaque ; il faut ensuite les différencier et les séparer. Pour cela, on traite par l'eau bouillante le calcul pulvérisé, on dissout ainsi une assez forte proportion d'urate d'ammoniaque et très peu d'acide urique.

Par refroidissement, l'urate d'ammoniaque se précipite ; on le sépare par décantation, et, en le traitant par de la lessive de soude, on en dégage l'ammoniaque, qu'il est facile de caractériser (voir *Urate d'ammoniaque*, page 81). Les calculs d'acide urique sont assez communs ; ils sont durs et colorés en jaune ou rouge brun ; ceux d'urate d'ammoniaque sont blanchâtres et plus mous.

Si l'on n'obtient pas la réaction de la murexide, le calcul renferme de la *cystine* ou de la *xanthine*.

On en prend alors un nouveau fragment, on l'arrose avec de l'acide azotique, et on dessèche ; le résidu devient jaunâtre, puis se colore en *rouge orangé* si on le touche avec une goutte de dissolution concentrée de potasse ou de soude (il n'y a pas eu de coloration avec l'ammoniaque). Le calcul est constitué par de la *xanthine* (voir page 103).

Si l'on n'obtient pas la réaction dont nous venons de parler, le calcul ne peut plus être formé que par de la *cystine*. Pour l'extraire, on pulvérise le calcul et on le traite par l'ammoniaque, qui dissout la cystine et l'abandonne par évaporation ; on la caractérise comme nous avons indiqué page 104.

Si, pendant la calcination, le calcul dégage une odeur de corne brûlée, cela indique qu'il renferme des matières azotées : ce ne peut être que de la *fibrine* ; cette fibrine est dissoute par la potasse caustique, puis précipitée par l'acide acétique. Un grand excès de cet acide redissout le précipité.

Très souvent aussi, on rencontre des matières colorantes du sang ; on les caractérise par l'examen spectroscopique.

Les calculs peuvent aussi renfermer des pigments et des acides biliaires, de la cholestérine ; nous avons indiqué pages 193 et suivantes comment on peut extraire ces substances par les dissolvants neutres et les caractériser. Pour la *cholestérine*, voir page 223.

2º Le calcul laisse un résidu à l'incinération. — *a. La matière primitive donnait la réaction de la murexide avec l'acide azotique.* — Le calcul est alors constitué par de l'*urate de potasse, soude, chaux* ou *magnésie*. Si le résidu de la calcination est *soluble dans l'eau*, alcalin au tournesol et fait effervescence avec les acides, il est formé par du *carbonate de potasse* ou *de soude ;* si en le chauffant au chalumeau il colore la flamme en jaune, il contient de la soude ; s'il ne colore pas la flamme et qu'après saturation par un acide il donne un précipité jaune avec le chlorure de platine, il renferme de la potasse.

Si le résidu est *insoluble* dans l'eau, très peu alcalin, infusible au chalumeau, il est constitué par du carbonate de chaux ou de magnésie (une petite quantité est devenue caustique si l'on a fortement calciné).

On le dissout dans un peu d'acide acétique et on ajoute de l'*oxalate d'ammoniaque* ; on obtient un précipité blanc : c'est qu'il y a de la chaux ; si l'on n'obtient pas de précipité, c'est qu'il y a seulement de la magnésie : on la précipite à l'état de phosphate ammoniaco-magnésien.

S'il y a tout à la fois de la chaux et de la magnésie, on peut les séparer et les doser comme nous avons indiqué pages 136 et suivantes.

Toutes les fois que ces quatre bases, soude, potasse, chaux et magnésie, sont combinées à l'acide urique, le calcul primitif ne fait pas effervescence avec les acides, mais le fait après calcination, puisque les urates passent à l'état de carbonates.

b. La matière primitive ne donne pas la réaction de la murexide. — Le calcul peut alors être formé par du *phosphate de chaux*, *de magnésie*, du *phosphate ammoniaco-magnésien*, de l'*oxalate de chaux*, des *carbonates de chaux et de magnésie*.

S'il fait effervescence par le contact d'un acide, c'est qu'il renferme du *carbonate de chaux ou de magnésie*. On peut caractériser ces bases et doser l'*acide carbonique*.

Si le calcul primitif ne fait pas effervescence avec les acides et qu'il le fasse après calcination, c'est qu'il renferme de l'oxalate de chaux. On a dès lors recours au mode d'examen que nous avons indiqué page 230. On caractérise l'acide oxalique par décomposition au moyen de l'acide sulfurique, et la chaux séparément. Un calcul d'oxalate de chaux est très souvent mélangé d'acide urique ou d'urates. Dans ce cas, la matière primitive ne fait effervescence avec un acide qu'après calcination ; mais, en plus, elle donne la réaction de la murexide. Si le calcul ne renferme que de l'oxalate de chaux, il sera entièrement soluble dans l'acide chlorhydrique. — On traite cette dissolution par l'ammoniaque ; le précipité est formé par l'oxalate de chaux et les phosphates que le calcul pouvait contenir ; en le traitant par l'acide acétique, on les dissout, et l'oxalate de chaux reste seul.

Si enfin le calcul ne fait effervescence avec les acides ni avant ni après la calcination, il ne peut renfermer que des phosphates de chaux, de magnésie, ou ammoniaco-magnésien.

Si on le traite par une solution étendue de soude caustique et qu'il dégage de l'ammoniaque, si en outre il *est fusible* et donne par refroidissement une sorte d'émail blanchâtre, il est constitué par du phosphate ammoniaco-magnésien. Dans tous les cas, il faut comme contrôle constater la présence de l'*acide phosphorique* (page 124) et de la magnésie. On peut aussi avoir recours à l'examen microscopique. Pour cela, on dissout un fragment du calcul dans l'acide acétique, on précipite par l'ammoniaque et on examine les cristaux déposés.

Si le calcul, *tout en ne dégageant pas d'ammoniaque par l'action des alcalis caustiques*, est fusible au chalumeau et contient de la chaux, il est formé par du *phosphate biba- sique de chaux* (page 226); si enfin le calcul est infusible au chalumeau, soluble dans les acides et qu'il renferme de la chaux, de la magnésie et de l'acide phosphorique, il est constitué par du phosphate tribasique de chaux et de magnésie.

Très souvent, il est mélangé de carbonates des mêmes bases; on le reconnait facilement, parce qu'il fait effervescence avec les acides. Pour séparer les phosphates, on dissout le calcul dans l'*acide chlorhydrique*, puis on neutralise par l'*ammoniaque* : les *phosphates seuls* sont précipités; le chlorure de calcium provenant du carbonate de chaux reste dans la liqueur, et on caractérise la chaux par l'oxalate d'ammoniaque; s'il reste de la magnésie dans la solution, on la précipite ensuite sous forme de phosphate ammoniaco-magnésien.

Telle est la marche à suivre pour caractériser les divers éléments d'un calcul; nous la résumons dans un tableau.

CHAPITRE III

MARCHE A SUIVRE POUR DÉTERMINER LA NATURE D'UN CALCUL

On calcine un fragment du calcul sur une lame de platine.

Il ne laisse pas de résidu ou un résidu insignifiant. } A.

Il noircit à peine et ne brûle pas, ou laisse un résidu assez abondant. } B.

A. — Le calcul est entièrement composé de substances organiques.

Le calcul primitif est arrosé avec de l'*acide azotique;* on évapore, puis on ajoute de l'ammoniaque.

Il se développe une coloration pourpre qui passe au violet par l'action de la potasse. { La matière primitive, traitée par la potasse, { ne dégage rien. } *Acide urique* (p. 84).

dégage de l'ammoniaque. } *Urate d'ammoniaque* (p. 81).

Il ne se produit rien ; mais la potasse donne une coloration *rouge.* } *Xanthine* (p. 104).

Il ne se produit aucune coloration, ni par la potasse ni par l'ammoniaque; le calcul primitif est soluble dans l'ammoniaque, qui à l'évaporation abandonne des cristaux. } *Cystine* (p. 221).

Pendant la calcination, il s'est dégagé une *odeur de corne brûlée;* le calcul se dissout dans la potasse et est précipité par l'acide acétique. } *Fibrine* (p. 245).

Le calcul, trituré avec de l'eau, la colore en brun rouge, et ce liquide, examiné au spectroscope, donne le spectre d'absorption de l'hémoglobine. } *Sang* (p. 213).

Le calcul primitif, traité par l'éther, cède à ce dissolvant une substance qui par évaporation se dépose en lamelles nacrées. } *Cholestérine* (p. 223).

Le calcul, traité par le *chloroforme*, colore ce liquide en jaune orangé, et ce chloroforme, traité par l'acide azotique nitreux, donne la réaction de Gmelin. } *Pigments biliaires* (p. 193).

On peut alors procéder à la recherche des divers pigments et acides biliaires.

Si le calcul laisse à l'incinération une partie minérale, on l'examine à son tour suivant B.

B. — *Le calcul primitif, traité par l'acide azotique et l'ammoniaque, donnait la réaction de la murexide. C'est un urate.*

Le résidu, traité par l'eau :

Se dissout, lui communique une réaction alcaline. {
  Neutralisé par un acide, il donne un précipité jaune ; par le chlorure de platine. } *Potasse* (p. 141).
  Colore en jaune la flamme du chalumeau. } *Soude* (p. 142).

Ne se dissout pas, est peu ou pas alcalin, dissous dans l'acide acétique. {
  Il donne un précipité blanc par l'oxalate d'ammoniaque. } *Chaux* (p. 135).
  Il ne donne pas de précipité par l'oxalate d'ammoniaque ; mais, traité par le chlorhydrate d'ammoniaque, le phosphate de soude et l'ammoniaque, il donne un précipité de phosphate ammoniaco-magnésien. } *Magnésie* (p. 135).

C. — *Le calcul primitif ne donne pas la réaction de la murexide.*

Le calcul primitif est traité par un acide.

Il fait effervescence. {
  Carbonate de chaux. On caractérise par les réactions (p. 135).
  Carbonate de magnésie. On caractérise par les réactions (p. 135).

Il ne fait pas effervescence ; on le calcine et on le traite de nouveau par un acide.

Il fait effervescence. — *Oxalate de chaux* (p. 230).

Il ne fait pas effervescence ; on le chauffe au chalumeau.

Il fond. Le calcul primitif, traité par KO,
— dégage de l'ammoniaque. — *Phosphate ammoniaco-magnésien* (p. 227).
— ne dégage pas d'ammoniaque. — *Phosphate bibasique de chaux* (p. 226).

Ne fond pas ; c'est du phosph. tribasique.
— *Chaux.* Voir les réactions (p. 137).
— *Magnésie.* Voir les réactions (p. 141).

Cette marche suppose évidemment que le calcul est constitué par une seule substance ; or il n'en est jamais ainsi. Pour faire une analyse qualitative et quantitative de tous les éléments d'un calcul, il sera nécessaire de répéter pour ainsi dire autant de fois cette marche qu'on voudra rechercher d'éléments ; on les passera ainsi successivement tous en revue. Il est évident qu'avec un peu d'habitude on arrive à simplifier et à faire d'une pierre deux coups. Pour faire une analyse complète, on commencera par pulvériser une portion du calcul et à le placer à l'étuve jusqu'à ce qu'il ne perde plus de son poids ; on détermine ainsi la proportion d'eau. Une portion sera incinérée, et le poids du résidu fera connaître la proportion d'éléments organiques et d'éléments minéraux.

On traitera ensuite par l'eau bouillante tant qu'il se dissout quelque chose ; on enlèvera ainsi l'acide urique et les urates ; on peut concentrer, si le volume du liquide est considérable, et par refroidissement l'acide urique se dépose ; on le pèse ; en ajoutant ensuite dans les eaux mères un excès d'acide chlorhydrique, on décompose les urates, et l'on pèse l'acide urique qui en provient. Très souvent, on dose en bloc tout l'*acide urique,* en précipitant de suite l'eau de lavage par l'acide chlorhydrique. Les eaux mères retiennent les bases combinées aux urates ; on peut les doser.

Si le calcul renferme de l'*urate d'ammoniaque*, on peut doser directement l'ammoniaque par le procédé de Shlœsing ; mais il faut pour cela qu'il n'y ait pas de phosphate ammoniaco-magnésien.

Le résidu, insoluble dans l'eau bouillante, est traité par *l'acide acétique*, qui dissout les phosphates et carbonates et laisse indissous l'oxalate de chaux.

On peut sur une nouvelle prise d'essai doser l'*acide carbonique*.

La *solution acétique* contient l'acide phosphorique, la chaux et la magnésie. On dose ces divers éléments, en suivant les procédés indiqués. Par le calcul, on peut ensuite répartir l'acide phosphorique entre la chaux et la magnésie. Le résidu, insoluble dans l'acide acétique, est constitué par de l'oxalate de chaux. On le dissout dans l'acide chlorhydrique, puis on le précipite par l'ammoniaque.

Comme contrôle, on pourra, sur une partie du calcul primitif qu'on aura dissous dans l'acide chlorhydrique, doser la *chaux* et la *magnésie* totale, et comparer si le poids de la chaux ainsi traité est sensiblement égal à calcul trouvé dans les dosages séparés.

Autre mode d'essai : dans cette dissolution chlorhydrique, on ajoute un excès d'ammoniaque ; on précipite les phosphates de chaux et de magnésie et l'oxalate calcaire ; la chaux provenant de la dissolution des urates ou des carbonates reste en dissolution ; ces différents dosages servent à faire le partage des bases entre les acides.

On pourra aussi traiter le calcul primitif par l'*acide acétique*. On dissout les phosphates et carbonates ; l'oxalate et l'acide urique restent dans le résidu (les urates ont été décomposés ; leurs bases passent dans la solution) ; ce résidu mixte d'*acide urique* et d'*oxalate calcaire* est traité par l'acide chlorhydrique étendu, qui dissout seulement ce dernier et qu'on précipite ensuite par l'ammoniaque; l'acide urique est ensuite dissous dans une lessive alcaline faible pour le séparer des substances organiques, puis précipité par l'acide chlorhydrique, lavé, desséché et pesé; ces opérations permettent donc de doser l'*acide urique* et l'*oxalate de chaux*. La solution acétique contient les phosphates et les bases provenant des urates et des carbonates; on les dose comme nous avons indiqué.

Tant qu'au dosage des éléments organiques, *cystine, xan-*

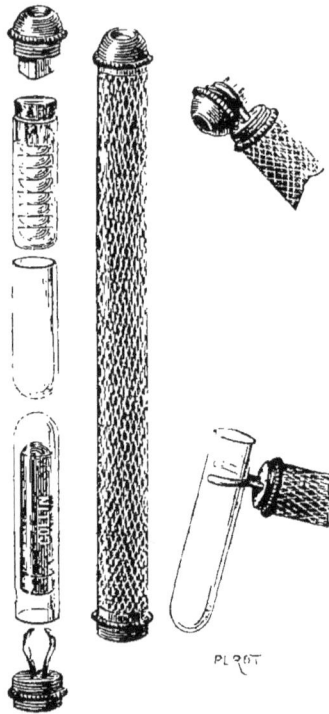

Fig. 36. — Uroscope de trousse.

thine, cholestérine, il faut, après qu'on a constaté leur présence, les isoler et les doser séparément, comme nous avons indiqué à chacune de ces substances.

Désireux de vulgariser le plus possible les examens d'urine, j'ai fait construire par MM. Collin et Cie un petit instrument auquel j'ai donné le nom d'*uroscope de trousse* (fig. 36) et qui renferme tout ce qui est nécessaire pour l'examen sommaire d'une urine au lit du malade. Le volume de cet instrument est le même que celui d'un porte-nitrate.

Il se compose d'un étui métallique divisé en deux compartiments et fermé de chaque côté par un écrou à vis : l'un de ces écrous est terminé par une pince en acier qui permet de saisir le tube de verre dans lequel on chauffera l'urine (au-dessus de la flamme d'une bougie ou d'une allumette) ; l'autre est constitué par un petit microscope Santhope qui donne un grossissement de 25 à 30 diamètres ; on place ce microscope entre les mors de la pince de façon à pouvoir le manier facilement. Les compartiments renferment : un tube de verre de rechange, un tube plein de pastilles de potasse caustique et un petit étui contenant du papier de tournesol bleu et rouge.

Cet instrument renferme donc ce qui est nécessaire :

1° Pour déterminer la réaction de l'urine ;

2° Pour rechercher l'albumine ;

3° Pour rechercher le sucre ;

4° Pour examiner les sédiments.

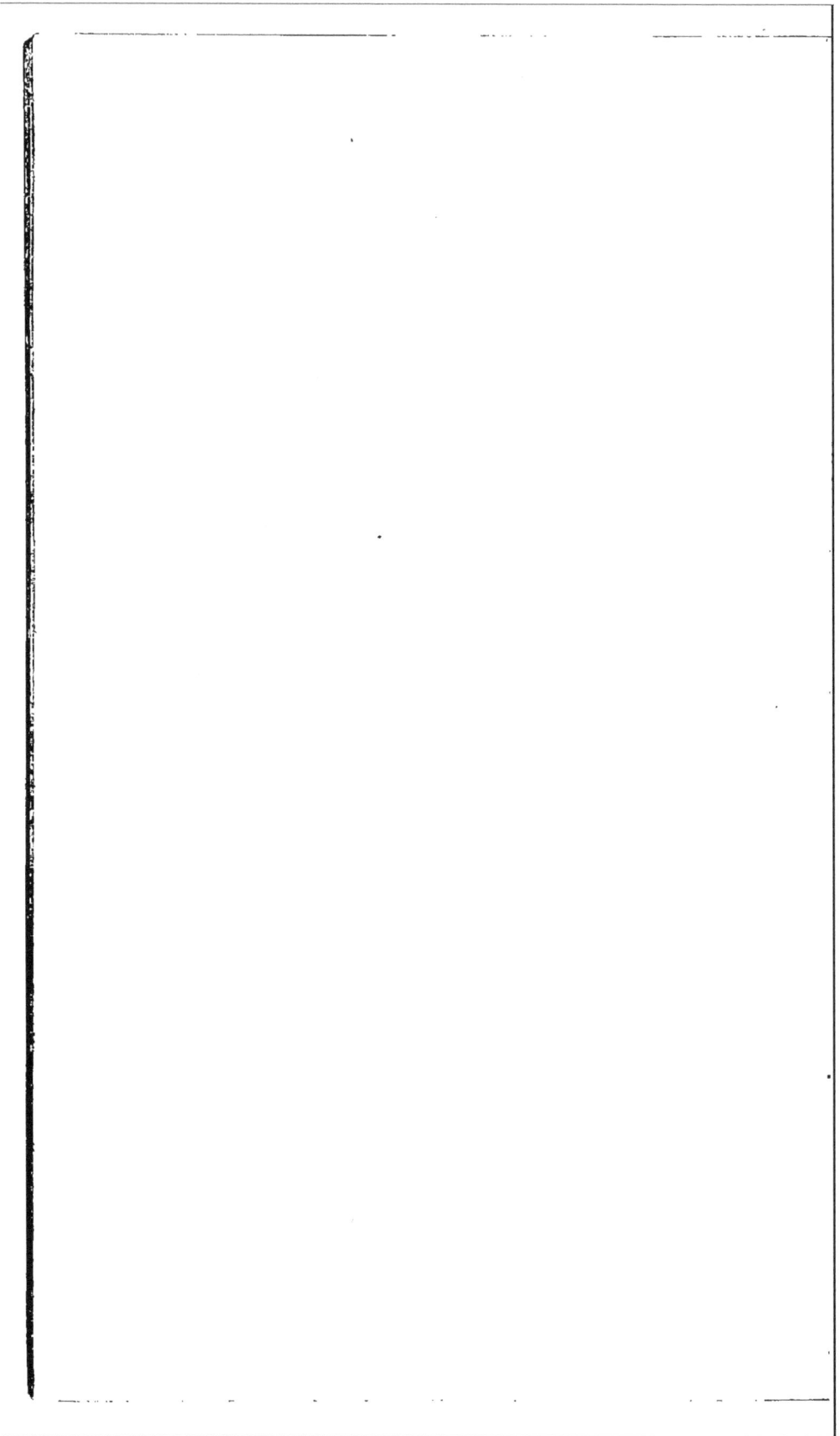

LIVRE SIXIÈME

RECHERCHE DES MÉDICAMENTS
ÉLIMINÉS PAR L'URINE

Presque toutes les substances qui sont administrées comme médicaments s'éliminent par l'urine, qu'elles soient de nature organique ou minérale. Elles s'éliminent soit en nature, soit après avoir subi une série de transformations plus ou moins profondes ; cette dernière remarque s'applique surtout aux substances organiques (voir à ce sujet : *Art de formuler*, par Yvon, pages 538 et suivantes).

Sont éliminés en nature les sels minéraux qui par leur constitution se prêtent peu aux décompositions chimiques, ou bien qui existent déjà dans l'économie, ou bien des substances de nature organique, telles que certaines matières colorantes, l'urée, etc.

Éprouvent au contraire des transformations les substances susceptibles de se *salifier* ou de s'*oxyder*, par exemple les acides, les oxydes, les sels acides, les sulfures. Bon nombre de substances organiques qui subissent des transformations de combustion, tous les sels à acides organiques, citrates, tartrates, etc., sont éliminés à l'état de carbonates.

On pourra constater la présence d'un certain nombre de ces substances dans l'urine en opérant directement sur ce liquide ; mais pour quelques-unes, et pour beaucoup s'il s'agit d'un dosage, il sera nécessaire de détruire la matière organique, de procéder en un mot à une véritable recherche toxicologique. Si la substance à rechercher est elle-même de nature organique, il faudra la dégager au moyen d'opérations appropriées que nous indiquerons. Nous allons diviser les substances que l'on peut avoir à rechercher dans l'urine en deux groupes, suivant qu'elles sont de nature organique ou minérale ; et, dans chaque groupe, nous suivrons l'ordre alphabétique.

MATIÈRES MINÉRALES.

Métalloïdes.

Arsenic. — On ne peut retrouver l'arsenic dans l'urine qu'en faisant une véritable recherche toxicologique.

Le procédé le plus pratique consiste à évaporer une certaine quantité d'urine, celle de vingt-quatre à quarante-huit heures, de manière à la réduire en consistance sirupeuse ; on y ajoute alors 1/10 d'acide azotique, et on continue l'évaporation jusqu'à consistance pâteuse. On laisse alors refroidir ; on ajoute un excès de potasse caustique pure, on dessèche et l'on fait ensuite déflagrer par petites portions dans un creuset de porcelaine ; il doit rester des cendres blanches.

Si l'on opère sur une petite quantité d'urine, on peut l'évaporer en consistance sirupeuse, ajouter alors de l'azotate de potasse bien pur et faire déflagrer.

Dans tous les cas, après refroidissement, on arrose le résidu avec de l'acide sulfurique, et l'on chauffe tant qu'il se dégage des vapeurs nitreuses ; on dissout ensuite dans l'eau, et la solution ainsi obtenue est introduite dans l'appareil de Marsh.

On peut encore détruire la matière organique au moyen de l'acide chlorhydrique et du chlorate de potasse : on concentre l'urine, on y ajoute 1/3 de son volume d'acide chlorhydrique pur, puis on porte à l'ébullition, et on projette de temps à autre du chlorate de potasse par pincées de 0 gr. 50 au plus à la fois. Lorsque le liquide est devenu incolore, on filtre, et la solution est prête à être introduite dans l'appareil de Marsh.

Bromures. — Si l'urine renferme une forte proportion de bromure, on peut la verser dans un tube à essai avec quelques centimètres cubes de benzine ou de sulfure de carbone, puis ajouter soit de l'eau chlorée, soit de l'acide azotique nitreux et agiter. Le brome mis en liberté se dissout dans le sulfure de carbone et le colore.

Mais ce procédé ne réussit que si la quantité de bromure est assez considérable : le plus souvent, il est nécessaire d'évaporer l'urine à siccité, d'ajouter au résidu un peu de potasse ou de soude caustique et de chauffer jusqu'au rouge sombre pour détruire la matière organique ; on dissout dans l'eau le résidu alcalin, et cette solution est d'abord neutralisée avec de l'acide azotique ; quand il ne se dégage plus de gaz (et cette précaution est indispensable pour éviter les projections d'acide), on l'introduit dans un tube à essai avec du sulfure de carbone et un excès d'acide *azotique nitreux* ; on agite, et le sulfure de carbone s'empare du brome mis en liberté et se colore en jaune orangé.

Carbonates. — Pour constater dans l'urine la présence d'un carbonate alcalin, il suffit de la concentrer convenablement, puis d'y verser un acide pour observer un dégagement d'acide carbonique. On peut caractériser ce gaz en faisant l'opération dans un matras muni d'un petit tube à dégagement et en faisant barboter ce gaz dans l'eau de chaux.

On peut enfin précipiter l'urine par l'eau de baryte additionnée de chlorure de baryum ; le précipité produit renferme l'acide carbonique à l'état de carbonate ; on le

16.

sépare, on le lave et on en dégage l'acide carbonique en
le traitant par l'acide chlorhydrique.

Chlorate de potasse. — On constate facilement la présence du chlorate de potasse dans l'urine au moyen du
procédé suivant : on colore l'urine avec quelques gouttes
de *sulfate d'indigo*, puis on ajoute un peu d'*acide sulfurique* et enfin un peu de solution d'*acide sulfureux* ou d'un
sulfite alcalin; s'il y a du chlorate, le mélange se décolore
par suite de la mise en liberté du chlore.

On peut doser le chlorate en ajoutant à l'urine une dissolution de nitrate d'argent tant qu'il se produit un précipité.

Les *chlorures*, *carbonates*, *phosphates*, *sulfates* sont ainsi
éliminés à l'état de sels d'argent insolubles. Le *chlorate
d'argent* reste dans la liqueur avec l'excès de nitrate; on
filtre, puis on enlève l'excès d'argent, en même temps
qu'on transforme le *chlorate d'argent* en *chlorate alcalin*,
en traitant par du carbonate de soude ou de potasse très
pur. On filtre, on évapore à siccité, puis on chauffe au
rouge sombre; on transforme ainsi le *chlorate* en *chlorure*,
et l'on dose comme il a été indiqué page 110.

Chlorures. — Les chlorures existent normalement dans
l'urine; si donc on veut rechercher la proportion de chlorure provenant d'une administration de ces sels, il faudra
commencer par déterminer la moyenne d'élimination normale du sujet; cette observation s'applique à toutes les substances qui existent dans l'urine normale.

Iode et iodures. — L'iode passe très rapidement dans
l'urine, et on le décèle avec la plus grande facilité; s'il est
administré en nature, on le retrouve à l'état d'iodure alcalin.

Pour constater la présence d'un iodure dans l'urine, on
ajoute à ce liquide un peu d'empois d'amidon, puis quelques gouttes d'acide azotique nitreux. L'iode ainsi mis en
liberté donne avec l'amidon la coloration bleue caractéris-

tique. Il faut éviter d'ajouter un excès d'acide azotique, car on détruirait la coloration bleue. Au lieu d'acide azotique nitreux, on peut employer de l'*eau chlorée*, ou *hypochlorite alcalin*, du *perchlorure de fer*.

Au lieu d'employer l'empois d'amidon pour déceler l'iode mis en liberté par un des moyens que nous venons d'indiquer, on peut agiter le liquide avec du chloroforme, de la benzine, du sulfure de carbone; ces dissolvants se colorent en violet.

S'il n'existait que des traces d'iodure, il faudrait opérer comme nous avons indiqué pour le brome, c'est-à-dire calciner avec de la potasse caustique le résidu de l'évaporation de l'urine.

Phosphates. — Leur recherche et leur mode de dosage ont été indiqués page 126. Comme ils font partie des éléments normaux de l'urine, il faut dans un dosage tenir compte de l'observation que nous avons faite en parlant des chlorures.

Soufre, sulfates, sulfures. — Le soufre absorbé est oxydé dans l'économie et éliminé à l'état de *sulfate*; il en est de même pour les sulfures; les *sulfates* ingérés sont éliminés en nature. Nous avons vu page 119 que tout le soufre contenu dans l'urine n'y existe pas à l'état de sulfate; on le rencontre comme partie constituante de composés organiques (cystine); tout le soufre absorbé peut donc ne pas être éliminé à l'état de sulfate, de même qu'une portion des sulfates absorbés peut être réduite; si donc on veut se rendre compte de la quantité de soufre absorbé, il faut doser non pas seulement l'acide sulfurique, mais le *soufre total* (voir page 119).

L'acide sulfurique existant normalement dans l'urine, il faut, dans un dosage, connaître d'abord la proportion de ce corps éliminé normalement. Il résulte de mes expériences qu'on retrouve dans l'urine à l'*état d'acide sulfurique* 24,5 0/0 de l'acide sulfurique absorbé sous forme de sulfate de magnésie et 25 0/0 lorsque le soufre est absorbé en nature.

Métaux.

Bismuth. — Le bismuth est éliminé en faible quantité par l'urine à la suite de l'ingestion du sous-nitrate de bismuth; cette élimination se prolonge quelques jours après que l'on a cessé d'administrer ce médicament. Pour le rechercher, il faut, après avoir évaporé l'urine en consistance sirupeuse, détruire la matière organique par l'action de l'acide chlorhydrique et du chlorate de potasse. On précipite ensuite le bismuth par un courant d'hydrogène sulfuré. Le sulfure ainsi produit est dissous dans l'acide azotique, et cette solution sert à constater les caractères du métal, qui sont les suivants : précipité noir par l'hydrogène sulfuré, précipité jaune par le chromate de potasse, précipité blanc par la potasse et la soude, insoluble dans un excès de ces réactifs, ce qui le distingue de plomb.

Cuivre. — Les sels de cuivre sont parfois administrés comme médicaments (sulfate de cuivre ammoniacal), et, si leur usage est longtemps prolongé, on peut retrouver ce métal dans l'urine.

On détruit la matière organique par l'acide chlorhydrique et le chlorate de potasse, on précipite le cuivre par l'hydrogène sulfuré, et le sulfure de cuivre produit est dissous dans l'acide chlorhydrique étendu. Si le cuivre est très peu abondant, il faut faire cette précipitation par l'acide sulfhydrique dans un flacon qui peut être bouché. Quand le liquide est bien saturé de ce gaz, boucher et laisser déposer vingt-quatre heures. Ou bien on évapore l'urine à siccité, on calcine le résidu avec de l'acide sulfurique, et le charbon ainsi obtenu est épuisé par l'eau bouillante aiguisée d'acide azotique.

De toute façon, la solution cuprique est caractérisée par

la coloration bleue qu'y développe l'ammoniaque, par le précipité brun rougeâtre produit par le ferrocyanure de potassium, et par le dépôt rougeâtre de cuivre métallique dont se recouvre une lame de fer plongée dans cette solution.

Fer. — Le fer existe normalement dans l'urine ; mais on le trouve en quantité plus considérable pendant et à la suite d'un traitement ferrugineux. On le recherche comme nous avons indiqué page 143.

Ferrocyanure. — Le ferrocyanure de potassium s'élimine en nature par l'urine. Pour constater sa présence, il suffit d'acidifier l'urine avec de l'acide chlorhydrique, puis d'y verser quelques gouttes de perchlorure de fer ; il se fait immédiatement du *bleu de Prusse*. Le ferricyanure s'élimine de même, mais à l'état de *ferrocyanure* ; il subit donc une réduction dans l'économie.

Magnésie. — Lorsqu'on ingère soit de la magnésie, soit un sel de magnésie, la proportion de cette substance augmente dans l'urine. Pour la recherche et le dosage, voir page 140. On retrouve dans l'urine 4,5 0/0 de la magnésie prise à l'état de sulfate et 8,5 0/0 si elle a été absorbée à l'état d'oxyde (Yvon).

Mercure. — Le mercure est éliminé par les urines lorsqu'il est administré à l'intérieur ou même appliqué en friction. On détruit la matière organique par l'acide chlorhydrique et le chlorate de potasse, ou mieux, comme l'a conseillé M. Personne pour le lait, en y faisant passer un courant de chlore ; on filtre et on enlève l'excès de chlore par un courant d'*acide sulfureux*. Dans le liquide filtré et placé dans un flacon qu'on peut boucher, on fait passer un courant d'*hydrogène sulfuré* jusqu'à saturation ; on bouche et on laisse reposer jusqu'à ce que le précipité de sulfure de mercure soit bien réuni au fond du vase. On décante, on jette sur un filtre, et on dessèche ce précipité.

On prend alors un tube de verre fort, fermé par un bout ;

on y introduit d'abord un peu de chaux vive, puis le précipité de sulfure de mercure, encore de la chaux, un peu
d'amiante, et on étire le tube à la lampe. On chauffe ensuite
le tube ; on commence par la colonne de chaux, puis on
chauffe l'endroit où se trouve le sulfure : ce dernier est
décomposé, et le mercure, revivifié, va se condenser dans
la partie étirée et froide du tube, sous forme de petits globules brillants, facilement visibles à la loupe. On peut,
comme contrôle, séparer cette partie du tube et y faire
pénétrer des vapeurs d'iode. Il se fait du bi-iodure de
mercure rouge à froid et devenant jaune si on le chauffe.

Pour isoler le mercure, on peut encore, au lieu de le précipiter par l'hydrogène sulfuré, introduire dans le liquide
une pile de Smithson, formée par une petite lame d'or
enroulée autour d'une petite baguette d'étain. Le mercure

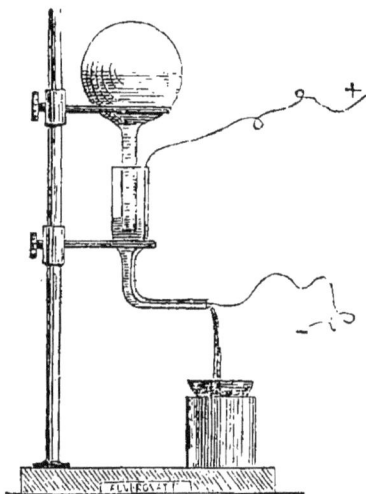

Fig. 37. — Appareil Danger et Flandin.

se dépose sur l'or et le blanchit. On peut isoler et caractériser ce mercure de la manière suivante :

La feuille d'or est séparée de l'étain et placée dans un

petit tube de verre fermé par un bout. On étire ensuite ce tube à la lampe, de façon à enfermer l'or dans une espèce d'ampoule; puis on chauffe : le mercure se volatilise et va se condenser dans la partie étirée; on peut le transformer ensuite en iodure de mercure.

Si la quantité de mercure était très petite, on pourrait se servir de l'appareil de MM. Flandin et Danger. L'urine, préalablement traitée par l'acide chlorhydrique et le chlorate, est placée dans le ballon (fig. 37) et vient passer goutte à goutte sur une feuille d'or placée dans le tube d'écoulement et qui est en communication avec le pôle négatif d'une pile. De cette manière, tout le mercure enfermé dans l'urine se dépose sur cette feuille.

Plomb. — Le plomb s'emmagasine facilement dans l'économie et est éliminé en petite quantité par l'urine; on peut avoir à rechercher sa présence dans l'urine des saturnins. Il est alors nécessaire de détruire les matières organiques. Le procédé que nous avons conseillé jusqu'ici, c'est-à-dire la destruction par l'acide chlorhydrique et le chlorate de potasse, ne peut être appliqué ici, car le chlorure de plomb est insoluble et ne reste en dissolution que dans les liqueurs très chaudes. Il faudrait donc filtrer bouillant. Il est préférable d'évaporer l'urine en consistance très sirupeuse, de laisser refroidir et d'ajouter alors au résidu un quart de son poids d'acide sulfurique pur. Puis on continue l'évaporation, et l'on chauffe jusqu'à ce que le charbon soit devenu sec et pulvérulent. On reconnaît que ce charbon sulfurique est terminé lorsque, en en projetant une parcelle dans l'eau, il ne colore plus sensiblement ce liquide. On laisse alors refroidir, on pulvérise finement le charbon et on le fait bouillir à plusieurs reprises avec de l'eau aiguisée d'acide azotique en changeant l'eau à chaque fois, et on filtre.

Dans le liquide filtré, on caractérise le plomb par un courant d'hydrogène sulfuré qui donne un précipité noir;

l'acide sulfurique ou un sulfate soluble donne un précipité blanc de sulfate de plomb; l'iodure de potassium, un précipité jaune; le chromate de potasse, un précipité jaune; les alcalis caustiques, un précipité blanc, *soluble excès*, ce qui le différencie du bismuth.

Zinc. — Les sels de zinc sont peu employés, sauf l'oxyde et le valérianate : l'élimination de ce métal se fait par l'urine, et assez lentement; on en trouve encore douze à quinze jours après l'administration du valérianate.

On détruit la matière organique de l'urine au moyen de l'acide chlorhydrique et du chlorate de potasse; on filtre, et dans le liquide filtré on fait passer un courant d'hydrogène sulfuré qui précipite les métaux étrangers. Le zinc reste en solution; on filtre, et on ajoute alors assez d'*acétate de soude* pour former, avec l'acide chlorhydrique libre, du *chlorure de sodium*; par contre, l'*acide acétique* devient libre, et, en présence de cet acide, le *sulfure de zinc* peut se précipiter; au besoin, on ajoute quelques gouttes de sulfhydrate d'ammoniaque. Le sulfure de zinc est ensuite séparé par le filtre, après repos suffisant, puis dissous dans l'acide sulfurique étendu.

Les sels de zinc sont caractérisés par l'absence de précipité avec l'hydrogène sulfuré (sauf l'acétate de zinc); le sulfhydrate d'ammoniaque donne un précipité blanc, le ferrocyanure de potassium un précipité blanc, le ferricyanure un précipité jaune, la potasse caustique un précipité blanc, soluble excès.

SUBSTANCES ORGANIQUES

Les substances de nature organique s'éliminent par l'urine en nature ou bien après transformation.

Presque tous les acides organiques ou sels à acides organiques sont éliminés à l'état de carbonates correspondants. Aussi les *citrates, tartrates, lactates alcalins* ren-

dent très promptement (environ une heure) l'urine alcaline, parce qu'ils sont éliminés à l'état de carbonates. Il
faut bien connaître ce fait, afin de ne pas être induit en
erreur lorsqu'on dose les carbonates dans l'urine.

Acide benzoïque et benzoates. — Ils sont transformés
dans l'économie et éliminés à l'état d'*hippurates*. (Voir
à *Acide hippurique*, page 93, pour la recherche et le
dosage.)

Acide salicylique et salicylates. — Sont en partie
éliminés en nature et partie transformés en *salicine* (Byasson). Il est très facile de constater la présence de l'acide
salicylique dans l'urine : il suffit d'y verser quelques gouttes
de perchlorure de fer; il se développe immédiatement une
belle coloration violette. S'il n'y a que des traces d'acide,
on a recours au procédé suivant, que j'ai indiqué pour
la recherche de cet acide dans le vin.

On ajoute à l'urine environ 1 pour 100 d'acide chlorhydrique, et on l'agite avec de l'éther dans un tube à essai : cet éther se sépare en dissolvant l'acide salicylique
mis en liberté par l'acide chlorhydrique. On place dans un
verre à pied une solution étendue de perchlorure de fer;
puis, au moyen d'un tube effilé, on décante l'éther qui
surnage l'urine, et on le fait couler à la surface de la solution de perchlorure. A mesure que l'éther en s'évaporant
abandonne de l'acide salicylique, il se développe une belle
coloration violette à la surface de séparation.

Acide tannique ou tannin. — Le tannin ingéré est
transformé dans l'économie et éliminé sous forme d'*acide
gallique*.

On peut en constater la présence en versant dans l'urine
quelques gouttes de perchlorure de fer. Il se développe
une coloration (ou plutôt un précipité très léger) *bleu noirâtre*. On pourrait jusqu'à un certain point confondre cette
coloration avec celle donnée par l'acide salicylique dans les
mêmes conditions. Mais l'urine qui contient de l'acide

YVON.   17

gallique se colore en brun, puis noir, lorsqu'on y verse un alcali caustique, potasse, soude, ammoniaque. Cette coloration prend naissance par suite de l'absorption de l'oxygène de l'air.

Alcaloïdes. — Les alcaloïdes s'éliminent par l'urine et sans éprouver de transformation, au moins en très grande partie.

Pour les recherches, on se sert des trois réactifs suivants :

Iodure double de potassium et de mercure (réactif de Mayer, Valser) :

Bichlorure de mercure........	13 gr. 546
Iodure de potassium.........	49 gr. 80
Eau distillée...	Q. S. pour 1 litre.

Ce réactif, versé directement dans l'urine, précipite en blanc jaunâtre les alcaloïdes qu'elle contient.

Iodure de potassium ioduré (réactif de Bouchardat) :

Iode.................	10 gr.
Iodure de potassium..........	20
Eau	500

Cette solution, versée dans l'urine, donne avec les alcaloïdes des précipités brun kermès ou marron.

Iodure double de potassium et de bismuth (réactif de Dragendorff) :

Voici la formule que j'ai fait connaître :

Sous-nitrate de bismuth.......	1 gr. 50
Iodure de potassium..........	7
Acide chlorhydrique..........	20 gouttes.
Eau	20 gr.

On délaye le sous-nitrate dans l'eau; on porte à l'ébullition et on ajoute successivement l'iodure et l'acide.

Pour empêcher le dédoublement du sel de bismuth par

l'eau, il faut opérer en liqueur acide. Pour 25 centimètres cubes d'urine, on ajoute environ 20 gouttes d'acide chlorhydrique, et l'on obtient alors un volumineux précipité *rouge orangé*. On constate très facilement la présence dans l'urine de la *quinine* et de la *morphine* après l'ingestion stomacale ou hypodermique de ces substances.

L'élimination de la quinine offre un grand intérêt. Comme cet alcaloïde est toujours administré à des doses assez considérables, on peut très facilement faire des dosages. La quinine s'élimine en nature (Personne) et sans subir de transformation. Il résulte de mes expériences que, si on l'ingère à l'état de sulfate basique, on en retrouve dans l'urine de 25 à 30 0/0 et à l'état de sel neutre 70 à 80 0/0 (Byasson). La cinchonine, la quinidine et cinchonidine s'éliminent également sans avoir subi de transformation (Byasson).

Pour retirer la quinine de l'urine, on peut avoir recours à plusieurs procédés. On reçoit dans un grand bocal l'urine du malade tant qu'il absorbe du sulfate de quinine et cinq jours après l'administration de la dernière prise, car l'élimination exige ce temps pour être complète; puis on y verse une solution du tannin. Dans ces conditions, l'urine se conserve très bien pendant le temps de l'expérimentation. Il se fait un précipité abondant. On décante, on le dessèche au bain-marie après l'avoir mélangé avec un excès de chaux éteinte; puis on le place dans une allonge en verre et on l'épuise à chaud par le chloroforme. La solution chloroformique évaporée abandonne la quinine sous forme de vernis; on dissout dans l'acide sulfurique étendu, et l'on obtient du sulfate neutre, d'où l'on peut précipiter la quinine ou que l'on fait cristalliser.

On peut aussi précipiter la quinine par l'iodure double de bismuth et de potassium. M. Byasson préfère l'iodure double de mercure. Dans les deux cas, on décompose le précipité encore humide en l'agitant avec de la soude caustique en présence du chloroforme ; l'alcaloïde mis en liberté passe dans ce dissolvant, et l'on termine comme précédemment. Le sulfate de quinine ainsi retiré est caractérisé par la coloration verte que prend sa solution par l'addition successive d'eau de chlore et de l'ammoniaque.

FIN

TABLE DES MATIÈRES

FIN DE LA TABLE DES MATIÈRES.

Coulommiers. — Typog. Paul BRODARD.

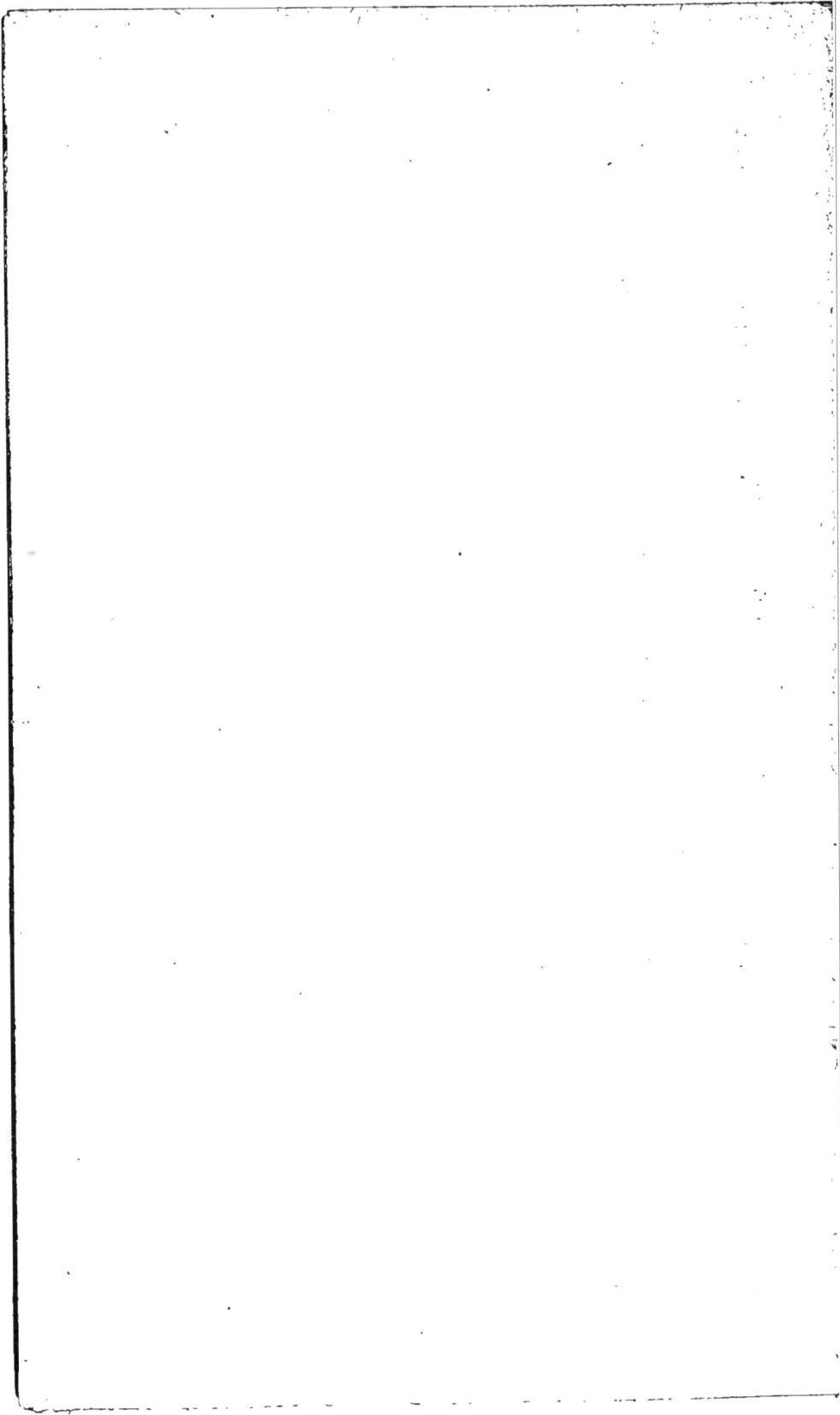

BULLETIN GÉNÉRAL DE THÉRAPEUTIQUE

MÉDICALE ET CHIRURGICALE

RECUEIL PRATIQUE FONDÉ PAR MIQUEL EN 1831

CONTINUÉ PAR DEBOUT, BRICHETEAU ET LE DOCTEUR GAUCHET

Du 1ᵉʳ janvier 1874 au mois de mai 1876

Comité de rédaction : MM. les professeurs BOUCHARDAT, BÉHIER et DOLBEAU

Comité de rédaction actuel : **MM. les professeurs BOUCHARDAT, L. LEFORT et POTAIN**

Secrétaire de la rédaction : Le Docteur DUJARDIN-BAUMETZ

Médecin de l'hôpital Saint-Antoine

Cette importante publication paraît deux fois par mois par cahiers de 48 pages, avec de nombreuses figures intercalées dans le texte.

PRIX DE L'ABONNEMENT

LES ABONNEMENTS PARTENT DE JANVIER ET DE JUILLET POUR UN AN

Paris et les Départements	**18 francs**
Étranger.	**22 francs**

Prix de chaque volume : **8 francs**

Les années 1874, 1875, 1876, 1877, 1878, 1879 forment les douze premiers volumes de la nouvelle série, qui sont vendus *pris ensemble* **80 francs** *francs de port.*

Librairie Octave DOIN,

FLÜCKIGER et HANBURY. — Histoire des drogues d'origine végétale, traduite de l'anglais, augmentée de très nombreuses notes par le Dr J.-L. **de Lanessan,** professeur agrégé d'histoire naturelle à la Faculté de médecine de Paris. — 2 vol. in-8° d'environ 700 pages chacun, avec 350 figures dessinées pour cette traduction. . . . . **25 fr.**

PAULIER (A.-B.), ancien interne des hôpitaux de Paris. — **Manuel de thérapeutique.** Suivi d'un résumé de thérapeutique *infantile.* — 1 fort vol. in-18 de 1012 pages. 1878. **10 fr.**

PAULIER. — Manuel d'hygiène publique privée et ses applications thérapeutiques. — 1 fort vol. in-18 de 800 pages. 1879 . . . . **8 fr.**

PINARD (Adolphe), professeur agrégé de la Faculté de Paris. — **De l'action comparée du chloroforme, du chloral, de l'opium et de la morphine chez la femme en travail.** — Thèse présentée au concours pour l'agrégation. In-8° de 400 pages et tableaux. 1878 . . . . **6 fr.**

PLAYFAIR (W.-S.), professeur d'obstétrique et de gynécologie à King's College, président de la Société obstétricale de Londres. — **Traité théorique et pratique de l'art des accouchements,** traduit et annoté sur la 2e édition anglaise (parue en décembre 1878), par le Dr **Vermeil.** — 1 beau vol. gr. in-8° de 900 p. avec 200 fig. dans le texte. 1879. **15 fr.**

PORTES (L.), pharmacien en chef de l'hôpital de Lourcine. — **Manuel de minéralogie.** — 1 vol. in-18 raisin, cartonné Diamant, de 366 pages, avec 66 figures intercalées dans le texte . . . . **5 fr.**

POULET (Dr Alfred), chirurgien aide-major, surveillant à l'École d'application de médecine militaire du Val-de-Grâce. — **Traité des corps étrangers en chirurgie.** *Voies naturelles : tube digestif, voies respiratoires, organes génito-urinaires de l'homme et de la femme, conduit auditif, fosses nasales, canaux glandulaires.* — 1 vol. in-8° de 800 pages, avec 100 figures dans le texte . . . . **14 fr.**

RAYMOND (F.), médecin des hôpitaux. — **Des dyspepsies.** — Thèse présentée au concours pour l'agrégation de 1878. In-8° de 284 pages . . . . **6 fr.**

RIBEMONT (A.), ancien interne des hôpitaux et de la Maternité. — **Recherches sur l'anatomie topographique du fœtus** (application à l'obstétrique). — 1 vol. in-fol. avec 30 planches hors texte, contenant 79 figures . . . . **10 fr.**

SINÉTY (Dr L. de), membre de la Société de biologie et des Sociétés anatomique et d'anthropologie de Paris. — **Manuel pratique de gynécologie et des maladies des femmes.** — 1 beau vol. in-8° de 850 pages, avec 160 figures *originales* dans le texte . . . . **13 fr.**

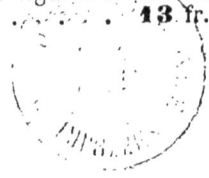

SOUS. — **Traité d'optique**, considérée dans ses rapports avec l'examen de l'œil. — 1 vol. in-8° de 400 pages avec 90 figures dans le texte. 2e édition. 1880. . . . . **8 fr.**

TERRILLON (O.), professeur agrégé à la Faculté de médecine de Paris, chirurgien des hôpitaux. — **Des ruptures de l'urèthre**. Thèse présentée au concours d'agrégation, section de chirurgie et d'accouchements. — In-8° de 228 pages, avec une planche hors texte et tableaux. 1878. . . . **6 fr.**

TOMES. — **Traité d'anatomie dentaire humaine et comparée**, traduit de l'anglais et annoté par le Dr **Cruet**, ancien interne des hôpitaux de Paris. — 1 vol. in-8° de 500 pages, avec 175 figures. 1880. . . . . **10 fr.**

VULPIAN (A.), doyen de la Faculté de médecine, membre de l'Institut et de l'Académie de médecine, médecin de l'hôpital de la Charité, etc., etc. — **Maladies du système nerveux**, leçons professées à la Faculté de médecine de Paris. Recueillies par le Dr **Bourceret**, ancien interne des hôpitaux. Revues par le professeur. *Maladies de la moelle.* — 1 vol. gr. in-8° compact. 1879. . . . . **16 fr.**

VULPIAN (A.), doyen de la Faculté de médecine, etc. — **Clinique médicale de l'hôpital de la Charité**, considérations cliniques et observations par le Dr F. **Raymond**, médecin des hôpitaux. Revues par le professeur. — *Rhumatisme, maladies cutanées, scrofules, maladies du cœur, de l'aorte et des artères, de l'appareil digestif, du foie, de l'appareil génito-urinaire, de l'appareil respiratoire, maladies générales, empoisonnements chroniques, syphilis, maladies du système nerveux.* — 1 fort vol. in-8° de 958 pages. 1879. **14 fr.**

VULPIAN. — **Leçons sur l'action des substances toxiques et médicamenteuses**. 1er fascicule. — 1 vol. in-8° de 350 pages. **7 fr.**

L'ouvrage sera complet en 4 feuilles qui paraîtront dans le courant de 1880.

WECKER (L. de). — **Thérapeutique oculaire**, leçons cliniques recueillies et rédigées par le Dr **Masselon**. Revues par le professeur. — 1 vol. in-8° de 800 pages, avec figures dans le texte 1879. . . . . **13 fr.**

WECKER (L. de). — **Chirurgie oculaire**, leçons cliniques recueillies et rédigées par le Dr **Masselon**. Revues par le professeur. — 1 vol. in-8° de 120 pages, avec 82 figures dans le texte. 1879. . . . . **8 fr.**

WECKER (L. de). — **Échelle métrique pour mesurer l'acuité visuelle**. — 1 vol. in-8° et atlas séparé contenant les planches murales. Le tout cartonné à l'anglaise. 1877.
7 fr. 50

www.ingramcontent.com/pod-product-compliance
Lightning Source LLC
Chambersburg PA
CBHW060414200326
41518CB00009B/1357